全国高等职业院校护理类专业第二轮教材

U0786243

急危重症护理

（供护理类专业用）

主　编　王明弘　林雁娟
副主编　王菊辉　林　可　宁艳娇
编　者　（以姓氏笔画为序）
王明弘（吉林医药学院）
王菊辉（益阳医学高等专科学校）
车小雯（重庆医药高等专科学校）
邓璐璐（漯河医学高等专科学校）
宁艳娇（承德护理职业学院）
李　炜（山东药品食品职业学院）
林　可（重庆医科大学附属大学城医院）
林　彬（山东药品食品职业学院）
林雁娟（福建医科大学附属协和医院）
周平平（吉林医药学院附属医院）
赵会芳（山东医学高等专科学校）
闻　纯（江苏医药职业学院）
蒋林麟（云南工商学院）
覃国波（广东江门中医药职业学院）
鲁　艺（漯河医学高等专科学校）
谭祥娥（江苏医药职业学院）

中国健康传媒集团
中国医药科技出版社

内 容 提 要

本教材是“全国高等职业院校护理类专业第二轮教材”之一，依照课程思政教育方针，结合新入职人员规范化培训及护士执业考试特点，根据急危重症护理学教学大纲的基本要求和课程特点编写而成。本教材共四篇十七章，内容涵盖了急危重症护理学概述、急救医疗服务体系的组成与管理、灾难护理、急诊分诊、急诊护理评估、心搏骤停与心肺脑复苏、严重创伤、环境及理化因素损伤、急性中毒、常见急症护理、危重症患者评估与系统功能检测、常见临床危象患者的救护、多器官功能障碍综合征、危重症患者的营养支持、常用急救技术、机械通气和连续性血液净化治疗。本教材为书网融合教材，即纸质教材有机融合电子教材、教学配套资源（PPT、微课、图片等）、题库系统、数字化教学服务（在线教学、在线作业、在线考试），使教学资源更加多样化、立体化。

本书适用于全国高等职业院校护理类专业教学使用，也可作为医药行业培训和护士执业考试的参考用书。

图书在版编目（CIP）数据

急危重症护理/王明弘，林雁娟主编．—北京：中国医药科技出版社，2022.12

全国高等职业院校护理类专业第二轮教材

ISBN 978－7－5214－3540－5

Ⅰ.①急…　Ⅱ.①王…　②林…　Ⅲ.①急性病－护理－高等职业教育－教材　②险症－护理－高等职业教育－教材

Ⅳ.①R472.2

中国版本图书馆 CIP 数据核字（2022）第 244889 号

美术编辑　陈君杞

版式设计　友全图文

出版　**中国健康传媒集团**｜中国医药科技出版社

地址　北京市海淀区文慧园北路甲 22 号

邮编　100082

电话　发行：010－62227427　邮购：010－62236938

网址　www.cmstp.com

规格　889×1194mm $^{1}/_{16}$

印张　14 $^{3}/_{4}$

字数　468 千字

版次　2022 年 12 月第 1 版

印次　2022 年 12 月第 1 次印刷

印刷　北京市密东印刷有限公司

经销　全国各地新华书店

书号　ISBN 978－7－5214－3540－5

定价　49.00 元

出版说明

为贯彻落实《国家职业教育改革实施方案》《职业教育提质培优行动计划（2020—2023年）》《关于推动现代职业教育高质量发展的意见》等有关文件精神，不断推动职业教育教学改革，对标国家健康战略、对接医药市场需求、服务健康产业转型升级，支撑高质量现代职业教育体系发展的需要，中国医药科技出版社在教育部、国家药品监督管理局的领导下，在本套教材建设指导委员会主任委员西安交通大学医学部李小妹教授，以及长春医学高等专科学校、江苏医药职业学院、江苏护理职业学院、益阳医学高等专科学校、山东医学高等专科学校、遵义医学高等专科学校、长沙卫生职业学院、重庆医药高等专科学校、重庆三峡医药高等专科学校、漯河医学高等专科学校、皖西卫生职业学院、辽宁医药职业学院、天津生物工程职业技术学院、承德护理职业学院、楚雄医药高等专科学校等副主任委员单位的指导和顶层设计下，通过走访主要院校对2018年出版的"全国高职高专院校护理类专业'十三五'规划教材"进行了广泛征求意见，有针对性地制定了第二版教材的出版方案，旨在赋予再版教材以下特点。

1. 强化课程思政，体现立德树人

坚决把立德树人贯穿、落实到教材建设全过程的各方面、各环节。教材编写应将价值塑造、知识传授和能力培养三者融为一体，在教材专业内容中渗透我国医疗卫生事业人才培养需要的有温度、有情怀的职业素养要求，着重体现加强救死扶伤的道术、心中有爱的仁术、知识扎实的学术、本领过硬的技术、方法科学的艺术的教育，为人民培养医德高尚、医术精湛的健康守护者。

2. 体现职教精神，突出必需够用

教材编写坚持现代职教改革方向，体现高职教育特点，根据《高等职业学校专业教学标准》《职业教育专业目录（2021）》要求，以人才培养目标为依据，以岗位需求为导向，进一步优化精简内容，落实必需够用原则，以培养满足岗位需求、教学需求和社会需求的高素质技能型人才准确定位教材。

3. 坚持工学结合，注重德技并修

本套教材融入行业人员参与编写，强化以岗位需求为导向的理实教学，注重理论知识与岗位需求相结合，对接职业标准和岗位要求。在教材正文适当插入临床案例，起到边读边想、边读边悟、边读边练，做到理论与临床相关岗位相结合，强化培养学生临床思维能力和操作能力。

4. 体现行业发展，更新教材内容

教材建设要根据行业发展要求调整结构、更新内容。构建教材内容应紧密结合当前临床实际要求，注重吸收临床新技术、新方法、新材料，体现教材的先进性。体现临床程序贯穿于教学的全过程，培养学生的整体临床意识；体现国家相关执业资格考试的有关新精神、新动向和新要求；满足以学生为中心而开展的各种教学方法的需要，充分发挥学生的主观能动性。

5. 建设立体教材，丰富教学资源

依托“医药大学堂”在线学习平台搭建与教材配套的数字化资源（数字教材、教学课件、图片、视频、动画及练习题等），丰富多样化、立体化教学资源，并提升教学手段，促进师生互动，满足教学管理需要，为提高教育教学水平和质量提供支撑。

本套教材凝聚了全国高等职业院校教育工作者的集体智慧，体现了凝心聚力、精益求精的工作作风，谨此向有关单位和个人致以衷心的感谢！

尽管所有参与者尽心竭力、字斟句酌，教材仍然有进一步提升的空间，敬请广大师生提出宝贵意见，以便不断修订完善！

数字化教材编委会

主　编　王明弘　林雁娟
副主编　王菊辉　林　可　宁艳娇
编　者　（以姓氏笔画为序）
王明弘（吉林医药学院）
王菊辉（益阳医学高等专科学校）
车小雯（重庆医药高等专科学校）
邓璐璐（漯河医学高等专科学校）
宁艳娇（承德护理职业学院）
李　炜（山东药品食品职业学院）
林　可（重庆医科大学附属大学城医院）
林　彬（山东药品食品职业学院）
林雁娟（福建医科大学附属协和医院）
周平平（吉林医药学院附属医院）
赵会芳（山东医学高等专科学校）
闻　纯（江苏医药职业学院）
蒋林麟（云南工商学院）
覃国波（广东江门中医药职业学院）
鲁　艺（漯河医学高等专科学校）
谭祥娥（江苏医药职业学院）

PREFACE 前言

急危重症护理学是一门综合性很强的护理学科，具有其专业独特的逻辑性思维和临床护理工作方式。根据急危重症护理学这一特点，对上一版《急诊护理学》和《危重症护理学》教材进行了融合，做出必要的调整、更新和修订，编写出《急危重症护理》。在继续保持原版教材编写风格的同时，本教材力求突出国内外急危重症护理最新理论和技术的进展，体现其先进性、科学性、创新性和实用性，精选教材内容，夯实基本概念和基础理论，适当增加相关章节，每一章新增素质提升内容，拓展急危重症护理学的知识体系和实践范围。在本书中还引入了学习目标和情境导入，以提高学生自主学习和理论联系实际解决临床问题的能力。

全书共分四篇十七章。第一篇是急危重症护理学总论，包括急危重症护理学的起源与发展、急救医疗服务体系的组成与管理及灾难护理。本书将院前急救、院内急诊科和重症监护整合为一体，注重人文护理理念引入本教材。第二篇是急诊护理，着重介绍与更新急诊分诊、急诊护理评估、心搏骤停与心肺脑复苏、严重创伤、环境及理化因素损伤、急性中毒和常见急症护理内容，删除了部分交叉重复内容。第三篇是危重症护理，在修订危重症患者系统功能监测、危重症患者的营养支持和多器官功能障碍等相关章节的基础之上，增加了危重症患者的评估、危重症患者的疼痛管理与镇静和危重症患者常见并发症的监测与预防等章节。第四篇是常用急救技术，修订与更新了常用急救技术、机械通气和急危重症血液净化治疗的应用与护理等相关内容，增加了体外膜肺氧合技术内容。

本教材主要供全国高等职业院校护理类专业学生使用，也可供在职急危重症护理工作者参考。本书编者来自国内不同地区的医院和护理院校，在急危重症救治领域具有较高的学术水平和非常丰富的临床一线与教学经验。

本书的修订承蒙历版编者的无私奉献，使本书编者能在原编者的智慧基础之上继续完善书稿。在本书编写、审定和出版过程中，全体编者精诚合作，充分发挥各位编委的学术和临床与教学优势，传承与创新并举，严谨求实，反复修改书稿内容。

本书的编写与修订得到了全国各护理学院及各参编单位领导和专家的鼓励与大力支持，在此一并深表谢意！但由于编者水平所限，难免有疏漏和不妥之处，恳请广大读者勿吝赐教。

编　者
2022 年 9 月

CONTENTS 目录

第一篇　急危重症护理学总论

第二篇　急诊护理

第三篇 危重症护理

第四篇 常用急救技术

第一篇　急危重症护理学总论

第一章　急危重症护理学概述

PPT

学习目标

1. 通过本章学习，重点把握急危重症护理学的概念、研究范畴。

2. 学会急危重症护理的急救技能，具有不怕牺牲、勇于向前、团结协作、救死扶伤的大无畏精神。

急危重症护理学（emergency and critical care nursing）是以挽救患者生命、提高抢救成功率、促进患者康复、减少伤残率、提高生命质量为目的，以现代医学科学、护理学专业理论为基础，研究急危重症患者抢救、护理和科学管理的一门综合性应用学科。随着社会的发展、医疗科技水平的不断提升，急危重症护理工作也在不断进步与发展。

情境导入

情境描述　患者，女，64 岁。横穿马路时被汽车撞倒，左颞部着地，当即丧失意识，约 30 分钟后清醒，呕吐 2 次，被 120 急送医院，伤后 1 小时入院。查体：P 115 次/分，R 20 次/分，BP 10.6/6.7kPa（80/50mmHg）。患者面色苍白，表情淡漠，送入急诊科救治。

讨论　1. 该案例属于急危重症护理学的研究范畴吗？

2. 对从事急危重症护理的护士有哪些要求？

第一节　急危重症护理学的起源与发展

微课

急危重症护理学是与急诊医学及危重症医学同步建立和成长起来的，在我国经历了急诊护理学、急救护理学、急危重症护理学等名称上的不断演变，含义也得到了极大拓展，目前主要研究包括急诊和危重症护理领域的理论知识及技术，已成为护理学科的一个重要专业。

一、国际急危重症护理学的起源与发展

现代急危重症护理学实践最早可追溯到 19 世纪弗洛伦斯·南丁格尔年代，1853—1856 年的克里米亚战争期间，前线的英国伤病员死亡率高达 42%，南丁格尔率领 38 名护士前往战地救护，使死亡率下降到 2%，这充分说明了护理工作在抢救危重症伤病员中的重要作用。在救护伤员的过程中，南丁格尔

首次阐述了在医院手术室旁设立术后患者恢复病房的优点。

随着急诊和危重症医学实践日益受到重视，急救护理得到了进一步发展，出现了危重症护理的雏形。1923 年，美国约翰霍普金斯医院建立了神经外科术后加强病房，集中治疗与护理神经外科术后患者。1927 年，芝加哥建成了第一个早产婴儿监护中心。第二次世界大战以后护士的短缺迫使人们将术后患者集中在术后恢复病房进行救治。因救治效果显著，1960 年几乎每所美国医院都建立了术后恢复病房。

危重症护理真正得到发展始于 20 世纪 50 年代初期。当时北欧发生了脊髓灰质炎大流行，许多患者因呼吸肌麻痹不能自主呼吸，将其集中辅以“铁肺”治疗，配合相应的特殊护理技术，效果良好，堪称是世界上最早用于监护呼吸衰竭患者的“监护病房”。此后，各大医院开始建立类似的监护单元，美国巴尔的摩医院麻醉科医生 Peter Safar 建立了一个专业性的监护单元，并正式命名为重症监护病房（intensive care unit，ICU）。

20 世纪 60 年代末，大部分美国医院至少有一个 ICU。随着电子仪器设备的发展，急救护理也进入了有抢救设备配合的新阶段。心电监护、电除颤器、人工呼吸机、血液透析机的应用，使急救护理学的理论与技术得到相应发展。70 年代中期，在国际红十字会的参与下，在前联邦德国召开了医疗会议，提出了急救事业国际化、国际互助和标准化的方针，要求急救车装备必要的仪器，国际间统一紧急呼救电话号码及交流急救经验等。

急危重症护理起源于 19 世纪中期，但作为一门独立的学科，急危重症护理学是随着急诊医学和危重症医学的建立，于近 30 多年才真正发展起来的。1970 年美国危重病医学会组建；1972 年美国医学会正式承认急诊医学为一门独立的学科；1979 年国际上正式承认急诊医学为医学科学中第 23 个专业学科；1983 年危重病医学成为美国医学界一门最新的学科。到 20 世纪 90 年代，急救医疗服务体系得到了迅速发展，研究拓展至院前急救、院内急诊、危重病救治、灾害医学等多项内容，这预示着急诊医学和危重病医学作为边缘或跨学科专业的强大生命力。与之呼应，急危重症护理学表现出较好的发展势头，美国急诊护士、危重病护士学会相继成立，在培训急诊护士（emergency nurse，EN）和危重症护士（critical care nurse，CCN）方面起着重要的作用。目前这些护士活跃在医院内外，包括急诊科、各类 ICU、心导管室、术后恢复室甚至是社区、门诊手术中心等岗位。

二、我国急危重症护理学的建立与发展

我国急危重症护理学可追溯到远古时期，经历了从简单到逐步完善并形成学科的发展过程。春秋战国时期的《黄帝内经》是最早记载中医急危重症理论、护理内容的医学巨著；东汉张仲景的《伤寒杂病论》首创人工呼吸法，用于抢救呼吸停止的患者，这些丰富的医学遗产，为我国急危重症护理学的发展奠定了基础。

急危重症护理实践早期，没有专门的急诊、急救和危重症护理学概念，急诊只是医院门诊的一个部门。直到 1980—1983 年，卫生部先后颁发了“加强城市急救工作”“城市医院急诊室建立”的文件后，北京、上海等地相继成立了急诊室、急诊科和急救中心，促进了急诊医学与急诊护理学的发展，开始了我国急危重症护理学发展的初级阶段。同期，我国危重症护理将危重患者集中在靠近护士站的病房或急救室，便于护士密切观察与护理；将外科手术后患者先送到术后复苏室，清醒后再转入病房。20 世纪 80 年代，各地相继成立专科或综合监护病房。1982 年北京协和医院设立了第一张 ICU 病床，1984 年正式成立了作为独立专科的综合性 ICU。

1989 年，卫生部将医院建立急诊科和 ICU 作为医院等级评定的一个条件，明确急诊和危重症医学

在医院建设中的重要地位，我国急危重症护理学进入快速发展阶段。目前，各级医院已普遍设立了急诊科或急救科，坚持“以患者为中心”，开通“绿色生命通道”，建立以急救中心及急救站为主体的院前急救网络，试图以较短的反应时间提供优质的院前急救服务。

全国各城市普遍设立了“120”急救专线电话，部分地区开始试行医疗急救电话“120”、公安报警电话“110”、火警电话“119”以及交通事故报警电话“122”等系统的联动机制，一些发达城市还积极探索海、陆、空立体救援新模式，全国整体急救医疗网络在不断完善中。此外，危重患者救护水平得到较大发展，ICU 的规模、精密的监护治疗仪器的配置质量、医护人员的专业救护水平及临床实践能力，成为一个国家、一所医院急救医疗水平的主要标准。2003 年，严重急性呼吸综合征（SARS）流行后，国家又投入巨资建立和健全突发公共卫生事件紧急医疗救治体系，急诊医学与急危重症护理学在应对大型灾害中的地位得到进一步提升。2008 年汶川大地震后，积累了丰富的灾难医疗救援护理，急危重症护理实践又有了进一步改进。

与国外相比，我国急危重症医学及护理学成为独立学科较晚，但在院前急救、院内急诊、危重症救治乃至灾害救援等方面发挥着越来越重要的作用。1983 年，急诊医学被卫生部和教育部正式承认为独立学科。1985 年，国家学位评定委员会正式批准设置急诊医学研究生点。随后中华医学会急诊医学、重症医学及灾难医学分会相继成立，中华护理学会也分别成立了急诊护理和危重症护理专业委员会。1988 年，第二军医大学开设了国内第一门急救护理学课程。此后，国家教育部将急救护理学确定为护理学科的必修课程，中华护理学会及护理教育中心设立了多个培训基地，多次举办急危重症护理学习班，培训了大量急危重症护士。急危重症护理已经不单纯是满足于人的生理要求，更着眼于人的生理、心理、社会、精神等整体要求，将现代急危重症护理观、急危重症护理技术由医院延伸扩展到社会。

三、急危重症护理学的研究范畴

急危重症护理学是急救医学和危重症医学的重要组成部分，随着医学的发展，研究范畴日益扩大，内容愈加丰富。急危重症护理学的研究范畴具体如下。

1. 院前急救　指急危重症患者进入医院前的救护，包括现场急救和途中监护两大任务。现场急救指在发病现场对患者进行初步救护，如复苏、止血、包扎、固定、解毒等救护。途中监护指从发病现场转送到医院途中需要施行的监测及护理，为后续救治争取时机。

2. 急诊科救护　指急诊科医护人员对急危重症患者实行集中式抢救、监护、留院观察。经急诊科处理后，部分患者治愈出院；部分患者住院继续治疗；部分患者需收入 ICU 进一步救治。

3. 重症监护病房救护　指受过专门训练的医护人员在配备先进急救设备和监护设备的 ICU，对危重症患者（如心跳、呼吸骤停，休克，昏迷，多器官功能衰竭，严重水、电解质、酸碱平衡紊乱，急性多发性创伤等）进行全面监护及治疗。

4. 灾难救护　指对自然灾难（如地震、洪水、旱灾、台风、海啸、雪崩、火山爆发、泥石流、虫害等）和人为灾难（如交通事故、化学中毒、放射性污染、战争、武装冲突等）所造成的人员伤害迅速有效地进行救治。

5. 急危重症护理教学、管理和科研　包括急危重症护士的技术业务培训、急救护理工作的管理、科学研究和情报交流。

四、急危重症护理学的学科特点与要求

急危重症护理学是一门跨学科的综合性学科，涉及临床各专科的知识以及综合运用能力的培养。抢

救患者的过程中需要应用各临床专科技术和急救技术，其业务范围涉及广，工作性质与临床科室既紧密相连，又有其独立性和专业性。急危重症患者具有起病急、病情危重、变化快和病因复杂等特点，要求护士在最短时间内用最有效的方法对接诊患者做出初步判断，并给予紧急救护，这对急危重症护士提出了更高的素质要求。

1. 培养良好的职业道德 急危重症患者起病急、病情危重、变化快，要求急危重症护士具有强烈的责任心，牢固树立"时间就是生命"的观念，高速度、高效率抢救患者的生命。需要有不怕脏、不怕累、不怕危险的精神，在抢救灾害性事故患者时，还需要有献身精神。

2. 具有良好的管理协调能力 急危重症护士是各项救护措施的执行者，需要积极实施和配合各种急救操作，辅助抢救人员正确使用各种仪器，保证用药及时准确。无论是急危重症护士还是患者、医护人员、家属和对外的联系者，能否排除抢救护理的各种障碍，协调好各方面的关系，直接关系到抢救能否顺利开展。因此，急危重症护士必须具备良好的管理协调能力。

3. 掌握扎实的理论知识 急救所面对的患者常常有多种疾病共同存在，会涉及内、外、妇、儿等各专科疾病中的急性病、危重病，在工作中需要这些学科的专业知识，同时还会涉及伦理学、社会学、心理学等方面的知识，这就要求护士不仅要有扎实的基础理论知识，还要善于将基础理论与各科知识相互联系，融会贯通，并将理论与实践结合，认真总结成功的经验和失败的教训，善于分析在抢救中遇到的各种问题，经过科学的思考，提高分析解决问题的能力。

4. 熟悉常用急救技术 对急诊患者的抢救，特别是大规模急危重伤患者的抢救，是一个系统工程，要求各方面人员协同作战，所以对急救技术水平要求很高，必须准确到位。护士一定要熟练掌握急救技术，才能及时有效应用。

5. 具备健康的体魄和良好的心理素质 急危重症患者的病情危重、变化快，抢救工作紧张激烈，随时可能出现大批患者，要求急危重症护士具有充沛的精力，随时应对突发事件。同时，急危重症护士必须拥有强健的体魄和吃苦耐劳的精神。

素质提升

急危重症护理学科要求

急危重症护理学科：以培养急危重症护士具备生命第一、医德修养为先的意识为基础；以掌握急危重症理论知识、熟练操作技能为根本；以培养急危重症护士具有判断病情、实施重症监护和积极配合救护为目标；培养急危重症护士在不同案例的紧急情况下能够迅速评估病情，做出正确决策；培养急危重症护士具有评判性思维能力和果断施救的综合急救能力；培养急危重症护士具备对生命的崇高敬意，对伤病者的同情和关爱，树立起急危重症护士正确的职业价值观和人生观，努力自觉培养高尚的职业情感，具有甘于奉献、勇于挑战、不断创新的职业精神和强烈的职业使命感、责任感。

第二节 急危重症护士培训及其资质认证

学科是基础，人才是关键。急危重症护理学要深入发展，就要做好人才培训及其资质认证工作，这是发展急危重症护理事业的一个重要方面。

一、国内外急危重症护士培训

（一）国外急危重症护士培训

发达国家十分重视对急危重症护理领域人员的培训，认为从事急危重症护理的人员除了需要正规教育外，还要经过临床护理实践训练及接受继续教育。美国急危重症专科护士培训始于 20 世纪 30～40 年代，由美国急诊护士和危重症护士学会负责继续教育项目，每年根据学科发展需要开设大量课程供在职护士选择。加拿大、英国等国家在 20 世纪 60 年代开始实施专科护士培养制度，兼有专科证书课程和研究生学位课程两种形式。日本急救医学会护理分会在 1981 年制定了急救护理专家的教育课程和实践技能标准，由日本护理学会的研修学校负责实施急救护理专家的教育项目。

各国对急危重症护士的培训内容不尽相同，美国急诊专科护士证书课程一般包括急诊突发事件的评估及确定优先事项、对医疗和心理紧急情况的快速反应及救生干预、创伤护理核心课程、高级心脏生命支持术、儿科急诊护理课程、急诊护理程序等。日本急救护理专家教育主要是进行能力的培养，包括抢救技术能力、准确地进行病情分类、调整治疗的顺序、把握患者及家属需求并给予援助。教育课程包括理论和专业技术课程，其中专业技术课程有抢救、分诊和应急沟通技能。

（二）我国急危重症护士培训

我国急危重症护士培训工作起步较晚，近年来逐步受到重视。目前，急救护理学已是各高职院校护理专业的必修科目，适合于在职护士的各类继续教育项目也较为丰富。随着我国护理学科的飞速发展，专科护士培训又成为一种更高层次的培训形式。《中国护理事业发展规划纲要（2011—2015）》指出：十一五、十二五期间，各省（自治区、直辖市）按照卫生部要求，大力开展重症监护、急诊急救等领域的专科护士规范化培训，护士队伍专业技术水平不断提高。2011—2015 年，要建立专科护理岗位培训制度。在此思想引导下，中华护理学会和我国多省、市地区将急诊和危重症专科护士培训工作作为急危重症护士的常规要求，并对培训形式和要求进行了积极的尝试。

国内对急危重症专科护士的培训主要以在职教育为主，安排急诊和危重症抢救临床经验较为丰富的教师授课，培训内容包括理论教学与临床实践。理论教学内容涉及急诊或急救、危重症监护的所有内容、学科发展与专科护士发展趋势、循证护理、护理科研、护理教育以及突发事件的应对等。专科理论包括重症监护、急救创伤、各种危象、昏迷、中毒等急救最新进展。采取理论讲座、病例分析、操作示范、临床实践等多种形式授课。在具体培训中，十分重视和突出对急救能力的培养。近年来，随着专业型研究生在我国的设立和发展，研究生教育形式也成为急危重症专科护士培训的另一种重要形式。

二、国内外急危重症护士资质认证

（一）国外急危重症护士资质认证

很多发达国家对急诊护士和危重症护士实行资质认证（certification）制度，要求注册护士在经过专门培训获得证书后方可成为专科护士。美国急诊护士的条件：①具有护理学士学位；②取得注册护士资格；③有急诊护理工作经历；④参加急诊护士学会举办的急救护理核心课程学习，并通过急诊护士资格认证考试。1995 年日本正式开始进行急救护理专家的资质认证。英国、瑞典、奥地利、丹麦等国家对急救和危重症护士的资质认证也有各自的要求，待遇也优于普通护士。

为了保证护理工作质量，这些国家还对证书的有效期做了具体规定。美国急诊和危重症护士执照有效期通常为5年，期间必须要争取继续教育学分来保持执照的有效性，否则执照会被取消或被迫重新参加资格考试。日本护理学会及临床护理专家、专科护士鉴定部门规定：临床护理专家、专科护士每5年必须重新进行1次资格审查。审查条件包括：实践（工作）时间、科研成绩、专科新知识学习情况。采用非终身制的资格审查机制来促进护理人员不断更新知识与专业技能水平，推动临床急危重症护理工作向更高方向发展。

（二）我国急危重症护士资质认证

我国的急危重症专科护士资质认证尚处在尝试阶段，没有统一的资格认定标准。2002年，中华护理学会与香港危重病学护士协会联合举办了第一届全国性的危重症护理学文凭课程班，为期3个月，成绩合格的护士颁发危重症护理学业文凭证书，这是全国范围内对危重症护士认证工作的初步尝试。2006年在上海市护理学会牵头下，上海市开始进行急诊及危重症适任护士认证工作，对上海各级医院在急诊科或ICU工作2年以上的注册护士，分期分批进行包括最新专科理论学习、医院实训基地临床实践在内的培训，考核合格发放适任证书。2006年安徽省立医院建立了第一个急诊急救专科护士培训基地，已培养大量急救专科护士。随着急危重症护理学科的发展，对专科护士的要求将进一步明确，急危重症专科护士资质认证体系也将不断建立与完善。

目标检测

答案解析

一、选择题

（一）单选题

1. 现代急危重症护理学最早可追溯到（　）

   A. 第一个早产婴儿监护中心的建立　　B. 第二次世界大战期间
   C. 克里米亚战争期间　　D. 北欧脊髓灰质炎大流行期间
   E. 美国约翰霍普金斯医院神经外科术后病房的建立

2. 我国第一张ICU病床建立于（　）

   A. 复旦大学附属中山医院　　B. 北京协和医院
   C. 南方医科大学珠江医院　　D. 中国人民解放军总医院第一附属医院
   E. 四川大学华西医院

（二）多选题

3. 关于急危重症护理学的发展，下列叙述正确的是（　）

   A. 伴随危重病医学发展起来的　　B. 伴随急诊医学发展起来的
   C. 伴随护理学的发展而发展　　D. ICU的建立促进其发展
   E. 医疗水平提高促其发展

4. 急危重症护理教学、管理和科研包括（　）

   A. 急危重症护士的技术业务培训　　B. 急救护理工作的管理
   C. 科学研究　　D. 情报交流
   E. 突发事件的应对

5. 急危重症护理学的学科特点与要求包括（　）

A. 培养良好的职业道德　　B. 具有良好的管理协调能力

C. 掌握扎实的理论知识　　D. 熟悉常用急救技术

E. 具备健康的体魄和良好的心理素质

二、简答题

简述急危重症护理学的研究范畴。

（王明弘）

书网融合……

本章小结　　微课　　题库

第二章　急救医疗服务体系的组成与管理

微课

PPT

学习目标

1. 通过本章学习，重点把握急救医疗服务体系的概念，院前急救的现场评估方法和救护要点；掌握医院急诊科、ICU的运作模式；熟悉ICU的收治范围及院内感染管理。

2. 学会运用所学知识，对急危重症患者实施院前救护，具有“生命第一，时效为先”的急救理念，学会在急危重症护理实践中融入团队，具有团结协作、救死扶伤的大无畏精神。

情境导入

情境描述　大雨滂沱的夜晚，急救指挥中心接到紧急求助，一辆满载人员的大型客车发生侧翻，车身遍布划痕，玻璃碎片四处散落，现场伤员及伤情不详。

讨论　如果你是急救人员，到达现场后，应该如何开展救护工作？

第一节　急救医疗服务体系的组成

一、急救医疗服务体系的概念

急救医疗服务体系（emergency medical services system，EMSS）是综合院前急救、医院急诊科（室）救护、ICU救治以及各专科“生命绿色通道”为一体的急救网络。院前急救负责现场急救和转运监护，急诊科、ICU负责医院内救护，三者既分工明确，又紧密联系，共同构成一个有机整体。

EMSS强调即刻性、连续性、系统性，既适用于日常的急诊医疗工作，又适用于大型灾害或意外事故的急救。完整的EMSS应具有完善的通讯指挥系统、有效的现场救护、配置监护与急救装置的运输工具、高水平的医院急诊服务和ICU治疗。EMSS把急救医疗设备迅速送到危重症患者身边，送到发病现场，经过快速的初步诊治后，将患者安全转运至医院机构接受进一步救治，为缩短救护等待时间、抢救生命及改善预后赢得宝贵时间。实践证明EMSS是有效的、先进的急救医学模式，承担着挽救生命的重任。

1980年以来，国家卫生行政部门从急救事业的组织建立、管理体制、救治质量等方面给予了政策性和指导性的支持，极大地推动我国EMSS的发展进程。近年来，随着全民急救意识提高，大、中城市急救中心相继建立，以及“生命绿色通道”的陆续开通，我国EMSS得到逐步完善。

二、急救网络的组成

急救网络由区域内的急救中心（站）、急诊科（室）以及街道卫生院等基层卫生组织共同构成。在政府领导下接受卫生行政部门统一指挥，承担现场急救、转运监护以及医院抢救等工作。

1. 急救中心（站）的主要任务

（1）急救中心（站）由市卫生行政部门领导，指挥全市日常急救工作；急救分站由中心急救站领导，负责一定范围内的抢救任务。

（2）以医疗急救为中心，负责对各科急、危、重症患者及意外灾害事故受伤人员的现场和转送途中的抢救治疗。

（3）在基层卫生组织和群众中宣传、普及急救知识。有条件的急救站可承担一定的科研、教学任务。

（4）执行上级领导指派的临时救护任务。

2. 医院急诊科（室）的主要任务

（1）承担急救站转送和来诊的急、危、重症患者的诊治、抢救和留院观察工作。

（2）有些城市的医院急诊科（室）同时承担急救站的任务。

3. 街道卫生院、红十字卫生站等组织的主要任务

（1）在急救专业机构的指导下，学习和掌握现场救护的基本知识及技术操作。

（2）负责所在地段单位的战伤救护、防火、防毒等知识的宣传教育工作。

（3）一旦出现急、危、重症患者或意外灾害事故时，在急救专业人员到达前，及时、正确地组织群众开展现场自救、互救工作。

三、急救网络的装备

（一）顺畅的通讯联络

健全灵敏的通讯网络是提高急救应急能力的前提。全国 120 急救电话开通率应达到 100%，10s 内接听比例应达到 95%。在严重灾害中，可使用地理信息系统（GIS）和全球卫星定位系统（GPS）等无线通讯设备联络救援人员，实时监控急救单元，提高应答时效。

（二）高效的运输工具

急救运输工具是运送病员的载体，也是现场与转运途中的抢救、监护的场所。以地级市为单位，每 3 万人口应配置 1 辆救护车；以县域为单位，应根据县域人口的 300% 估算人口基数，按照每 3 万人口 1 辆的标准配备救护车。有条件的地区可根据需要购置或采取签订服务协议的方式配备水上、空中急救运载工具。

（三）先进的医疗设备

救护车配置的医疗设备现在已经成为衡量一个国家或地区急救水平的标志。需要配备的必要设备，可实施气管插管、供氧、输液、心脏除颤、心电监护、血氧饱和度监测等措施。应遵循合理、必须、均衡原则，完善不同用途和性能救护车医疗设备，满足院前医疗急救服务需求，提高设备智能化、信息化水平。

（四）急救参与人员

1. 第一目击者　在现场为伤病员提供初步急救，并正确实施呼救。

2. 急救医护人员　每辆救护车配备 1～2 名急救人员，参与现场与转运途中的救护工作。

3. 急诊科的医护人员　由医院急诊科医护人员进行救治工作。

4. 其他人员　包括受过专门训练的消防队员、警察及救护车驾驶员等。

随着社会的发展，急救社会化、结构网络化、工作现场化、知识普及化必将成为院前急救和灾难医学的发展趋势。

素质提升

急救“白金10分钟”

创伤患者死亡的首个高峰时间集中在事件发生后的60分钟内（即“黄金1小时”），约占总死亡人数的50%，而前10分钟又是决定性的抢救时间（即“白金10分钟”）。“白金10分钟”可能面临医务人员无法到场、救治条件薄弱等问题，它不仅仅是一个急救医学范畴内的时间概念，更是社会范畴内的时间概念。人的生命最为宝贵，树立急救护士“时间就是生命”的急救理念，培养反应迅速，具备应急、应变能力，服从统一指挥，尽快挽救患者生命的最高原则。

第二节　急救医疗服务体系的管理

一、院前急救

院前急救（pre－hospital emergency care）也称院外急救，是指在医院之外的环境中对各种危及生命的急症、创伤、中毒、灾害事故等伤病员进行现场救护、转运及途中监护的统称，即从患者发病或受伤开始，到医院就医之前这一阶段的救护。院前急救是EMSS的首要环节，对维持患者生命，降低死亡率和伤残率，减轻患者痛苦，具有极其重要的意义。

（一）院前急救的任务

1. 日常院前急救　是院前急救的主要和经常性任务。呼救患者主要分为三种类型。①短时间内有生命危险的患者：占呼救人数的10%～15%，如急性心肌梗死、休克、急性中毒等。对此类患者必须实施现场急救，目的在于挽救患者生命或维持其生命体征。②病情紧急但短时间内尚无生命危险的患者：占呼救人数的70%～80%，如骨折、急腹症、高热等。对此类患者也需进行现场急救，目的在于稳定病情，减少患者转运途中的痛苦和并发症的发生。③慢性病患者：占呼救患者的10%～15%，此类患者呼救主要是需要救护车提供转运服务，一般不需要现场急救。

2. 突发事件或意外事故时的急救　除现场急救外，还需与其他救灾系统如消防、公安等部门密切配合。当有大批伤员时，需加强伤员的分类和现场救护，合理分流和转运。

3. 特殊任务的急救　面对大型集会、重要会议、国际比赛、重要外宾来访等特殊任务时，急救系统应处于一级备战状态，设立临时急救站，随时应对各种意外事件。

4. 通讯网络枢纽　包括市民与急救中心（站）的联络；急救中心（站）与所属分中心（站）、救护车、急救医院的联络；急救中心（站）与上级领导、卫生行政部门和其他救灾系统的联络。

5. 普及急救知识　通过电视、广播、报刊、微信平台等渠道普及急救知识，开展有关现场救护的教育，提升人群自救互救能力；针对特殊人群（如红十字会成员、警察、消防员等）进行专项培训。

（二）院前急救的原则

院前急救的原则是先救命后治病，最大可能去除病因、减少有害因素，降低病残率和死亡率。

1. 先排险后施救　施救前，先评估现场环境，排险后再施救，保证施救人员和伤病员的安全。如一氧化碳中毒先脱离险区、触电现场先切断电源等。

2. 急救与呼救并重　多人在场，急救和呼救同时进行。一人在场，先施救，后电话呼救，争取急救外援。

3. 先救命后治伤　优先处理可能威胁生命的严重情况，如心搏骤停又有骨折的伤病员，先行心肺复苏，待心跳、呼吸恢复后，再进行骨折固定。

4. 先重伤后轻伤　如有大批伤病员时，应优先抢救危重病员，后抢救轻伤病员。

5. 先施救后运送　在初步紧急处理后转运至医院，途中严密观察病情，必要时进行紧急处理，以免耽误抢救最佳时机。

6. 院前、院内紧密衔接　规范记录医疗文书，并做好与院内急诊的交接，保证急救工作的连续性。

（三）院前急救的特点

1. 突发性、社会性强　急症、重大事故、自然灾害等事件往往具有不可预知性，而院前急救活动也不仅局限于单纯的医学领域，还需要社会公众共同参与。

2. 病种多样、时间紧迫　院前急救病种多样，涉及临床各专科，未经分诊筛选的急危重症患者，需要救护人员在接受呼叫后，立即赶赴现场并在较短时间内进行初步诊断和紧急处理。

3. 对症治疗为主　院前急救常在缺医少药、无齐备抢救器械的条件下进行，确诊困难，以对症治疗为主，应使用简捷、有效的救治方法，为伤病员赢得抢救时机。

4. 急救流动性大　院前急救服务区域广，求救地点可发生在空中、水上、地面、地下的任意区域，伤病员的流向也不固定，还可能需要跨区、跨县增援抢救伤病员。

5. 抢救风险性高　除承担较大的技术风险外，更存在人身伤害风险，包括火灾现场、毒气泄漏环境、刑事犯罪现场、冰冻现场等环境风险，以及抢救精神病患者以及酗酒者等带来的人为风险。

6. 急救环境条件差　现场救护的条件大多比较差，主要表现在急救人员、设备仪器均受限制；在事故现场或运送途中，环境纷乱、危险；患者病史不详，缺乏客观资料等。

7. 体力劳动强度大　携带沉重的急救设备赶赴现场，徒步上下高层，或长距离行走，搬运伤病员，需要急救人员消耗较大的体力。

（四）院前急救的模式

我国院前急救机构具有不同的组织形式，主要分为以下五种模式。

1. 独立型（北京模式）　是集合“院前急救—急诊科抢救—ICU 监护”为一体的急诊医疗体系。北京市通过扩建、兴建急救网点，努力达到 3.5km 的急救半径，5～10min 的急救反应时间。

2. 单纯型（上海模式）　是当前我国大多数城市所采用的急救模式。以院前急救为主，拥有救护车队，急救中心站不设置床位，通过急救运输网络，将患者转运至协作医院进行院内救治，市区急救半径为 3～5km，平均反应时间为 10min。

3. 指挥型（广州模式）　建立全市统一的急救通讯指挥中心，负责全市急救工作的总调度，按医院的专科性质和区片划分执行急救任务。以广州市的急救通讯指挥中心为代表。

4. 依附型（重庆模式）　依附于一所综合性医院的院前急救，或由全市数所医院组成的急救医疗协助网，以重庆市的急救通讯指挥中心为代表。该模式具有现代化的急救设备，提供完整的急救医疗功能，将院前、院内急救有机结合。

5. 附属消防型（香港模式）　以香港为代表，急救组织隶属于消防机构，下设多个救护站，形成急救网络。该模式采用救护、消防、司警统一的通讯网络，呼救电话为“999”。面对灾害和大型事故时，可快速联合多方参与救援。

（五）院前急救的流程及护理要点

院前急救的流程包括：接受呼救、发出指令、奔赴现场、现场急救、安全转运。护士配合医生共同完成院前救护任务，主要包括现场病情评估、检伤分类、紧急救护、转运和途中监护等。

1. 院前急救的现场分类

（1）现场快速病情评估

1）快速评估事故、发病的原因　评估现场环境，排除可能对患者、救护者造成伤害的危险因素（如电、火、爆炸物等）；评估引发疾病或创伤的原因，明确患者人数；评估可用资源，判断救护方案，做好个人防护。

2）快速评估病情　主要评估意识、呼吸、循环状态。①意识：判断患者的神志是否清醒，呼唤患者，拍打肩部，观察有无睁眼或肢体运动等反应；对于婴儿，拍打足跟或捏掐上臂，观察有无哭泣。检查瞳孔是否等大、等圆，瞳孔对光反射、压眶反射、角膜反射是否存在。②呼吸：检查气道是否畅通，若存在梗阻应立即查找原因并予以清除。通过听呼吸音、观察胸廓起伏、感受呼吸气流来判断患者有无自主呼吸。评估呼吸频率、节律、深度，判断有无呼吸困难、被动呼吸体位、发绀或三凹征。③循环：检查脉率及脉律，先触摸成人桡动脉（婴儿肱动脉），如未触及，再触摸颈动脉或股动脉。禁止同时触摸双侧颈动脉，防止影响血液循环。

（2）现场检伤分类　检伤指的是根据病情的轻重缓急或救治的可能性对患者进行分类。目的是当存在大批伤情不一的患者时，在资源有限的情况下尽可能提高患者存活率，降低伤残率，必须进行现场检伤分类。

检伤时应询问患者或目击者与创伤有关的细节；尽量少移动或不移动患者；重点检查生命体征及受伤的主要部位；遵循边抢救边分类，先危后重，再轻后小（伤势小）的原则。每名患者的平均检伤时间应不超过1min。

1）检伤　针对具体病情，进行全身或重点检查。①头部体征：头颅有无外伤，有无血肿、凹陷；眼球表面及晶状体有无出血、充血、异物等，视力是否清晰；鼻骨是否完整，鼻腔是否通畅，有无血液或脑脊液流出；口唇有无发绀、破损，口腔内有无血液、呕吐物或脱落的牙齿等异物；耳郭是否完整，耳道有无液体流出，听力是否减退；面色是否苍白或潮红，有无大汗。②颈部体征：注意有无颈椎损伤、出血、血肿，有无压痛等；观察颈椎的外形与活动，有无畸形、肿胀、气管移位等。③脊柱体征：未确定是否有脊髓损伤之前，切勿盲目移动患者身体。用手平伸向患者后背，自上而下触摸，检查脊柱有无肿胀、压痛与骨折。④胸部体征：锁骨有无变形，稍施压力，观察有无压痛；胸部有无创伤、出血或畸形，吸气时两侧胸廓是否对称、扩张；检查有无肋骨骨折。⑤腹部体征：有无创伤、出血或畸形；腹部有无压痛、反跳痛、肌紧张等；检查可能损伤的脏器及范围。⑥骨盆体征：双手置于髋部两侧，轻压检查有无疼痛或骨折，观察外生殖器有无明显损伤。⑦四肢体征：检查上、下肢有无异常形态、肿胀或压痛；检查肌张力与皮肤感觉，观察皮肤的温度、颜色，检查肢端、甲床与足背动脉搏动情况，判断末梢血液循环情况。

2）分类　按照国际公认的标准，灾害现场的检伤分类统一使用不同的颜色加以标识，必须遵循下列的救治顺序。①红色标识：第一优先，表示患者病情危重，有生命危险，如休克、窒息、心室颤动等，需要在1h内转运治疗。②黄色标识：第二优先，表示患者病情严重，但尚未危及生命，如肢体断离、骨盆骨折、大面积烧伤等，需在4～6h内得到有效治疗。③绿色标识：第三优先，表示患者病情较轻，能自行行走，如挫伤、擦伤等，可能不必立即入院治疗。④黑色标识：最后处理，代表患者已死亡或无生还的可能性。

3）现场急救区的划分　大型突发事件伤病员集中区，根据伤病员的分类卡划分为急救区、后送区和太平区。①急救区：接受红色和黄色标志的危重伤病员，并提供进一步的抢救，如建立静脉通路、补充血容量。②后送区：接受能自己行走或病情较轻的伤病员。③太平区：停放已死亡者。

2. 院前急救的救护要点　在检伤分类后，护士应协助医生对伤病员进行相应的急救处理，包括现场急救和转运与途中监护。

（1）现场急救

1）安置体位　①心搏骤停者：将其置于仰卧位，置伤病员于平地或硬板上，使得头、颈、躯干平直无扭曲，双手放置于躯干两侧。②意识不清者：将头部偏向一侧，避免分泌物、呕吐物吸入气道引起窒息，或舌根后坠引起呼吸道阻塞。③特殊伤病员：根据受伤性质、部位采取合理的体位。大咯血者，取患侧卧位，以防血流入健侧支气管和肺内；腹痛者，屈膝半卧位，以放松腹肌；脚扭伤者，抬高患肢，以减轻淤血肿胀。

2）暴露、松解患者衣服　现场中处理猝死、创伤、烧伤等患者时，为便于抢救和治疗，要适当地脱去衣、鞋、帽等，需要掌握一定的技巧，以免加重伤情。①脱上衣法：解开衣扣，将衣服尽量向肩部推，背部衣服向上平拉。先健侧后患侧，健侧手臂屈曲，将肘关节、前臂及手从腋窝位拉出，脱掉衣袖。将衣服平拉至对侧，从患侧手臂褪去衣服。如情况紧急，可直接使用剪刀剪开衣袖，为急救争取时间。②脱长裤法：取平卧位，解开腰带及裤扣，将长裤拉至髋下，保持双下肢平直，脱下长裤，过程中勿随意屈曲、抬高下肢。若明确患者无下肢骨折，可抬高小腿，将长裤脱去。③脱鞋袜：托起并固定患者踝部，解开鞋带，向下、向前顺脚方向脱下鞋袜。④脱除头盔：如患者有头部创伤，且因头盔妨碍呼吸时，应及时脱去头盔。从头盔两侧向外扳开，向后上方托起，去除头盔。动作应稳妥，避免粗暴用力，以免加重伤情。疑有颈椎损伤时应与医生合作处理。

3）现场救护技术　①维持呼吸系统功能：吸痰、吸氧、人工呼吸、简易呼吸器、气管插管、呼吸兴奋剂、环甲膜穿刺，或对重度气胸患者行穿刺排气，保持呼吸道通畅，提高氧气摄入量。②维持循环系统功能：心搏骤停的心肺复苏术、除颤、体外起搏器、心电监护，以及心力衰竭、心肌梗死和心律失常的药物治疗。③维持中枢神经系统功能：尽早进行脑复苏，采用冷敷、冰帽等降低头部温度，在无禁忌证的情况下，应用脱水药物降低颅内压，对急性脑水肿、急性脑血管意外以及癫痫发作等急救处理。④建立有效的静脉通道：采用外周静脉留置针、深静脉置管、静脉切开、骨髓腔穿刺等。⑤外伤的处理：对于各种外伤有针对性地采取止血、包扎、固定等措施。现场处理主张采取不冲洗、不还纳、不随意上药的原则。

（2）转运与途中监护　快速、安全的转运是提高抢救成功率的重要前提，转运过程应遵循三个不间断，即监护不间断、用药不间断、抢救措施不间断。①合理安置患者体位：根据病情摆放体位。一般患者采用平卧位；恶心、呕吐者取侧卧位；颅脑损伤、昏迷者头侧向一边；胸部创伤呼吸困难者取半卧位；下肢损伤者适当抬高下肢 15°～20°。②保障担架转运安全：担架行进途中，患者头部在后，下肢在前，利于病情观察。转运过程中，防止担架左右摆动、上下颠簸，减少患者痛苦。使用保险带将患者的胸部、下肢与担架一同固定，宽松适宜，防止患者摔伤。③保障特殊患者转运安全：若遇脊椎受伤者，应保持脊柱轴线稳定，将患者的身体固定在硬板担架上搬运。对已确定或疑有颈椎损伤要尽可能用颈部固定器保护颈椎，运送时尽可能避免颠簸。④保障救护车转运安全：救护车在拐弯、上下坡及停车调头中要防颠簸，以免患者病情加重，发生坠落等。⑤保障飞机转运安全：注意保温和湿化呼吸道，一般将伤员横放，休克者头朝向机尾，以免飞行中引起脑缺血。颅脑外伤致颅内高压者应在骨片摘除减压后再空运。脑脊液漏患者因空中气压低，漏出液量增加，需使用多层无菌纱布保护，严防逆行感染。腹部外伤且腹胀者应行胃肠减压术后再空运。减少气管插管的气囊注气量，防止高空低压造成气囊膨胀，引发黏膜缺血性坏死。⑥转运途中生命维护：监测患者呼吸、体温、脉搏、血压等生命体征。关注颅脑损伤患者的瞳孔是否等大、等圆，以及对光反射情况；外伤固定患者的伤口敷料情况及远端供血情况；留置管道是否通畅，有无脱落、扭曲、阻塞、移位等。一旦出现病情突变，应在途中进行紧急抢救。

（3）患者交接　做好规范的医疗文书记录，当患者到达医院或科室后，与接诊人员进行交接工作，包括患者的一般信息、病史、重要体征、治疗经过等，以及转运中重要的临床事件，交接结束签字确认。

（4）检查、报告　完成院前急救任务后向急救指挥中心报告，及时检查、更换、补充急救药品，维护急救仪器设备，并对救护车消毒处理。

二、医院急诊科

医院急诊科是EMSS的重要组成部分，是医院急诊诊疗的首诊场所，24小时不间断地对来院的各类急危重症患者实施救治，其救治过程以“急”字为中心，体现时间就是生命，其医疗技术水平直接关系到患者的生命安危，其急诊服务能力及质量是医院管理水平、医护人员基本素质和急救技术水平的综合体现。

（一）急诊科主要任务

医院急诊科的主要任务如下。

1. 急诊工作　急诊科24小时开放，负责对急诊就诊的各种患者和院前救护转送来的伤病员进行接诊，抢救急、危、重症患者，为专科病房输送病员，必要时可参与院前急救和患者转运工作。

2. 急救工作　急诊护士与医生密切配合，制订各种急诊抢救的应急预案，对即刻危及生命的患者组织人力、物力，进行及时、有效的抢救，对危重症生命体征不稳定的患者稳定生命体征，对一般急诊就诊患者识别潜在的威胁生命的危险因素，有时还承担急救中心的任务。

3. 培训工作　建立建全各级各类急诊人员的岗位职责、规章制度和技术操作规范；采取多种形式培训急诊医学专业医师和急诊专科护士，加速急诊人才的成长；承担医疗护理教学工作，有些医院的急诊科还承担公众健康知识普及工作。

4. 科研工作　护理科研是促进护理学科发展的动力，主要研究探索护理理论、护理方法和先进的护理技术，是提高工作效率的重要手段。急诊科护理科研的开展是推动急诊急救护理专科发展，提高专业地位，培养高素质、高能力护理队伍的需要。根据急诊患者的特点，积极开展相关急、危、重症救护研究工作，循证实践，寻找规律，提高急诊护理质量，促进急诊医疗护理专业的发展。

（二）急诊科设置

医院急诊科应具备与医院级别、功能和任务相适应的场所、设施、设备、药品和技术力量，合理设置就诊区域，配备完善的急诊硬件，建立科学的管理制度，以保证急诊工作及时有效开展，不断提高急诊工作效率和抢救成功率。

1. 急诊科环境设置与布局　急诊科的布局要从应急出发，以方便患者就诊和抢救为原则，合理的布局有利于最大限度地利用急诊资源，节省急诊就诊时间。急诊科应当设在医院内便于患者迅速到达的区域，并邻近大型影像检查等急诊医疗依赖性较强的部门；急诊科入口应当通畅，设有无障碍通道，方便轮椅、平车出入，并设有救护车通道和专用停靠处；有条件的可分设普通急诊患者、危重伤病患者和救护车出入通道；急诊科应当有醒目的路标和标识，以方便和引导患者就诊；与手术室、重症医学科等相连接的院内紧急救治绿色通道标识应当清楚明显；在医院挂号、化验、药房、收费等窗口应当有抢救患者优先的措施。

急诊科医疗急救应当与院前急救有效衔接，并与紧急诊疗相关科室的服务保持连续与畅通，保障患者获得连贯医疗的可行性。急诊科应当设医疗区和支持区：医疗区包括分诊处、就诊室、治疗室、处置室、抢救室和观察室，三级综合医院和有条件的二级综合医院应当设急诊手术室和急诊重症监护室；支持区包括挂号、各类辅助检查部门、药房、收费等部门。

（1）预检分诊处　设在急诊科入口处醒目位置，有救护车直达通道，方便接收或转送急诊患者。

分诊护士由经验丰富的护士担任，对来诊患者进行病情评估和分级，引导急救途径和联系诊室及医生，进行分流和分区救治。分诊处备有常规检查用物（如血压计、听诊器、体温计、压舌板、手电筒等），各种书写表格；设有一定数量的候诊椅、诊察床、轮椅、平车及洗手池等设备；简单的伤口处理用品（如无菌敷料、包扎用品、固定骨折用品等）、防护用品（如口罩、手套、隔离服、手卫生用品等）和便民用品（如纸杯、手纸、呕吐袋）等；医院应安装计算机设备，录入患者的一般资料和就诊情况，便于资料的保存和查询；配备电话、呼叫器、对讲机、闭路电视监控系统等通讯设施，便于及时联系相关医生，组织抢救。

（2）抢救室　应紧邻分诊处，有足够的空间，门应高大，配备充足电源插座；设置抢救床，床旁设有中心吸氧装置、负压吸引系统、心电监护仪、轨道式输液架和滑轨式帷帐，墙壁配有常用抢救流程图；室内配有基本的抢救器械与检查器械，如呼吸机、多功能监护仪、除颤仪、洗胃机、心电图机、输液泵、气管插管和气管切开用物等；常备的抢救药物如抗休克药、中枢兴奋药、止血药、利尿药、升压药及各种常用液体等。有条件的医院应设立专科抢救室，如外科创伤抢救室、洗胃抢救室等，便于抢救工作的有序进行，防止交叉感染。

（3）诊疗室　依医院特色和条件而异，大多设有内科、外科、儿科、妇产科等专科急诊诊室。室内除配备一般检查常规用物，还应根据各专科特点增加所需要的特殊设备和物品。

（4）清创室或急诊手术室　位置应靠近抢救室和外科诊室，可为外伤患者施行清创缝合术，为随时有生命危险且不宜搬运的患者开展急诊手术。

（5）治疗室和处置室　急诊科应有独立的治疗室和处置室，设在各诊疗室中央，便于患者治疗，应配有无菌物品柜、治疗台、消毒用品等相关配套设施和物品，用于治疗前和输液前的准备工作。处置室用于使用后的物品及一次性物品的集中处理。

（6）急诊观察室　根据急诊患者流量和专业特点设置床位，由专职医护人员负责。留观对象为暂时不能确诊、病情危重的患者，或抢救处置后需要等待床位进一步住院治疗的患者。观察室患者原则上在 3～5 天内离院、转院或收留住院。急诊观察病房的设施与普通病房类似，工作制度、人员安排等也与普通病房相似。

（7）急诊病房　目前一些医院已经开始通过设立急诊病房缓解急诊患者入院难的矛盾，以弥补医院某些专科设置的缺失，便于患者分流。急诊病房的设施按照住院部病房的标准配备，急诊病房住院患者疾病谱广泛，往往涉及多专科，应尽量将不同系统疾病的患者分别安置，同时做好院内交叉感染的防控。

（8）急诊重症监护室（emergency intensive care unit，EICU）　EICU 应配备中心监护装置、呼吸机、除颤仪等各种急救设备，可对患者进行体温、呼吸、血压、心电监测、血氧饱和度、血流动力学等多种功能的监测。

（9）辅助部门　有急诊医技部门，如检验室、药房、B 超室、放射室等配套部门；配套支持部门，如挂号处、收费处、后勤安保处等，仅在急诊区就能完成基本的辅助检查与处置，以缩短就诊时间，为患者提供更加快捷的就诊方式。

2. 急诊科人员设置

（1）急诊科人员资质　急诊护士应经规范化培训合格，掌握急诊危重症患者的急救护理技术、常见急救操作技术的配合及急诊护理工作内容与流程。

（2）急诊科人员编制　一般根据医院急诊科规模、就诊量、观察床位数、日平均抢救人数以及急诊科教学功能等，按一定比例配备。急诊科设护士长 1～2 名，主任护师、主管护师、护师和护士若干名，形成三级护理人员梯队，由医院护理部统一管理。急诊科护士要有单独的编制，且不少于在岗护士的 75%，护理人员相对固定。

3. 急诊科通讯及信息设备设置 急诊科应设有急诊通讯装置（电话、传呼、对讲机和闭路电视）。有条件的医院可建立急诊临床信息系统，为医疗、护理、感染控制、医技、保障和保卫等部门提供信息，并实现与卫生行政部门和院前急救信息系统的对接。

4. 急诊科仪器设备设置

（1）仪器设备 心电图机、心脏起搏/除颤仪、心肺复苏机、简易呼吸气囊、呼吸机、心电监护仪、负压吸引器（或中心负压吸引）、给氧设备、自动洗胃机和床旁快速检验设备等。

（2）转运设备 转运床、平车和轮椅等。

5. 急诊科药品设置 包括心肺复苏药物、呼吸兴奋剂、血管活性药、利尿脱水药、抗心律失常药、镇静药、止血药、解热止痛药、常见中毒的解毒药、平喘药、纠正电解质或酸碱失衡类药、局部麻醉药、激素类药及各种静脉补液液体等。

（三）急诊科管理

1. 急救绿色通道 是指对急危重症患者一律实行优先抢救、优先检查和优先住院的原则，医疗相关手续按病情补办。急救绿色通道是医院为急危重症患者提供的快捷高效的服务系统，包括在分诊、接诊、检查、治疗、手术及住院等环节上，实施快速、有序、安全、有效的急救服务，有效缩短救治时间，降低伤残率和病死率，提高生命的救治成功率和生存质量。

（1）急救绿色通道的收治范围 需要进入急诊绿色通道的患者是指在短时间内发病，所患疾病可能在短时间内（<6h）危及患者生命，这些疾病包括但不限于以下情况。

1）各种急危重症患者 休克、昏迷、心搏骤停、严重心律失常、急性严重脏器功能衰竭的生命垂危者，如急性创伤引起的体表开裂出血、开放性骨折、内脏破裂出血、颅脑出血、高压性气胸、眼外伤、气道异物、急性中毒、电击伤及其他可能危及生命的创伤、急性心肌梗死、急性肺水肿、急性肺栓塞、大咯血、休克、严重哮喘持续状态、消化道大出血、急性脑血管意外、昏迷、重症酮症酸中毒、甲状腺危象、宫外孕大出血、产科大出血、小儿高热惊厥等。

2）批量患者 如地震、交通事故、中毒等。医院具体把哪些患者纳入急救绿色通道与医院的医疗人力资源、医疗技术水平、医疗设备、急救制度、患者结构等因素有关。

（2）急救绿色通道的管理

1）标志醒目，抢救优先 在急诊大厅设立简明的急诊绿色通道流程图和急救绿色通道醒目标志，方便患者及家属快速进入急诊绿色生命通道，各个环节设置急救绿色通道患者专用窗口，抢救优先。一般用绿色或红色的标牌和箭头。

2）合理配置急诊人力资源 急诊绿色通道的各个环节 24 小时都有值班人员，随时准备投入抢救，并配备 3～4 名护士协助工作，院内急诊会诊 10 分钟内到位，各个环节人员均应能熟练胜任各自的工作，临床人员至少有 2 年以上的急诊工作经验，并定期开展急救技术操作规程的全员培训。设立急诊绿色通道抢救小组，由医院业务院长领导，包括急诊科主任、护士长和各相关科室领导。

3）急诊分诊，有效分流 加强急诊检诊、分诊，有效分流非急危重症患者。

4）首诊负责，无缝衔接 首诊负责制是指第一位接诊医生（首诊医生）对其所接诊的患者，特别是急危重症患者的检查、诊断、治疗、会诊、转诊、转科、转院等工作负责到底的制度。

5）定期评价，持续改进 定期评价急诊体系对紧急事件处理的反应性、急诊高危患者在“急救绿色通道”平均停留时间，并根据评价结果持续改进质量。

2. 急诊科护理人员管理 急诊科的医疗服务具有急危重症患者集中、随机性强、患者发病急、病情重、变化快、死亡率高、易发生医疗纠纷的特点，急诊科应当建立健全各项规章制度，完善各种突发事件的应急预案，护理人员必须严格遵守和执行各项规章制度、岗位职责和相关诊疗规范、操作规程，以保证医疗服务质量和安全。

（1）急诊科人员工作制度　急诊科应严格执行《全国医院工作条例》中有关急诊方面的各项规章制度，并根据有关制度要求结合急诊科工作实际制定适合本部门急诊工作的制度及有关规定。制定首诊负责制、危重患者抢救制度、患者身份识别制度、急诊观察室制度、急诊预检分诊工作制度、危急值报告制度、医嘱执行制度、交接班制度、危重患者转运制度、消毒隔离制度及护理人员培训教育制度等，使工作规范、有章可循。

（2）常见突发事件的应急预案　急诊科应制定切实可行的急救程序、各项急救技术操作规程及质量标准和相关的急救预案。

1）常见急症的应急预案　包括常见急症的病情评估、急救处理措施以及处理流程，如心搏骤停、过敏性休克、急性中毒、严重外伤等。

2）突发事件的应急预案　包括请示报告、患者安全处理措施、评价与反馈等，如停水停电、意外伤害（自杀、烫伤、坠床）等。

3）灾难批量伤员的应急预案　包括急救组织体系、人员物资增援方案、检伤分流、急救绿色通道实施、各级各类人员的职责，以及应急预案的启动、运行、总结、反馈等，如传染病暴发流行、集体食物或气体中毒、火灾事故等。

医院还应成立急诊领导小组，由院长任组长，成员有主管业务副院长、各职能部门负责人、急诊科主任、科护士长、护士长以及各相关临床专科的专家等。遇有重大抢救任务时负责领导并协调全院性急救工作。

3. 急诊科仪器设备和急救药品管理

（1）急诊科应成立仪器设备和急救药品管理小组，保证一定基数的急救药品和功能完好的急救设备，由专人进行管理，工作人员不得擅自取用和外借。

（2）急救仪器做到“五定一率”管理，即定品种数量、定点放置、定人保管、定期消毒灭菌、定期检查维护，保证完好率达到100%，处于应急备用状态，有应急调用机制，便于临床应急使用。

（3）所有仪器设备均应制订相应的操作规程，制作标牌明示操作方法，连同使用登记本悬挂在仪器旁，便于仪器的正确使用。

（4）各种急救仪器和设备均进行严格的交接班登记，每班次检测其功能状态。根据功能状态分开放置，功能良好悬挂“正常”标识，出现故障者悬挂“待修”标识，并及时维修、及时请领报废。

（5）急诊科应保存一定基数的急救药品，根据药品种类与性质（如针剂、内服、外用、剧毒药等）分别放置，固定在抢救车上或设专用抽屉，编号定量、定位存放，逐班交接，每日清点，定期检查药品质量和有效期，防止积压变质，保证备用状态，专人管理。

（6）抢救结束后，应及时清点、补齐急救药品和清洁、整理仪器设备，并充好电，以备后用。特殊药品按有关规定管理，并接受有关部门的指导和监督检查。

4. 护理质量管理　是急诊科管理的核心，是不断完善和持续改进的过程。采用目标管理与过程管理相结合的方法，力求急诊护理管理工作制度化、规范化、程序化。

（1）保持稳定的急诊护理队伍。

（2）提高分诊准确率，保证患者得到及时的抢救和治疗。

（3）保证患者身份识别的准确性。

（4）完善急救备用药品和物资管理机制，备有充足的抢救药品和功能完好的抢救设备，做到急救物品完好率100%，医疗器械消毒灭菌合格率100%。

（5）提高危重患者的抢救成功率，加强急诊护理工作质量全程监控与管理，定期评价与反馈，提高急诊急救的护理工作质量。

（6）规范护理文件的书写，包括急诊登记本、抢救记录、留观记录、交班报告等，护理文件具有法律作用，要求书写规范、及时、完整，因抢救危急患者未能及时记录的，应在抢救结束后6小时内据实补记，不能随意编造。

（7）保证畅通的医患沟通，病情告知需保持医护的一致性，注意保护患者的隐私权。

三、重症监护

（一）ICU工作任务与运作模式

1. ICU工作任务　ICU是危重患者的集合地，病种多、病情变化快。其工作任务就是利用先进的医疗设备为危及生命的重症患者提供高级监测治疗技术和高质量的医疗服务，对急危重症患者进行生理功能的监测和生命支持，防止并发症，促进患者康复。

2. ICU运作模式　主要根据医院的规模及条件决定，目前大致可分为以下几种模式。

（1）专科ICU　为收治某个专科危重患者而设立的ICU，病种单一，如心内科ICU（CCU）、呼吸内科ICU（RCU）等。

（2）综合ICU　跨科室的全院性ICU，是一个独立的临床业务科室，收治医院各科室的危重患者。

（3）部分综合ICU　介于专科ICU与综合ICU之间，即由医院内较大的一级临床科室为基础组成的ICU，主要收治各专科或手术后危重患者，如外科ICU、内科ICU等。

国内ICU发展趋势仍以综合ICU和专科ICU为主。

（二）ICU设置

ICU应位于方便患者转运、检查和治疗的区域，接近主要服务对象的病区，如手术室、影像学科、化验室和血库等。可设立医疗、医疗辅助、污物处理和医务人员生活辅助等区域，相对独立，以减少彼此之间的互相干扰并有利于感染的控制。各区域在建筑装饰时应遵循不产尘、不积尘、耐高温腐蚀、防潮防霉、防静电、防火、易清洁的原则。

1. ICU病室设置

（1）床位　综合性医院综合ICU床位数量占全院总床位的1%～2%，三级医院为2%～8%，发达国家ICU床位能占全院总床位的5%～10%，专科性ICU的床位占专科病房床位数的10%～20%。ICU床位使用率以75%～80%为宜，全年床位使用率超过85%时需要适当扩大规模。ICU每张床位占地面积建议15～18m^2，单间病房面积为18～25m^2，床间距大于2m。开放式ICU病床每床占地面积不小于18m^2，以保证足够的空间，做到相对隔离。

（2）通风与采光　具备良好的通风、采光条件，病室空气调节系统能独立控制，室温宜控制在(22.0±1.5)℃，相对湿度控制在50%～60%。有条件的ICU最好装配气流方向从上到下的空气净化系统。

（3）洗手卫生设施　为减少交叉感染，ICU病房应安装足够的感应式洗手设施和手部消毒装置。单间每床一套，开放式病床至少每两床共用一套。每套设施包括非手接触式洗手池、洗手液和擦手纸；每床床旁备置快速手部消毒装置一套。

（4）噪声控制设施　在不影响正常工作的情况下各种声音应减少到最小水平，日间噪声最好不超过45dB，傍晚不超过40dB，夜晚不超过20dB。地面覆盖物、墙壁和天花板应尽量采用高级吸音的建筑材料。

2. ICU区域布局

（1）医疗区域　主要为病室，分开放式、半封闭式或全封闭式，至少配置1～2个单间，用于隔离患者。有条件者设正负压病室，至少各1个。床头配备完善的功能设备带或功能架，提供电、氧气、压缩空气和负压吸引等功能支持，每床装配电源插座12个以上，氧气接口2个以上，压缩空气接口2个和负压吸引接口2个以上。现代ICU的设置如同手术室，病床离开墙壁，装有符合ICU工作环境要求而进行一体化设计的医用吊塔，气体终端、照明电源、插座、输液架等各种设施都安装在吊塔上，吊塔的承载平台可放置监护仪、注射泵等设备，使其在操作者随手可取之处，完美的照明系统创造了和谐、愉快的护理环境，便捷的操作及广泛的设备支撑附件保证了设备使用的极大灵活性，能从全方位监护患者，营造了完美的工作环境和高效的工作效率，这种设置被称为“生命岛”。

（2）医疗辅助区域　包括中央工作站、通道、治疗室、配药室、仪器室、医护人员办公室、值班室、示教室、家属接待室、营养准备室和库房等。

1）通道　人员流动通道与物流通道分开，以减少各种干扰和交叉感染；工作人员通道与患者通道分开，提供工作人员尽快接触患者的通道和患者家属探视通道。

2）治疗室　至少设置2个，一个用于需无菌技术操作的治疗和护理，进入前需戴好医用口罩和帽子；另一个用于只需要达到清洁要求的治疗和护理。

3）中央工作站　应设置在医疗区域的中央位置，稍高出地面，以中央工作站为中心呈扇形、圆形或T形等排列为好，能直接观察到所有患者病情并及时给予处理。

4）仪器室　由于ICU使用仪器设备较多，有条件的ICU最好设置仪器室，供仪器设备放置和维护使用。

5）污物处理区域　包括清洁室、污物处理室和盥洗室等，设置在医疗区域的一端，避免污染医疗区域。

6）医务人员生活区域　包括休息室、更衣室、进餐室等，与医疗区域相对隔开，避免交叉感染。

7）其他　ICU应具备完善的通讯系统、网络与临床信息管理系统、广播系统。

3. ICU人员设置

（1）ICU人员编制　ICU护理人员与床位数的比例应达到（2.5～3）：1以上，医生与床位的比例以0.8：1以上为宜。在配备护理人员时要评估工作量，并注意护理人员结构的搭配。以10张床为例，医生需要配备15～20名，护士需要配备30～40名。每班护士人数与床位比为1：（1～2）。ICU可根据需要配备适当数量的医疗辅助人员，如护理员、卫生员、维修员等。

（2）ICU护士基本要求　ICU是危重症患者的抢救阵地，当病情突然变化时，需要做出迅速、及时、准确、有效的处理，护士是ICU的主体，承担着监测、护理、治疗等任务，因此对护士提出了更高的要求。ICU护士应具备良好的素质如下。

1）工作责任心强，理论知识全面，熟悉ICU相关的临床药理学知识、重要系统器官功能监测和支持知识，掌握重要脏器和系统疾病的护理理论。

2）护理技术娴熟，掌握各种急救技术、急救药物的应用及监护技术。包括输液泵的临床应用和护理，外科各类导管的护理，给氧技术、气道管理和人工呼吸机监护技术，循环系统血流动力学监测，心电监测及除颤技术，血液净化技术，胸部物理治疗技术，重症患者营养支持技术，危重症患者抢救配合技术等。可判断分析常用的监测数据，在急救护理中能及时、准确、迅速地完成各项护理工作。

3）职业素质好，具有敏锐的观察力和快速反应能力，较强的慎独精神。

4）身体健康，能胜任ICU高强度的护理工作。由于特殊的工作环境，护理工作繁琐多样，节奏紧张；患者病情复杂多变，生命垂危，每个医护人员为抢救患者全身心地投入，神经高度紧张。所以，护理人员需要保持身体健康，才能经受住在紧张抢救护理工作中的磨炼。

5）与科室人员及医院有关部门团结协作。抢救工作是一个团队合作过程，只有通过群体合作，才能产生巨大的力量，取得良好的效果。

4. ICU 仪器设备设置 不同等级医院的 ICU 在设备的配置上可能存在一定的差异，但是一定数量和标准的设备是建立 ICU 的前提条件。

（1）根据设备的功能可以分为监测设备、治疗设备和辅助设备三类（表 2－1）。

表 2－1 ICU 常用仪器设备设置

分类	仪器设备种类
监护设备	多功能心电监护仪、呼吸功能监测装置、血氧饱和度检测仪、颅内压检测仪、血流动力学检测仪、血气分析仪等
治疗设备	呼吸机、心电除颤仪、输液泵、注射泵、降温毯、血液净化装置、纤维支气管镜、心脏起搏器、主动脉内球囊反搏装置等
辅助检查设备	超声设备、心电图机、X 线、生化和细菌学等检查

（2）根据仪器设备的重要性分为必配设备和选配设备。

1）必配设备 ①多功能活动床及床周设施（氧气、负压吸引、压缩空气接口、多功能电源插座和升降功能的轨道输液装置等）；②抢救车；③监护系统，进行心电监护、血压、脉搏、呼吸、体温、血氧饱和度、有创压力监测等基本生命体征监护；④简易呼吸器和多功能呼吸机；⑤急救仪器，如起搏器、除颤仪、气管导管、咽喉镜、吸引器及各种急救器械包等；⑥血气分析仪；⑦麻醉机；⑧微量注射泵和输液泵。

2）选配设备 血液净化仪器、输液加温设备、主动脉内球囊反搏、纤维支气管镜、辅助检查设备等。

素质提升

重症监护专科护士的素质要求

ICU 即重症监护室，是一个“三集中”的特殊护理单元，一是集中了病情多变、危象丛生和大手术后等危重患者；二是集中了众多先进的监护仪器、急救设备及生命支持装置；三是集中了最新理论知识、技术与方法及训练有素的医护队伍。ICU 护士的任务是与医师共同对患者的重要脏器进行密切监测，维持其生理功能，逆转功能衰竭，积极控制病情变化，实施连续性支持的临床护理，使之度过生命的重要关头或术后的非常时期，逐渐恢复健康。无论是对重危患者的抢救，还是对 ICU 的建设，护士都具有举足轻重的作用，因此 ICU 护士不仅要有丰富的理论知识，熟练掌握各种监护、抢救操作技术及治疗仪器的使用，还要有敏锐的洞察力和良好的沟通能力，具备崇高的职业道德和高度的责任感、良好的心理素质和健康的身体素质，具备坚强的意志和团队合作意识。

（三）ICU 收治范围

1. 收治原则 ICU 收治有治疗价值，经过集中强化治疗和护理度过危险阶段，有望恢复的患者。一般遵循以下原则。

（1）急性、可逆、已经危及生命的器官或系统功能衰竭，经过严密监护和加强治疗，短期内可恢复的患者。

（2）存在各种高危因素，具有潜在生命危险，经过严密监护和有效治疗可能减少死亡风险的患者。

（3）在慢性器官或系统功能不全的基础上出现急性加重且危及生命，经过严密监护和治疗可恢复到原来或接近原来状态的患者。

（4）慢性消耗性疾病及肿瘤的终末状态、不可逆性疾病和不能从加强监测治疗护理中获得益处的患者，一般不是 ICU 的收治范围。

2. 收治对象

（1）严重创伤、休克、感染等导致多器官功能衰竭者。

（2）严重多发伤、复合伤患者。

（3）各种术后重症患者或者年龄较大，术后有可能发生意外的高危患者。

（4）严重水、电解质、渗透压和酸碱失衡患者。

（5）有严重并发症的心肌梗死、严重的心律失常、急性心力衰竭、不稳定型心绞痛患者。

（6）心肺脑复苏术后需对其功能进行较长时间支持的患者。

（7）各种原因大出血、昏迷、抽搐，肝、肾、呼吸衰竭等各系统器官功能不全需要支持者。

（8）物理、化学因素导致的危重症患者，如中毒、淹溺、触电、毒蛇咬伤和重症中暑患者。

（9）脏器移植术后及其他需加强护理的患者。

3. 收治程序

（1）危重症患者由患者所在科室医生书面或电话向 ICU 提出会诊申请，经 ICU 医师会诊后，对符合收治范围的患者收入 ICU 病房，确定床位。

（2）患者转入 ICU，应常规下《病危通知书》，并向患者家属交代病情，介绍各项规章制度，以取得患者家属理解与配合。

（3）了解病情，根据病情所需准备各种仪器。

（4）患者入 ICU，医生与护士分别进行交接，检查各仪器的工作状态，在患者生命体征稳定的情况下将患者转移到 ICU 病床上，注意保持呼吸道通畅，防止引流管道和输液管道脱出。

（5）连接各类仪器，监测生命体征，做好危重症护理记录，评估全身情况，处理紧急医嘱，妥善固定各种引流管道并做好标记。

4. 转出 ICU 的指征

（1）急性器官或系统功能衰竭已基本纠正，需要转其他专科进一步诊断治疗。

（2）病情转入慢性状态。

（3）麻醉术后的监护患者，呼吸循环完全恢复，病情稳定。

（4）患者不能从继续加强治疗护理中获益。

（四）ICU 管理

1. 人员管理 ICU 实行院长领导下的科主任负责制，科主任负责科内全面工作，定期查房、组织会诊和组织抢救任务。护士长负责监护室的管理工作，包括安排护理人员工作、检查护理质量、监督医嘱执行情况及护理文书书写情况等。护士是 ICU 的主体，承担着监测、护理、治疗等任务，进行 24h 观察，直接获得患者第一手临床资料，当病情突然改变时，要能够在几秒钟、几分钟内准确及时地进行处理。因此，ICU 护士必须为本专业中知识和技术全面、洞察力和应变力强、临床经验丰富的专职人员担任，还要有不怕苦、不怕脏的奉献精神，善于学习，与医生密切配合。

2. 制度管理 ICU 建立健全各项规章制度，除执行各级政府和各级卫生管理部门的各种法律法规、医疗核心制度外，还需要建立健全以下各项规章制度：包括医疗、护理质量控制制度；临床诊疗及医疗、护理操作常规；患者转入、转出 ICU 制度；抗生素使用制度；血液与血液制品使用制度；抢救设备操作、管理制度；基数药品、毒麻药品和贵重、特殊药品等管理制度；院内感染预防和控制制度；医疗、护理不良事件防范与报告制度；医患沟通制度；突发事件的应急预案和人员紧急召集制度；医护人员教学、培训和考核制度；探视制度；临床医疗、护理科研开展与管理制度等。

3. 院内感染管理 ICU 是危重症患者的集中区，患者病情多变，免疫力低下，易感性增加；感染患者相对集中，病种复杂，各种有创性检查、侵入性治疗和护理操作较多，使医院感染的危险性大为增加；广谱抗生素的使用，易使细菌产生耐药性。ICU 感染的特点是起病急，不易控制，常呈暴发性流行，有较高的发病率和病死率。ICU 感染管理是 ICU 护理工作的重要组成部分。

（1）导致 ICU 感染的原因 ICU 感染部位包括肺部感染、尿路感染、伤口感染等，导致 ICU 感染的常见原因如下。

1）易感人群密集 ICU 危重症患者多，病情重，包括创伤、器官移植、大手术后以及严重的肺、心、肾疾病。此外尚有长期应用免疫抑制剂、激素等患者，这些患者的机体免疫功能普遍下降，极易发生医院感染。

2）侵入性检查与治疗多 人体的皮肤和黏膜是机体抵御病原菌的第一道防御屏障，但在 ICU 的重症患者中多有应用诸如中心静脉与动脉（桡动脉、股动脉、主动脉）插管，肺动脉内漂浮导管、外周静脉置管、气管内插管、留置尿管、各种引流管，血液透析、完全胃肠外营养（TNP）等侵入性操作的特殊检查与治疗，造成机体防御屏障的人为破坏，为病原微生物提供了进入途径与繁殖基地，从而引起菌血症、肺部及尿路感染等。

3）部分患者因血容量减少致网状内皮系统功能受到抑制 ICU 患者几乎都有手术切口或创伤后伤口，常因体液和血液丢失致血容量减少，甚至发生失血性休克。在血容量减少期间，机体网状内皮系统功能被抑制，循环中病菌清除发生障碍，因此极易发生切口或伤口感染。

4）完全胃肠外营养引起肝功能下降及肠道内正常菌群失调 完全胃肠外营养（TNP）已成为 ICU 许多危重症患者的重要治疗手段，但部分患者采用后可引起肝功能异常，因正常胃肠道功能废弃，导致肠道内厌氧菌生长过度，从而引起感染。

5）抗生素应用不合理 合理应用抗生素是预防医院感染的重要因素，而滥用抗生素则是医院感染的危险因素。不合理应用抗生素的结果是使耐药菌株增加和机体内正常菌群失调，导致严重的二重感染，给治疗带来极大的困难。

6）医疗仪器消毒与灭菌不彻底 近年来，随着 ICU 各种检查、治疗新技术的不断发展，先进的仪器设备日益增多，其中多数是由高分子高压聚乙烯材料制成，给消毒与灭菌工作带来一定困难，甚至无法进行彻底消毒与灭菌，增加 ICU 感染的机会。

7）ICU 内环境的污染与无菌技术操作不严 目前，我国 ICU 的设置有些地方尚不合理，如空间狭小、污染区和清洁区划分不明确、无缓冲间等，造成环境污染。此外，医护人员的消毒、灭菌观念淡薄，无菌技术操作不严格，各种有创操作频繁，如操作不规范极易造成交叉感染；查房、治疗、护理内容多，使得室内医务人员流动性大，易将病原菌带入病室内，使 ICU 感染的因素和传播媒介增加，交叉感染的发生率上升。

8）监控措施不严 如医务管理人员缺乏医院感染意识，对监控措施重视不够、管理不严，医院感染监控机构不健全，使医院感染率上升。

（2）ICU 感染控制的措施 发生 ICU 医院感染的原因虽然多种多样，但只要加强管理，采取有效措施，ICU 感染是可以预防的。防控的基本原则是切断感染途径，保护易感人群，保护人体正常免疫功能和微生态平衡。院内感染管理是 ICU 护理工作的重要组成部分，主要措施如下。

1）转变观念，提高认识 加强医务人员医院感染知识的培训，提高整体素质，使其充分认识到护理工作对医院感染的重要性；加强责任心，自觉遵守各项规章制度和操作规程。

2）合理使用抗生素 尽早明确病原学诊断是合理应用抗生素的前提，也是保障患者尽快康复的条件。在选用抗生素时要考虑患者住院时间的长短、已用过的抗生素、全身情况、细菌培养结果、药物敏感性、感染部位及目前院内细菌的耐药性和流行趋势。遵守合理使用抗生素的原则，严格把握联合用药指征，不得擅自用药。护士应掌握药物代谢相关知识，自觉按规定给药，以最大限度提高抗生素的使用效果。

3）减少侵袭性操作 掌握有创监测指征，严格执行无菌操作技术。各种置入体内的导管不易放置过久，尤其是动、静脉置管。每班应严格观察穿刺进针部位有无红肿热痛等现象。一旦发现患者出现不明原因的高热，应高度怀疑导管性败血症的可能性，及时通知医生，拔出导管，并剪断导管尖端0.5cm，做细菌培养与药敏试验。

4）加强ICU环境及设施的消毒与监测

①工作人员管理：尽量减少进出ICU的工作人员。进入ICU要更换专用工作服、换鞋、戴口罩、洗手。预防疾病传播最经济、最有效的措施是正确洗手，严格执行手卫生制度和正确使用手套。ICU工作人员的手、鼻、咽腔，定期做细菌培养，每3～6个月1次；每年接受医院感染控制相关知识的培训，尤其要关注卫生保洁人员的消毒隔离知识和技能培训。

②患者管理：感染患者与非感染患者应分开安置，同类感染患者相对集中，耐药菌株感染患者单独安置，空气传播感染者隔离于负压病房，接受器官移植或免疫功能受损患者，安置于正压病房，医务人员不可同时照顾正、负压隔离室内的患者，以避免交叉感染。如无禁忌证，应将床头抬高30°～45°。

③探视管理：以宣传栏、手册、图片等多种形式向探视人员介绍医院感染防控基本知识，如手卫生等。加强探视人员的管理，集中探视时间，控制探视人数，尽量减少室内人员过多流动。探视者应更衣、换鞋、戴帽、戴口罩，与患者接触前和接触患者后都要洗手；探视期间尽量避免触摸患者周围物体的表面，探视时间不超过1h。对于疑似或证实有呼吸道感染症状或婴幼儿应禁止进入ICU探视。

④医疗操作流程管理：各项医疗、护理操作严格执行无菌技术原则。各种引流应保持密闭性，引流管通畅。每日评估深静脉置管、尿管、气管导管等，尽早拔管。做好口腔护理、声门下分泌物吸引和呼吸机管道护理，预防呼吸机相关性肺炎的发生。

⑤物品管理：规范使用一次性物品，如一次性注射器、输液器、静脉留置针、吸痰管、鼻咽通气道、手套等用品均“一用一丢弃”。在使用一次性物品前一定要检查物品包装的严密性，并查看物品的有效期，一旦发现或怀疑污染均不能使用。用后物品按照使用规范和医院感染管理要求进行清洁、消毒或灭菌处理。定期对仪器、设备、病床、台面、桌面等进行消毒。定期进行物体表面及空气培养，严格控制细菌菌落数，空气细菌小于200cfu/m^3，物体表面<5cfu/m^3。

⑥环境管理：有条件医院的ICU，一般装有空气层流净化处理系统，通过多级过滤装置，将空气中作为细菌、病毒载体的尘埃粒子阻挡在病室外，使室内空气始终保持在相应的洁净状态；不具备空气层流净化系统的ICU，应定时开窗通风或机械通风，保持ICU室内空气流通，采用动态空气消毒机进行空气消毒，定期对病室进行彻底清洁和消毒，保持墙面和门窗清洁和无尘；拖把分开使用，有标记，严格按规定处理，悬挂晾干；禁止在病室、走廊清点更换下来的被服、衣物；治疗室、处置室清洁整齐，每日进行空气消毒，每月有空气培养记录；禁止室内摆放干花、鲜花或盆栽植物。

⑦抗菌药物管理：根据细菌培养与药敏试验结果，合理应用抗生素。

⑧废物与排泄物管理：医疗废物按照《医疗废物分类目录》要求进行分类放置，规范化处理；处理废物与排泄物时，医务人员应做好自我防护，防止体液接触暴露皮肤和锐器伤；医院应有完善的污水处理系统，患者的感染性体液不可直接倒入下水道，须按要求进行相应消毒处理后再排放。

⑨监测与监督：常规监测院内感染发病率、感染类型、常见病原体和耐药状况等，尤其是重点监测中心静脉导管、气管插管和导尿管的相关感染，加强抗菌药物应用监测和医院感染耐药菌监测；对于疑似感染患者应采集相应微生物标本做细菌、真菌等微生物检验和药敏试验；医院感染管理人员应经常巡视ICU，监督各项感染控制措施的落实，发现问题及时纠正解决，早期识别医院感染暴发和实施有效的

干预措施。

⑩加强基础护理，预防继发感染：积极配合医生治疗基础疾病，密切观察病情变化；发热患者每日应测量体温 6 次，必要时进行连续性体温监测；加强营养支持，增强机体免疫力，提高抗病能力；各种引流应保持密闭性，引流通畅；加强皮肤、口腔的护理，预防呼吸机相关性肺炎的发生。

控制医院感染已成为现代医院管理中的一个重要课题，作为一名 ICU 护士必须具有敏锐的观察和判断能力，善于发现有可能发生医院感染的高危患者，积极采取预防措施，将危险程度减至最低。只有充分认识到控制医院感染的重要性，以科学为依据，以感染管理为手段，才能取得明显成效。

目标检测

答案解析

一、选择题

（一）单选题

1. 急救医疗服务体系不包括（　）

A. 重症监护病房救治　B. 医院急诊科（室）救护　C. 院前急救

D. 普通病房治疗　E. 各专科“生命绿色通道”

2. 急救网络的参与人员包括（　）

A. 第一目击者　B. 急救医护人员　C. 急诊科的医护人员

D. 受过专业训练的警察、消防人员等　E. 以上都是

3. 短时间内有生命危险的患者占急救呼救人员的（　）

A. 5% ~10%　B. 10% ~15%　C. 20% ~25%

D. 25% ~30%　E. 30% ~35%

4. 关于急诊科的布局，说法错误的是（　）

A. 有专门的出入口通道

B. 为便于管理，急诊科应只设一个出入口通道

C. 预检分诊处（台）设在急诊科入口最醒目的位置

D. 清创室应紧靠外科诊疗室或与诊疗室成套间

E. 抢救室应邻近急诊分诊处

5. ICU 护士总数与病床数之比应达到（　）

A. 2∶1　B. (1~1.5)∶1　C. (2~3)∶1

D. (2.5~3)∶1　E. 5∶1

6. ICU 中央工作站应设置于（　）

A. 通道一端　B. 医疗区域中央　C. 医疗区域一端

D. 病室中央　E. 辅助区域中央

7. 下列不属于急救仪器的是（　）

A. 除颤仪　B. 心电图机　C. 纤维胃镜

D. 电动洗胃机　E. 简易呼吸器

8. ICU 病房的患者，如无禁忌，应抬高床头（　）

A. 10°~20°　B. 20°~30°　C. 30°~45°

D. 40°~50°　E. 50°~60°

（二）多选题

9. 以下有关检伤分类的描述，正确的是（ ）

   A. 红色标识患者的伤情需要最先处理

   B. 有生命危险的患者需要在 1h 内转运治疗

   C. 黄色标识患者需要在 6～8h 内得到有效治疗

   D. 仅有挫伤、擦伤的患者应被标记为绿色标识

   E. 黑色表示患者已死亡或无生还的可能性

10. 以下有关现场急救与转运监护的描述，不正确的是（ ）

   A. 心搏骤停患者应置于侧卧位

   B. 大咯血者应置于患侧卧位

   C. 胸部创伤呼吸困难者应置于仰卧位

   D. 松解患者的上衣时，先脱患侧后脱健侧

   E. 担架行进途中，患者头部在前，下肢在后

11. 以下有关抢救药品及设备管理的描述，正确的是（ ）

   A. 定人管理　　B. 定品种数量　　C. 定期检查

   D. 定位放置　　E. 外借时一定要登记

12. ICU 收治病种包括（ ）

   A. 有严重并发症的急性心肌梗死　　B. 严重创伤、多发伤

   C. 重症胰腺炎　　D. 恶性肿瘤晚期患者

   E. 严重心律失常

13. 以下有关 ICU 院内感染管理的描述，错误的是（ ）

   A. 每床配备速干手消毒装置　　B. 感染患者与非感染患者安排在同一病室

   C. 肝移植术后患者安置于负压病房　　D. 多重耐药患者分散安置，避免交叉感染

   E. 婴幼儿可随家属进入病室探视患者

二、简答题

1. 简述急救绿色通道的范围。
2. 某医院计划设立一个综合性 ICU 病房，应建立哪些规章制度？
3. 控制 ICU 院内感染应从哪些环节着手？

（林雁娟　王菊辉）

书网融合……

本章小结　　微课　　题库

第三章　灾难护理

PPT

学习目标

1. 通过本章学习，重点把握灾难医学的概念及灾难救援中的处理原则。

2. 学会灾难现场医学救援技能，正确处理灾难护理中的伦理问题，学习在灾难救援中审慎、胆识、公正、忘我、坚韧等优秀品德。

世界卫生组织对灾难（disaster）的定义为：任何引起设备设施破坏、经济严重损失、人员伤亡等社会公共事件的规模超过了事发地区所能承受的最大限度，不得不向事发地以外的地区寻求援助时，称为灾难。灾难具有破坏性和破坏程度必须超出受累地区的承受能力的特点。根据灾难发生的原因，一般将灾难分为自然灾难、人为灾难及复合灾难。

灾难医学（disaster medicine）是一门研究在各种灾难情况下实施紧急医学救援和医学准备的学科。它涉及灾难预防，灾难现场急救、救援的组织管理和灾后恢复重建等，是一门独立的、多学科相互交叉渗透的新兴边缘学科。灾难护理学作为其中重要的学科分支，对于灾难医学的发展起到了重要作用，对灾难救援中提供专业的护理救助起到了很好的指导作用。因此，在学习护理学的同时，学习有关灾难救援和管理知识，对灾难来临时提升护理人员的专业救援能力极为重要。

情境导入

情境描述　接到医院紧急通知，市区某座钢铁厂及其周边居民区出现重大火灾，现在需要紧急抽调护理人员组成救援队伍，前往事发地区救援。

讨论　1. 该案例属于灾难医学救援的研究范畴吗？

2. 参与救援队前需要做什么准备，在救援过程中需要做哪些事情？如何处理救援过程中的医疗资源分配问题？

第一节　灾难护理的历史与特点

一、灾难护理的历史　微课

（一）国际灾难护理的起源与发展

灾难医学起源于1976年的德国，以成立美因茨俱乐部作为诞生标志，兴起于20世纪80年代，世界性的灾难问题推动了它的发展。美国首先建立国家灾难医学体系（NDMS），随后欧洲发达国家相继成立灾难医学体系。1987年，联合国号召国际社会开展“国际减灾十年”活动（1990—2000年），规定每年10月的第二个星期三为“国际减灾日”（International Day for Natural Disaster Reduction）。“国际减灾十年”活动创立了灾难医学学科建设的思想和理论体系，使得灾难医学发展取得突破性进展，此后这项活动延续至今。

灾难护理学作为灾难医学的重要学科分支也随之发展迅速，并于2008年1月22日在日本兵库县神户市成立了世界灾害护理学会。由此，灾害事故的救护进一步得到各国的重视。近些年来面对各种突发灾害事件的救援，尤其在 2001 年美国“9·11”事件、2003 年中国 SARS 疫情、2004 年印度洋海啸、2009 年全球甲型 H1N1 流感传播、2011 年日本大地震并引发海啸和核泄漏以及自 2019 年至今仍在全世界范围内流行的新型冠状病毒肺炎疫情等国内外特大突发事件的医学救援活动中，灾难护理学的理论与实践以及护士所发挥的重要作用为世人和业界所关注。

（二）我国灾难护理的建立与发展

我国是一个灾难频发的国家，面对灾难，几千年的历史长河中人民积累了丰富的应急管理和灾难救援经验。但我国将灾难救援纳入现代化社会系统工程中进行建设的时间并不长。1989 年，我国成立了中国国际减灾十年委员会，专门负责组织减灾对策、开展减灾规划管理，以促进国际间合作，并于 1995 年颁布了《灾害事故医疗救援工作管理办法》。直到 2001 年美国“9·11”恐怖袭击事件、2003 年 SARS 疫情暴发后，我国灾难救援体系得到进一步发展，相继完成了应急管理“一案三制”（即应对突发公共事件所制定的应急预案、管理体制、运行体制和有关法律制度）建设。2008 年汶川大地震发生后，我国灾难医学专家学者倡议成立我国灾难医学学术组织。经过筹备和不懈努力，中华护理学会在 2008 年成立了中华护理学会灾难护理专业委员会，并于 2013 年加入了国际护士会，标志着我国灾难护理学进入全新的发展阶段。自 2019 年新型冠状病毒肺炎暴发以来，我国灾难护理学得到进一步的发展完善，护理人员在武汉、上海等多地疫情严重爆发期间均作为疫情防控的中坚力量，不辞辛劳、无私奉献地承担了大量应急救灾工作，谱写了可歌可泣的英雄诗篇。

二、灾难护理的特点

（一）灾难护理的特点

灾难护理的理念为始于灾前、重于灾中、延于灾后。灾难护理学在快速发展的过程中形成了自己的学科特点：历史短暂，理论体系尚待成熟；学科交叉性强，需要社会的广泛协作；重视群体效应，在灾难救援过程中以群体利益最大化为目标。

（二）灾难护理相关基本概念及知识

1. 减灾 是将社会脆弱性和灾难危害最小化，消除或减少灾难对社会造成的负面影响而采取的措施。其内容包括预防灾难、制定政策和措施以减少灾难危害。

2. 备灾 是在灾难发生前所采取的计划和行动，包括灾难管理体系建设，应急预案的制定，避难设施及场所的完善，灾难宣传、培训及演练等。

3. 灾难救援的基本原则 灾难救援是一个系统工程，需要遵循人道救援原则、快速反应原则、安全救援及自救互救原则、科学及专业救援原则、区域救援原则、检伤分类及分级救援原则、备灾原则。

4. 灾难救援的分期 灾难救援有其自身规律性，为提高救援效率及达到满意效果，灾难救援分为三期。

（1）紧急救援期 一般指灾后 1 周，尤其要重视黄金 72 小时，针对创伤为主。

（2）持续救援期 灾后 1 周至 1 个月，针对高发疾病，尽量减少人员伤亡及致残率。

（3）恢复重建期 减灾 1 个月以后，针对常见病及传染病的防治，建立及恢复功能齐全的各级医疗机构。

第二节 灾难现场的医学救援

灾难救援中最关键的是针对伤员的医学救援，现场急救技术是灾难救援中各级救治机构的主要急救手段，急救人员应当根据现场环境和条件灵活组织与运用。正确应用急救技术，为后续治疗争取时间，对降低伤死率、伤残率具有重要意义。

一、灾难伤员的医学急救

（一）灾难伤员初次评估

灾难伤员的初次评估主要是针对危及患者生命的气道、呼吸、循环等致命问题做出针对性的紧急排查，如明确须立即进行有效的生命支持，这种支持包含了基础生命支持和高级生命支持，否则患者将短时间出现死亡；同时还应对可能存在短期急剧恶化的其他内脏器官损伤做出紧急判断。

1. 基础生命支持

（1）保持呼吸道通畅（airway，A）　气道阻塞可于数分钟内因窒息而导致呼吸及心搏停止，保持气道通畅是灾难时创伤伤员救治的首要措施。颌面、颅脑、颈椎和胸部创伤时特别应注意去除导致气道梗阻的因素。颈椎损伤时颈椎的固定常常和气道处理矛盾，必须优先考虑气道，没有神经系统症状的伤员可因颈椎固定获益。

（2）维持呼吸功能（breathing，B）　对有呼吸功能障碍的伤员应及时寻找原因予以排除，有条件时给予吸氧。无自主呼吸则应立即行口对口人工呼吸。

（3）维持循环功能（circulation，C）　①心肺复苏：心搏骤停的表现为意识丧失，呼吸停止，颈、股动脉大动脉搏动消失，瞳孔散大，皮肤及黏膜呈灰色或发绀，立即行心肺复苏术。②控制出血：只有控制出血后复苏才能有效，维持循环功能应首先控制外出血，如止血带应用等，若判断为胸腹腔内严重内出血时，则需紧急送到有条件行紧急手术止血的医疗机构。

2. 高级生命支持

（1）控制气道　主要包括气管插管、环甲膜切开术和气管切开术 3 种方法。

（2）呼吸循环功能维持　简易呼吸器通气作为首选措施，或行气管插管机械辅助通气。开放性气胸应密封包扎伤口。张力性气胸时应立即用粗针穿刺抽气减压。发生心搏骤停立即行心肺复苏。

（3）液体复苏　在灾难现场出血未控制时，应实施限制性复苏。在控制出血后应充分、足量复苏。

3. 其他内脏损伤判断　颅脑伤后要严密观察神志、瞳孔大小、肢体活动；胸部伤后要严密观察有无心包或胸腔内积血；腹部钝性伤后要注意有无腹部移动性浊音及腹膜刺激征等。

（二）灾难伤员现场急救

1. 止血　当失血量达全身血量的 20% 以上时，可出现休克症状，表现为脸色苍白、口唇青紫、出冷汗、四肢发凉、烦躁不安或表情淡漠、血压下降等。现场常用止血方法包括加压包扎止血法、指压止血法、填塞止血法、止血带止血法。

2. 包扎　保护受伤的肢体，避免伤口污染，减少痛苦，控制出血，并固定伤口的敷料和夹板。包扎动作要轻、快、准、牢，先用无菌敷料覆盖伤口后再包扎，不可过紧或过松，四肢要露出指（趾）末端，以便观察肢端血液循环情况。可使用绷带或三角巾包扎。

3. 骨折固定　防止骨折端移动，避免骨折端损伤血管、神经等组织，减轻伤员痛苦。固定骨折前，应首先完成基础生命支持等救命措施；对外露的骨折端不应送回伤口，对畸形的伤肢也不必复位；固定范围应超过骨折上下相邻的两个关节；固定时动作要轻，固定要牢靠，松紧度要适宜，皮肤与夹板之间尤其骨突出处和空隙部位要垫适量的棉垫或衣服、毛巾等，以免局部受压引起坏死；疑有脊柱骨折者，必须固定后才能搬运，以免导致脊柱伤的移位。通常采用木制或金属夹板、可塑性或充气性塑料夹板，无条件时可就地取材，如木棍、树枝、布伞、木板、步枪、自身的肢体等作为固定材料。

4. 搬运　尽快撤离危险现场，并转送到有条件的医院救治。在搬运过程中，应密切观察伤情变化并及时处理。怀疑头部损伤，上肢、下肢、骨盆骨折或背部受伤的伤员，应平卧运送。

二、灾难伤员现场分拣

（一）分拣的目的

灾难发生现场多为群体伤事件，不同的受伤机制、不同患者的基础条件导致其在发生灾难后受伤状态不同。现场急救时，通过合理高效的现场分拣，以明确现场救治和转运的先后顺序，可以有效合理分配医疗资源，最大限度地保障灾难现场患者的救治。

现场分拣应达成3个目的：①识别需要立刻抢救的伤员，同时将危害环境和他人的伤员与其他人分开；②将轻、中、重伤员分开，以便确定救治优先权；③判定伤员耐受能力和转运的紧急性。现场分拣是战争及和平时期发生批量伤员救治时的基本原则，是分级救治的基础，基本策略是“最好的医疗资源用于最大量的伤员”，而不是平时单个或少量伤员救治时的“最好的医疗资源用于最严重的伤员，轻、中度伤员仅等待处理”。

现场需要确定伤员救治的顺序，区分需紧急救治、需要限期手术、暂时不需要手术和已死亡的伤员。在分拣后必须确立处理优先次序，确立不同阶段的优先方案，即第一优先（红色）、第二优先（黄色）、第三优先（绿色）和零优先（黑色）。其中零优先指放弃救治伴有明显致命或者无法挽救的伤员，以最大效率地利用有限的急救资源。

（二）分拣的方法

分拣是从现场到转运途中的持续过程，伤员情况改变可能需要调整开始的分拣策略和结论。

1. 分拣种类

（1）收容分拣　是接触伤员时的第一步，目的是快速将伤员分别安排到相应的区域进一步检查和治疗，如直接将需要紧急抢救的危重伤员分拣出来，送往抢救室或立即就地抢救。

（2）救治分拣　应首先判定创伤的严重程度和主要损伤，确定救治措施，再根据救治措施的紧迫程度，结合伤员数量和救治条件统筹安排救治顺序。

（3）转运分拣　以伤员尽快到达确定性治疗机构为目的，根据各类救治措施的最佳实施时机、转运工具及转运环境的特点，区分伤员转运的顺序、工具、地点以及体位等医疗要求。

2. 分拣依据

（1）生命体征　生命体征异常提示需快速治疗和转运，包括：脉搏<60次/分或>100次/分；呼吸<10次/分或>29次/分；收缩压<90mmHg；出现嗜睡以上程度意识障碍等。

（2）解剖损伤　明显的解剖损伤提示需紧急手术，包括：头、颈、躯干、四肢近端穿透伤；浮动胸壁；两处以上近侧长骨骨折；>15%体表面积、面部和呼吸道的烧伤；骨盆骨折；瘫痪；肢体毁损等。

（3）致伤机制　现场分析致伤机制有助于准确分拣，当出现高能量交通伤时常提示存在重伤风险，需进一步检诊。

（4）伤前状态　以下伤前状态提示需到医院进一步检诊：年龄<5岁或>55岁；心脏或呼吸系统疾病；肝硬化或肝病；出血病史等。

三、灾难伤员分级救治与转运

（一）灾难伤员分级救治

分级救治是分阶段、分层次救治伤病员的组织形式和工作制度，目的是充分利用有限资源，及时救治危重者，使绝大多数伤员获益，降低死亡率。分级救治主要应用在现场医疗资源相对于伤病员的需求不足或危及生命或肢体的严重创伤只能就近紧急救治的情况下。

1. 分级救治原则

（1）及时合理　根据战伤救治规则，要求伤员在负伤后10min内获得现场急救，3h内获得紧急救治。伤员自然存活时间有限，随着时间延长，死亡风险增加，在有效救治时间内救治可延长伤员存活时间，但只有得到确定性治疗后伤员生命才可能得到挽救。因此，及时合理的分级救治可以实现整体的高效救治，提高灾难抢救成功率。

（2）连续统一　分级救治过程中没有完成既定的救治任务，将会导致伤员伤情恶化或严重并发症的发生；反之，超出规定的救治范围过多地进行救治也是错误的，因为这样会延误伤员的后送及进一步治疗，或者增加手术并发症，从而影响整个分级救治的效率。因此，为保证救治工作的完整，各级救治应连续统一，使整个救治工作不中断，各级救治不重复。

（3）送治结合　实现分级救治的核心是送治结合。后送的目的是使伤病员逐级获得完善的治疗，但因地制宜及时救治同样可能对灾难伤员获益。因此，救治与后送相辅相成、缺一不可，应合理、辩证地处理二者关系。

2. 分级救治组织　对短时间内发生大批伤员的救治，高效的分级救治组织作用十分重要。地震等灾难发生时，短时间内出现大批伤员，而且受灾地医疗机构存在不同程度的破坏，很多伤员需要后送治疗。

救治机构应有明确的任务分工确保分级救治原则的落实，根据灾情严重程度、伤亡人数、医疗资源残存情况等决定，一般分为二级和三级模式：①二级救援模式，即“灾区内基层医院—灾区内三级医院（建制完整、运行良好）”；②三级救援模式，更大的灾难发生时，需启动灾区外的医疗资源，形成三级救援模式，即“灾区内基层医院—灾区内三级医院（建制完整、运行良好）—灾区外医院”。

（二）灾难伤员转运

1. 转运分类　伤员转运包括院前转运和院间转运。院前转运指创伤伤员从现场到医院的转送，是院前救治的重要组成部分，是现场急救与院内救治之间的桥梁，遵循“就近、救急、就诊疗能力”的原则，应最大限度地缩短运送时间，院前转运的质量与伤者的死亡率与伤残率密切相关。院间转运指创伤伤员由基层医院向上级医院转送的全过程，一般在基层医院稳定生命体征或实施紧急手术后启动。院间转运应该由转出医院、接受医院和转运队伍共同执行，综合决定最好的转运方式。灾难时发生批量伤员，需要实行分级救治，院间转运是实现分级救治的前提。院间转运适应证通常应考虑两方面因素：①伤情需要，基层医院不能提供确定治疗或处理后出现并发症的伤员；②伤员及家属要求，应该仔细评估伤员伤情后做出判断。

转运的禁忌证包括6个方面：①休克未纠正，血流动力学不稳定者；②颅脑伤疑有颅内高压，有可能发生脑疝者；③颈髓损伤有呼吸功能障碍者；④胸、腹部术后伤情不稳定，随时有生命危险者；⑤被转运人或家属依从性差；⑥转运人和设备缺乏相应的急救能力、应变能力及处理能力等情况。

2. 转运原则

（1）危重患者优先　已经危及生命需要立即治疗的严重创伤者优先转运；其次是需要急诊救治可能有生命危险的伤员；再次是需要医学观察的非急性损伤；最后是不需要医疗帮助或现场已经死亡者。

（2）进行转运风险评估　主要涉及危及生命的气道、呼吸、循环等基础生命维持情况的评估。①气道：检查气道，确定是否需建立人工气道。②呼吸系统：转运前记录呼吸状态，检查或安置鼻胃管，以防止使用镇静剂或插管伤员误吸，检查其他所有插管的位置或装置（如胸腔引流管）是否可靠固定。③循环系统：转运前记录心率、脉搏、血氧饱和度和血压，准备控制外出血和再评估用于控制出血的绷带，固定静脉导管，保证足够的血液制品和液体备用。④中枢神经系统：开始转运前，需记录神经系统检查结果和格拉斯哥昏迷评分（GCS）评分，适当给予镇静药物，需要用固定装置固定头、颈、胸、腰段脊柱。

（3）取得知情同意 完成转运前伤情评估，如患者病情相对稳定适合转运，向患者及家属交代病情，告知转运的必要性和途中可能发生的危险性，取得同意并签字后实施转运。

3. 转运方式 应根据病情、到医疗单位的距离、交通条件和气候等因素综合决定。创伤伤员的转运不仅是保障运输问题，更重要的是转运医疗安全问题。转运工具除具有运输功能外，应具备全程血流动力学监护和有效的生命支持技术，能及时发现病情变化，及时处理呼吸障碍、心律失常、气管插管移位等紧急转运问题，以避免伤员在转运过程中因病情变化而发生意外。转运工具主要有救护车、卫生列车、救护艇和直升机等。

四、救援人员的自我防护

（一）灾难现场环境安全评估

在接近任何灾难现场时，救援人员首先面对的问题是评估现场是否存在潜在的危险，尤其是可能对救护人员、伤病员、现场公众造成伤害的因素。只有在确定现场环境安全的情况下方可实施救援。现场危险可分 3 类。

1. 可见的危险 指进入灾难现场可看见的危险，常见自然灾害，如地震、火灾、水灾、爆炸、泥石流等，救援人员进入的前提条件是确定没有可见的危险，确保自身安全。

2. 无形的危险 指进入灾难现场已知或未知的不可看见的危险，如无色无味的毒气泄漏、病毒伤害、核辐射等。救援人员在进入现场前，需采取标准防护进行现场救援，需要注意的是应快进快出，尽量缩短停留时间。

3. 潜在的危险 指进入灾难现场后如不注意灾难控制或者防护可能导致的危险。这种危险往往是比较严重的，如灾难现场处于高速公路上、化学物资失火、成群汽车燃烧等。

（二）个体化防护

1. 个人防护分级及装备 个体防护是利用个体防护装备的物理或化学阻隔作用，消除或控制有害物质，使进入或接触人体的有害物质水平符合人体基本安全和健康的要求。在灾难医学救援过程中，救援人员一旦未得到有效个体化防护而受到损害，救援人员本身成为被救援的对象，不但不能完成救援任务，还将增加其他救援人员的工作量。灾难现场个体防护级别一般分为 A、B、C、D 四级，不同防护等级对应不同防护装备。

（1）A 级个体防护 防护对象包括：①接触高压蒸气和可经皮肤吸收的气体、液体；②可致癌和高毒性化学物；③极有可能发生高浓度液体泼溅、接触、浸润和蒸气暴露的情况；④接触未知化学物；⑤有害物浓度达到可立即威胁生命和健康浓度的可经皮肤吸收的化学物；⑥低氧环境。

配套防护装备包括：①全面罩正压空气呼吸器；②全封闭气密化学防护服，防酸碱等各类物质，能够防止液体、气体的渗透；③抗化学物质的防护手套和防护靴；④头部防护安全帽。

（2）B 级个体防护 防护对象包括：①种类已知的气态有毒化学物质，不经皮肤吸收；②达到威胁生命和健康浓度；③低氧环境。

配套防护装备包括：①全面罩正压空气呼吸器；②头罩式化学防护服，非气密性，防化学液体渗透；③抗化学物质的防护手套和防护靴；④头部防护安全帽。

（3）C 级个体防护 防护对象包括：①非皮肤吸收气态有毒物，毒物种类和浓度已知；②非威胁生命和健康浓度；③非低氧环境。

配套防护装备包括：①空气过滤式呼吸防护用品（正压或负压系统），过滤元件适合特定的防护对象，防护水平适合毒物浓度水平；②防护服隔离颗粒物，防少量液体喷溅；③抗化学物质的防护手套和防护靴。

（4）D级个体防护　防护对象为非挥发性固态或液态物质，毒性或传染性低。

配套防护装备包括：与所接触物质相适应的防护服、防护手套、防护靴等。

在灾难救援中医护人员应采用正确的个体防护装备。首先是了解灾难现场可能的有害物毒性、入侵途径和对人体的危害程度，然后选择适用、有效的个体防护装备。防护装备应尽可能明确到具体人，需了解每个人员的具体特征，如身高、体重、头面型、鞋号、手型及是否戴眼镜等。个体防护装备在现场使用过程中会沾染上现场的有害物质，错误穿戴有可能造成新的污染和健康危害。不同的装备穿戴顺序不同，穿戴前应进行专门的培训和考核，穿戴后离开污染区进行脱卸时应由专人防控监督，避免医院感染事件发生。

2. 心理防护　在灾难救援中，医疗救护人员被暴露在非正常状态下的生存环境中，不断接触灾难带给人类的创伤打击，如身体严重创伤受损、受灾人员失去家园及亲人等。这种灾难发生后对救援人员的心理冲击无论在伤痛程度或是个案数量等方面都非常人所能应对，这种心理冲击往往造成医疗救护人员发生继发性创伤应激。

（1）继发性创伤应激的影响　继发性创伤应激是指在没有直接经历创伤事件的情况下，助人者在助人的过程当中或之后，表现出困扰性或痛苦的心理症状，表现为：①工作效率下降，注意力集中困难；②判断的敏锐度下降，易造成错误判断，影响工作决定的准确性；③救援人员受到继发性创伤应激影响时，易被个人的情绪反应牵动去建立与受助者的治疗关系，过分投入，而不是根据理性、客观的分析去提供协助；④重大创伤应激也可令救援人员感到无力，对救援工作失去希望和干劲，甚至萌生放弃工作的念头；⑤长期的继发性创伤应激可影响救援者个人的思想、情绪、行为，进而长远地影响其生活、工作。

（2）继发性创伤应激的心理防护　针对继发性创伤应激的心理防护主要包括以下三个方面。第一，医护人员在出发前应主动设想评估救灾环境，提前思考灾难现场与平常工作环境不同的处理方法，明确工作对象和工作伙伴的不同，做好准备适应饮食差异，可提前预备自用药物。第二，到达救援现场后，医护人员须有正确的认识，同时注意对自身心理出现极端应激反应的识别，如易怒、恐惧、焦虑、抑郁、无助、绝望等。一旦识别后，应提醒自己或同伴，必要时寻求专业支持。同时，医护人员应同时做好避免出现极端应激反应的措施，包括：避免单独救援，以小组形式进行救援工作，并鼓励、要求同伴间互相支持和咨询；工作时间不宜过长，在照顾灾民的同时兼顾自己的身心状态，留意自己的基本需要，如维持适量的营养和休息等。第三，医护人员完成救援后应适当放松和恢复，预留一段调整期，可以是旅游、交流等。在经历生离死别的灾难事件后，人们常常对生命进行反思，甚至改变个人的世界观，救援人员要有这方面的准备，不至于忧虑自己的反应异常，也可以跟其他同伴一起回顾和谈论救灾工作，增进彼此的支持和认同。如果出现逃避跟他人谈论救助工作、过度使用酒精或药物等，或者以不恰当的方式去抑制这些反应时，要及时接受专业人士的帮助。

第三节　不同灾难下的医学救援

根据灾难发生的原因，一般将灾难分为自然灾难、人为灾难及复合灾难。在不同灾难背景下，因受灾的机制不同，医学救援资源的分配和医学救援对策不尽相同。在实际灾难救援中对相关人群实施的心理救援也是非常重要的工作，可以帮助受灾人员尽早恢复身心健康。

一、自然灾难下的医学救援

自然灾难是指主要由自然因素造成的灾难，即由自然界发生异常变化而导致的人员伤亡、财产损失和社会动荡等灾难性事件。自然因素是自然灾难的主要原因，但社会因素也参与自然灾难的形成。自然灾难可分为以下5类：①气象灾难，主要包括水灾、旱灾、台风、龙卷风、暴风、冻害、雹灾、风沙等；②地质灾难，包括地震、崩塌、滑坡、泥石流、地面沉陷、火山爆发等；③海洋灾难，包括风暴潮、海啸、赤潮等；④生物灾难；⑤天文灾难。

自然灾难的特点为：①频繁发生，具有较大破坏性；②常呈链发性，有时导致复合灾难；③一般随机发生，又有一定的周期性；④常突然发生，也有缓慢发生。

（一）地震

强烈地震可在顷刻间使一座城市变成一片废墟。在地震灾难时，现场救援环境复杂，现场伤病员较多，存在大量受灾人员被掩埋情况，同时现场交通往往受阻，余震及随时可能坍塌的房屋均对灾难救援造成严重困难和不确定性。

1. 灾难特点　地震一般以震级和烈度来衡量地震强度的大小。我国使用的震级标准是国际通用的里氏分级，共分9个等级。按震级大小可分为：①弱震，震级<3级；②有感地震，3级≤震级≤4.5级；③中强震，4.5级<震级<6级；④强震，震级≥6级，其中震级≥8级的又称为巨大地震。地震烈度是衡量地震破坏程度的指标，影响烈度的因素有震级、震源深度、距震源的远近、地面状况和地层构造等。一般来说，震级越大，震源越浅，烈度也越大。

地震灾难发生后有5个特点：①突发性强，地震前常没有明显的预兆，往往来不及躲避；②破坏性大，往往造成大量的人员伤亡和巨大的经济损失，灾难伤员不但数目大，而且伤情复杂；③持续时间长，主震发生后近期内还会发生一些余震，同时由于破坏性大，灾区的恢复和重建的周期比较长；④同一地区地震发生具有一定的周期性，相隔一定时间还可能再次发生；⑤预测难度大，社会影响深远。

2. 医学救援原则

（1）开展自救互救　地震后积极的自救互救能够为抢救伤员赢得宝贵时间，有效降低死亡率。

（2）现场救援　地震灾难发生后，地震灾区现场救援是综合工程，涉及消防、公安、医疗、后勤，甚至当地驻军参与的救援过程，政府为主导，积极协调各种资源进行灾难救援工作。地震现场救援的第一要务是争分夺秒全力抢救被压埋人员。据唐山大地震资料统计，半小时内挖出的被压埋人员救活率高达99.3%，第一天挖出的救活率为81%，第二天急剧下降为33.7%。医护人员在对挖掘中不能自行活动的伤员搬运时，须先查明伤情，采取适当的包扎措施后再行搬动，避免造成二次损伤。医护人员应根据伤员的伤情采取正确的搬运方法：怀疑伤员有脊柱骨折的，要用硬板担架搬运，以免加重骨折或损伤脊髓，造成终身瘫痪。

现场救援原则是“先多后少、先近后远、先易后难”，即先救压埋人员多的地方和先救近处的人，先救容易救的人。这样既可以迅速救治伤者，又可以壮大互救队伍使他们在救灾中充分发挥作用。需要注意的是，应先救活人，后处理尸体，同时救人时要注意安全，防止余震造成新的伤亡。

地震的救援是一个综合系统的工程，在积极做好医学救援的同时，各级抗震救灾指挥机构应当组织交通、邮电、建设、有关部门和单位，采取措施，抢修毁坏的交通、铁路、水利、电力、通信等重要生命线系统，保障抗震救灾工作的顺利进行，同时防控次生灾难的威胁和影响，妥善安排好受灾群众生活，保持灾区社会秩序稳定。

（二）洪涝灾害

我国是世界上洪涝灾害最多、灾害最严重的国家之一，暴雨是主要原因。短时间内大量降雨，超过河道的容量，形成洪水，山区的暴雨还会形成山洪。洪水速度快，携带巨大能量，经过之处将房屋、设施、道路、农田等冲毁，同时造成人员伤亡。洪灾后由于生态环境发生重大变化，社会基本秩序也不能正常运转，容易发生各种传染性和非传染性疾病流行。1998 年，长江发生全流域型特大洪水，超过 1954 年的历史最高水位 44.67m，最高达 45.22m，洪水持续时间长，长江干流沙市、监利、螺山、汉口、九江段超过历史最高水位的天数长达 40 多天，倒塌房屋 81.2 万间，受灾人口 81 万人，死亡 3000 多人。

1. 灾难特点 洪涝灾害对人体造成伤害，有以下特点：①通过淹溺造成人员窒息死亡；②通过携带石头、树木及其他大块物体冲击造成人体砸伤；③通过洪水致建筑物倒塌使人受到挤压；④通过洪水对人体长时间浸泡导致体温下降，严重者诱发凝血障碍及心律失常而导致死亡；⑤各种家畜、老鼠、爬行动物等开始大量迁徙，人员被叮咬伤的概率增加，可能感染动物源性传染病。

2. 医学救援原则 在洪涝灾害时，医学救援应根据灾害所致人体的伤害机制特点采取不同的救援措施，最为常见的医学救援是对淹溺者施救。溺水者被救上岸后，应立即开放气道，检查呼吸。如无呼吸，则给予人工呼吸。大多数溺水者吸入水量不多，不会造成气道阻塞。有自主呼吸者，可排除气道内的液体，推荐倾斜俯卧位，将溺水者俯卧，腹部趴在施救者膝盖上，拍击背部，使气道内的水排出。如果溺水者心跳已停止，则开始心肺复苏。先清理口腔里的异物。在给予 2 次人工呼吸后，进行胸外心脏按压，按 100～120 次/分的频率按压胸部，按压 30 次后再给予 2 次人工呼吸。胸外按压和人工呼吸交替进行，按 30∶2 的比例，产生人工循环，促进心脏复跳。其他受伤机制多为撞击引起的软组织伤，受伤的机制和平时无太大区别。需注意的是水灾中外伤往往有创口污染，容易并发感染，要仔细清洗，可用大量清水冲洗创口，并尽快到医院处理。

洪涝灾害过后，因为灾害导致自来水厂、食品厂破坏，粪池、垃圾、化工原料等进入洪水，污染水源。这时灾情可能出现呼吸道感染、胃肠炎等疾病，同时也可能感染菌痢、霍乱、伤寒等一系列传染性疾病。医疗救援在针对受灾人员所患疾病救治的同时，加强防疫管理，做好传染性疾病的预防工作也十分重要，包括饮用水的管理、清理垃圾，管束家畜等，应修建临时厕所和垃圾场，定时组织消杀。

二、人为灾难下的医学救援

人为灾难是指人类活动导致的灾难，可分 8 类：①交通运输事故，包括道路交通事故、铁路交通事故、空难、海难等；②建筑劳动事故；③火灾；④矿难；⑤危险化学品事故；⑥环境污染与生态破坏；⑦核与辐射事故；⑧恐怖事件和人为计谋灾难。

（一）交通事故

交通事故一般分为：机动车事故、摩托车事故、自行车事故和行人事故等类型。据世界卫生组织（WHO）官方统计，迄今全世界因交通事故致死的人数已超过 3000 万。道路交通安全已经成为一个严重威胁人类生命的问题。

1. 灾难特点

（1）交通事故是最常见的人为灾难　发生频率高，总死亡率和致残率高，后果严重。

（2）交通事故的发生与驾驶人、车辆和道路环境三方面因素相关　驾驶人的因素有疲劳驾驶、超速驾驶、酒后驾驶、违规驾驶等；车辆因素有机械故障和设计缺陷等；道路环境因素包括道路设计施工缺陷，恶劣天气造成路面结冰、能见度降低等。

（3）交通事故是可以预防和减少的灾难　通过提升驾驶人素质、制定严厉的法律法规、改进车辆设计和制造工艺、改善道路条件等努力，可以明显减少交通事故的发生。通过加强急救体系建设，提高救援能力，提高伤员救护水平，提高交通事故伤员的救治成功率。

（4）交通事故致伤因素多、机制复杂　主要机制有：撞击、碾压、切割伤、跌落、挥鞭伤、安全带伤、方向盘伤等。

（5）交通事故伤情诊断困难，救治时效性强但往往存在治疗矛盾　交通事故伤所致损伤部位多，通常为闭合伤与开放伤、多部位与多系统的创伤同时存在，很多伤情症状和体征相互掩盖。病情多危急，需要紧急救治，时间紧迫，但由于多器官、多系统受伤，救治过程中可能与治疗原则发生很多矛盾甚至冲突，以至于影响及时救治。

2. 医学救援原则

（1）现场环境评估和自身防护　交通事故后的常见危险因素包括：车辆、危险物质、火灾、灰尘以及伤员的血液和体液等。医疗救援人员在参与救援前应有良好自我保护意识，在救援中应正确评估可能面临的潜在或者正在发生的危险，提前采取有效措施来避免自身和其他人员受到伤害。在交通事故救援中，最常用和简单有效的方法是设置提醒标志、使用灯光和反光背心等，防止其他来往车辆的伤害。需要注意的是，施救者应进行标准防护。

（2）事故类型评估和伤员分拣　交通事故救援中，在确保安全防护情况下，医学救援人员首先需要评估伤员的数量和严重程度，涉及多系统多部门协助（如消防、公安、疾病控制中心等）应第一时间发出请求。医护人员应确认致伤机制和能量，理解致伤特点能更好地评估伤员和提供医疗救援。

伤员分拣是灾害现场救援的首要环节，医护人员应在极短时间内通过简要病史和体检做出评估。根据现场分拣规则，医护人员将伤员分为需紧急救治、需要限期手术、暂时不需要手术和已死亡的伤员4类，并给予相应颜色标志（红色、黄色、绿色和黑色）。

（3）现场急救处理　在进行现场紧急评估和分拣，急救人员根据危重患者抢救优先的原则，按照分拣优先级别进行紧急处理和后送。现场救护的内容包括：保护气道、维护呼吸和循环功能，止血、包扎、骨折固定等，注意施救过程中保护伤口，如出现人员呼吸、心跳停止予以心肺复苏术。

（4）现场救援人员之间的协调与后送　在交通事故现场，参与救援时往往涉及公安、消防、医疗等多个部门。只有现场多个救援部门各司其职，互相协调，形成有效的救援合力才会对现场救援提供最大帮助。有条件的地区应预先建立一个应急预案，并定期加以演练。在交通事故现场救援系统中，一般公安或消防部门的主要领导为总指挥，现场医疗救护人员应听从事故现场统一指挥、协调。

现场医务人员应用最快速的方法来救护伤者，当伤者众多而医务人员不足时，应该请求部分消防和救援人员参加伤员的急救与转送工作。

（二）火灾

火灾是严重威胁人民生命财产，影响经济发展和社会稳定的常见灾难类型。火灾常发生在商场、影剧院等公众聚集场所，也发生在工矿企业、家庭和居民聚集区，还发生于车辆、地铁、轮船等交通工具。由于城市高层建筑越来越多，高层建筑具有烟道效应，火灾蔓延快，人员疏散困难，对医疗、消防救援造成了很大困难。

1. 灾难特点

（1）火焰、烟气蔓延迅速　火灾发生后，在热传导、热对流和热辐射作用下，极易蔓延扩大。扩大的火势又会生成大量的高温热烟，在风火压力的推动下，高温热烟气给人的逃生和灭火救助带来很大威胁和困难。

（2）浓烟弥漫、视线不良　火灾通常导致断电，建筑物内光线极弱，加之烟气的阻隔，基本处于黑暗状态。人的视线受阻，不利于逃生和救援。

（3）人物集聚、杂乱拥挤　火灾的突发性强，救灾形势紧迫，现场常发生人员、车辆等方面的混乱，杂乱拥挤不利于及时疏导和救援。

(4) 受灾人员心理紧张、行为错乱　在火灾中，人们处于极度的紧张状态，救生者也面临生死考验，在巨大的心理压力下，面临烈火浓烟，紧张的心理引起思维简单、盲目，最终有可能导致判断和行为的错乱。

(5) 常造成大量人员伤亡和财产损失　火灾常发生于人口密集的场所，人们往往缺乏必要的自救逃生训练，如出现建筑老旧、防火标准不符合国家规范以及消防设施不健全等问题，火灾往往引起很大的人员伤亡和财产损失。

2. 致伤机制　火灾可通过直接伤害和间接伤害造成人体损伤。

(1) 直接伤害　①火焰烧伤：火灾中火焰表面温度可达800℃以上，火焰可以直接造成人员被烧伤。②热烟灼伤：火灾中烟雾含有高温微粒，当人体吸入高温的气体后，就会灼伤呼吸道，导致组织水肿、分泌物增多，阻塞呼吸道，造成窒息。

(2) 间接伤害　火灾中可以引起物体爆炸、建筑物坍塌、毒气产生等情况，可间接造成人体伤害。①浓烟窒息：火灾中物品燃烧的同时会生成大量的烟气，人体吸入高浓度烟气后，其中附着大量的高温烟尘微粒，可导致气管和支气管严重阻塞，肺泡壁损伤，进而引起呼吸衰竭，甚至死亡。②急性中毒：火灾中随着物品、建筑等燃烧，其产生的烟雾多含有毒气体，如 CO_2、CO、NO 等，这些有毒物质过量吸入可致人体发生急性中毒反应，甚至引起中毒性死亡。③砸伤、埋压、割伤：在火灾的高温燃烧环境下，建筑结构可能发生不稳定，严重状态甚至会引起坍塌，造成砸伤、摔伤、埋压、割伤等物理伤害。

3. 医学救援原则　火灾现场医疗救援的原则是“先重后轻、先急后缓、先救命后救伤”。烧伤是火灾中常见的创伤，同时根据致伤机制，浓烟窒息、急性中毒、火灾现场出现的砸伤、埋压、割伤可能一并发生。医疗急救人员应熟悉上述受伤机制引起的各种伤情的处置，同时按照以下急救措施执行。

(1) 脱离热源　脱去燃烧的衣服，就地滚翻，用水喷洒燃烧的衣服。避免呼叫，防止吸入高热气流或烟雾造成吸入性损伤。

(2) 开放气道　检查呼吸道是否通畅，清除口腔异物，予以吸氧。

(3) 冷水湿敷　对Ⅰ~Ⅱ度中小面积烧烫伤进行冷水局部湿敷。

(4) 止血、包扎、固定　对伴有外伤出血者应立即予以止血处理，同时予应用干净清洁的敷料包扎。对骨折者应进行临时固定。

(5) 开放静脉通道　严重烧伤伤员应尽快建立静脉通道，快速有效地补液，预防和纠正休克。

(6) 适度镇痛镇静　对烧伤后创面疼痛难以忍受者，可适度使用镇痛药物，出现烦躁不配合救治时，适度予以镇静。密切观察患者情况，警惕不良反应及对病情变化的掩盖。

三、灾难心理救援

灾难对受灾人群不仅仅是生活环境的破坏和财产损失，面对亲人的创伤甚至死亡，周边灾难现场的环境冲击，幸存者不得不面对灾难带来的巨大心灵创伤，这种心理影响常常无法仅靠自身能力抵御，需要社会、专业的援助和干预。这种灾难心理创伤一般分为个人和群体两种类型。个人心理创伤定义为“突然造成人类防卫精神上的打击，在此摧残作用力下，人类无法有效地面对”。群体创伤定义为“破坏人类彼此间的正常关系，造成社会生活秩序的损害，进而破坏了社区的和谐氛围”。无论是对灾难幸存者的个人还是群体，在灾难后早期进行心理援助，可以显著减轻其恐惧、麻木、回避等急性应激反应的程度，同时可以早期积极构建灾后良好的社会生活秩序和受灾群体积极向上的救治氛围；即使对已经出现严重心理障碍的受害者给予早期的心理干预，也可明显减轻其痛苦水平，帮助适应社会和工作环境，提高其社会功能和生活质量。

灾难心理救援服务一般由精神科医师、临床心理学家、社会工作者等共同组建心理救援团队，负责对灾害相关人群联合实施紧急精神卫生服务。灾难心理救援服务主要内容有：群体社会心理监测、调控；个体心理应激反应管理、疏导；心理创伤预防及精神障碍诊断、治疗；初步康复性干预。灾难心理救援服务对象包括：直接受害者及其家属、救援人员、生命线保障人员以及灾害地区以外的易感、高危人群。在灾难救援中，如果受灾相关人员的身体和心理均得到积极干预和有效管理，对其早日身心康复和灾难后社会秩序及生活环境快速有序重建将起到极为积极的作用。

第四节　灾难护理的伦理问题

灾难救援过程中，护理人员除了面临大量繁重的救治任务、高强度高负荷的心理压力，还存在着在灾难救援中医疗资源分配的道德舆论压力。这些压力是基于灾难救援中的伦理矛盾产生的，包括：①人人享有平等的医疗权利与检伤分类确定优先救助的矛盾；②人道主义与放弃无效抢救矛盾；③知情同意与紧急救治的矛盾；④挽救生命与改善生命质量的矛盾。在这些矛盾下，灾难护理救援中的行为规范、道德品质体现出极为重要的作用。

一、灾难中的伦理学原则

在灾难情况下，因为救援时间紧迫，救援物资相对匮乏，与日常医学伦理实践相比，医护人员很少有时间能仔细对照各项医学原则详尽地考量后进行取舍，无法做出相对满意的医疗资源分配。其次，由于灾难的延续或次生灾难，使得医护人员根据现场救援实际因地制宜的资源分配也是动态变化的过程。再次，灾难发生的严重程度和发生地点的地理环境、人口资源、文化特征都可能影响医学伦理原则在灾难时的应用。因此，灾难伦理学构建了灾难救援中极为重要的一环，它解决了在灾难救援过程中谁应得到最先的抢救和治疗的问题，即医疗资源分配问题。

（一）分配原则

灾难中大量伤亡事件和受灾人员会打乱社会秩序的正常运行，尤其会对社会服务和卫生物资供应造成严重冲击。此时，医学伦理中的公正原则不能仅局限于个体，更应侧重于群体。医学公平的含义是在均衡分配资源时的相对公正，需要注意的是，这里的均衡不是平均，而是根据患者伤情、受灾人数及所处环境经过权重考量得来的。公正不否认医疗救援的无害与仁慈的正当性，然而，当生命在大范围内受到威胁时，均衡比公平更为重要。

（二）分拣与资源配给原则

灾难中资源配给的目的是实现群体利益最大化，同时还需要兼顾损害最小化的原则。灾难伤员分拣要以平等为基础，使社会结果最大化，有的人获救对国家更有意义，而采取优先的原则。分拣与配给必须遵循的目标是在资源极为有限时能帮助最多的人。在对等待垂危患者应予安慰直至死亡；轻伤员救治应安排在重伤员之后。需要说明的是，优先顺序是随实际需求和社会效益，取决于物质、人力和智力资源而动态改变的。在资源不定、需求未知的情形下，“先来后到的顺序”可作为资源配置的基础原则。

二、灾难中的护理品德

在灾难中作为医疗救援的中坚力量，护理人员面临着灾难伦理下的取舍和抉择。护理人员在灾难来临时表现出的优秀道德品质、崇高的救死扶伤精神，对受灾人员的帮助起到了极为重要的作用。这些特有品德包括：审慎、胆识、公正、警觉、坚韧、忘我、仁慈、坦诚、谦逊、尊重、分享等。在灾情严重、资源分配困难、做出艰难伦理抉择时，这些品德能让护理人员做出合乎情理、实现群体利益最大化、损害最小化的选择。

素质提升

新型冠状病毒肺炎疫情防控中的灾难护理品德

新型冠状病毒肺炎（Corona Virus Disease 2019，COVID－19）简称新冠肺炎，是指2019新型冠状病毒感染导致的肺炎。截至2022年7月，全球感染该病毒的病例达到5亿7千余万例，其中死亡病例近640万；我国累计报告确诊病例500余万例，死亡病例2万3千余例。新型冠状病毒肺炎以发热、干咳、乏力等为主要表现，人群普遍易感。重症病例多在1周后出现呼吸困难，严重者快速进展为急性呼吸窘迫综合征、脓毒症休克、难以纠正的代谢性酸中毒和出凝血功能障碍及多器官功能衰竭等。2020年1月国家卫健委发布1号公告，将新型冠状病毒感染的肺炎纳入传染病防治法规定的乙类传染病，采取甲类传染病的预防、控制措施。

新冠肺炎在我国传播期间，先后在武汉、上海、长春等多个大城市造成广泛传播流行，护理人员作为国家医疗救援的中坚力量，"白衣执甲"、义无反顾、不计个人得失地投入到疫情防控事业中，使其在国内迅速得以有效控制。在抗疫过程中，护理人员展现出的审慎、胆识、坚韧、忘我、尊重等灾难护理品德赢得了人民的赞誉，更为打赢一个又一个的抗疫攻坚战打下坚实基础。

目标检测

答案解析

一、选择题

（一）单选题

1. 任何引起设备设施破坏、经济严重损失、人员伤亡等社会公共事件的规模超过了事发地区所能承受的最大限度，不得不向事发地以外的地区寻求援助时，称之为（　）

A. 损伤　　B. 破坏　　C. 灾难

D. 灾害　　E. 患难

2. 灾难医学起源于1976年的（　），以成立美因茨俱乐部作为诞生标志

A. 中国　　B. 德国　　C. 美国

D. 日本　　E. 法国

3. 灾难护理学作为灾难医学的重要学科分支于（　）年1月22日在日本兵库县神户市成立了世界灾害护理学会

A. 2008　　B. 2009　　C. 2012

D. 2018　　E. 2007

4. 灾难伤员初次评估包括基础生命支持、高级生命支持和（　）

A. 生命体征的维持　　B. 心肺复苏　　C. 其他内脏损伤判断

D. 止血、包扎　　E. 迅速完善检查、检验

5. 战争及和平时期发生批量伤员救治时的基本原则是（　）

A. 现场分拣　　B. 呼叫支援　　C. 就地抢救

D. 心理安慰　　E. 迅速后送

（二）多选题

6. 根据灾难发生的原因，一般将灾难分为（ ）
   A. 自然灾难　B. 人为灾难　C. 复合灾难
   D. 心理灾难　E. 生物灾难
7. 灾难护理的理念包括（ ）
   A. 始于灾前　B. 始于预警　C. 重于灾中
   D. 重在预判　E. 延于灾后
8. 灾难护理学的学科特点包括（ ）
   A. 历史短暂，理论体系尚待成熟
   B. 学科交叉性强，需要社会的广泛协作
   C. 重视群体效应，在灾难救援过程中以群体利益最大化为目标
   D. 护理人员需要熟练掌握各种急救技术
   E. 护理人员应具备健康的体魄和良好的心理素质
9. 灾难伤员现场急救包括（ ）
   A. 止血　B. 包扎　C. 骨折固定
   D. 搬运　E. 电除颤
10. 现场分拣应达成的目的包括（ ）
    A. 实现现场伤员快速后送
    B. 识别需要立刻抢救的伤员，同时将危害环境和他人的伤员与其他人分开
    C. 将轻、中、重伤员分开，以便确定救治优先权
    D. 判定伤员耐受能力和转运的紧急性
    E. 呼叫更多医疗救援力量到来

二、简答题

简述灾难救援的分期。

（林　可）

书网融合……

本章小结　微课　题库

第二篇　急诊护理

第四章　急诊分诊

PPT

学习目标

1. 通过本章学习，重点把握急诊分诊的概念、急诊分诊处设置要点及分诊护士资质。

2. 学会对急诊患者进行预检分诊，具有敬佑生命、甘于奉献、团结协作、救死扶伤的大无畏精神。

急诊科是救治急危重症患者的重要场所，患者通常发病急骤、病情凶险、变化迅速，而且就诊的人数和病情严重程度无法预知。当急诊科同时接诊几名甚至几十名不同的急危重症患者时，如何平衡急诊科有限的医疗资源（人力、物力和时间等）与患者的就诊需求，成为重点要解决的问题。随着急诊医学的发展，急诊分诊制度顺势而生。

情境导入

情境描述　患者，男，78 岁。因急性胸痛急诊入院，主诉胸闷、气短、疲乏 3 天，1 天前爬楼梯后出现胸前区疼痛，休息后缓解，今日下午 2 时，无诱因再次出现胸前区疼痛，含服硝酸甘油后稍缓解，送入急诊科治疗。

讨论　1. 急诊分诊护士接诊后，问诊和评估的要点有哪些？

2. 如患者突然胸痛加重，根据急诊患者病情分级原则，应将患者划归为几级？

第一节　概　述

微课

急诊分诊是急诊患者救治过程中的第一个重要环节。为保证急危重症患者能够得到及时、有效的救治，急诊科需要有经验的护士根据急诊分诊原则及分诊程序，迅速、准确地对所有患者按病情危重程度进行有效分诊，对可能有生命危险的患者立即实施抢救。急诊分诊与急诊服务的质量、急诊患者的救治速度及患者与家属对医院服务的满意程度密切相关，在急诊科的工作中需给予足够的重视。

一、急诊分诊的概念

急诊分诊（emergency department triage）是指急诊患者到达急诊科后，由分诊护士快速、准确地评估其病情的严重程度，判别分诊级别，根据不同等级安排就诊秩序及就诊区域，科学合理地分配急诊医疗资源的过程。从狭义的角度来看，急诊分诊是急诊护士根据患者的主诉及主要症状与体征，对疾病的轻重缓急及隶属专科进行初步判断，安排患者的救治顺序并分配专科就诊的一项技术。从广义的角度来看，急诊分诊是在综合各种因素的基础上，最大限度地合理利用医疗资源，使最大数量的患者获得及时有效救治的决策过程。

分诊“triage”源自于法语动词“trier”，是“分类（sort）或挑选（choose）”的意思。分诊最早起源于战争中，用于战场上伤患损伤程度的分类。第一次世界大战时，医疗物资匮乏，为救治大量的伤兵，检伤分类成为分诊最早的雏形。第二次世界大战时，分诊用于分辨哪些伤员可以重返战地，哪些需要送到战地医院。在战场上使用分诊的主要目的是尽可能让更多的士兵重新投入战斗。因此，最先救治的可能是那些中等伤势且未合并肢体残障的伤员。随着医学的发展，分诊理念在急诊医学中得到延伸。在20世纪50年代后期和60年代早期，美国最先将分诊理念引入急诊医学界，1960年美国耶鲁－新哈芬港医院开始在急诊由医生进行分诊，1964年美国纽约医院开始由护士担任分诊工作，主要用以区分需立即救治和可以等待的患者，同时保持急诊科良好的就诊秩序。80年代起急诊分诊成为医院质量认证必须具备的服务内容。时至今日，包括中国、美国、加拿大、英国、法国在内的世界各地急诊医疗机构已经普遍实行急诊分诊。

二、急诊分诊的目的

为有效提高急诊患者的分诊准确率和救治成功率，各国都在努力建立完善的急诊预检分诊系统。设立高效预检分诊系统的目的如下。

1. 患者到达急诊科时立即按治疗的优先次序快速进行分类，病情较重的患者能够优先得到救治。
2. 缩短患者的等待时间，合理分配和利用急诊医疗资源和空间。
3. 快速识别需立即救治的患者，保证患者安全。
4. 防止就诊高峰时的分检不足或过度分检，避免急诊资源浪费。

三、急诊分诊的作用

（一）安排就诊顺序

急诊分诊可帮助护士在患者数量较多的急诊科快速识别需要立即救治的急危重症患者。简而言之，急诊分诊的目的就是为了分辨“重病”和“轻病”的就诊患者，使那些最严重的患者能够优先获得最及时的治疗，在保证患者安全的同时，可以有效提高工作效率。当资源严重短缺时，如灾害救护，通常以醒目的卡片或胶带表示伤病员的分类，通常采用红、黄、绿、黑四色系统，快速进行检伤分类，决定是否优先进行救治和转运，以便在有限的时间内救治更多的伤病员。

（二）患者登记

登记的内容包括患者的基本信息，如姓名、年龄、住址、联系电话、医疗保险情况等，同时要记录患者的医疗相关信息，包括到达急诊的时间和病情，如意识状态、生命体征等。

（三）紧急处置

“处置”包括两种情况：一是指急诊分诊护士对患者初步评估后，发现病情危重、有生命危险的患者而采取的必要初步急救措施；二是指对暂无生命危险的患者进行对后续治疗有帮助的简单处置，如对患者外伤出血部位给予无菌纱布包扎、压迫止血等。急诊分诊护士亦可根据所在医疗机构的规定或分诊预案（triage protocol）启动实验室、影像学以及心电图描记等检查，缩短患者急诊就诊的等待时间。

（四）建立公共关系

急诊分诊护士通过快速、准确、有效的分诊，使急危重患者的医疗需求及时得到关注，并通过对急危重患者家属进行健康教育及适当的心理护理，迅速与患者及家属建立和谐的护患关系，提高其满意度。

（五）资料的收集与分析

应用计算机预检分诊系统录入急诊患者的信息并妥善存储，注意不要随意泄露患者的个人隐私。通过对信息的整理、统计、分析，为急诊科行政管理、科学研究和临床教学提供基础数据和决策依据。

四、急诊分诊处设置

为保障患者获得便捷的急救服务，保证急诊科救治工作的连续与畅通，并能与院前急救有效衔接，分诊处的地理位置、物品配备与人员设置对做好分诊工作至关重要。

（一）地理位置

分诊处需设置在明显的位置，一般设在急诊科的入口处，配备有可直达救护车的快捷通道，方便接收或转送就诊的患者。分诊处必须具有明显的标志，不仅使进入急诊科的患者能立刻识别，也能保证急诊分诊护士能够第一时间清晰地观察每一位前来就诊的急诊患者，并根据患者病情严重程度及需要主动提供服务。

（二）物品设置

分诊处的物品不仅要满足评估、简单的救治、转运需求，还应包括必备的便民用品，方便就诊患者。一般配备以下物品。

1. 基本评估用物 如体温计（耳温仪）、血压计（多功能监护仪）、听诊器、体重计、手电筒、压舌板、血糖检测仪、心电图机等。

2. 办公用品 如计算机、电话、病历本、各种评估和记录的表格等。

3. 转运工具 如轮椅、平车、担架等。

4. 简单伤口处理用品 如无菌敷料、绷带、纱布、胶布、骨折固定用品（如小夹板）等。

5. 其他 一次性手套、口罩、帽子、免洗消毒液以及纸杯、手纸、呕吐袋等便民物品。

（三）人员设置

分诊处的人员设置要满足急诊分诊涉外工作的需求，可设置下列人员。

1. 急诊分诊护士 分诊区至少应设置一名分诊护士，负责收集医疗护理相关信息，如患者就诊时的主诉、意识状态、体温、脉搏、呼吸、血压、病情危重程度等。急诊人流量大、分诊工作任务多的医院，可适当增加分诊人员的数量。

2. 其他人员 如设置可负责提供急诊就诊病历的人员，收集患者的基本信息情况、保险情况或挂号收费等；配备护理辅助人员，陪同患者检查、入院等；保安人员协助维持工作秩序，保障医护人员与患者的人身安全和财产安全。

素质提升

急诊分诊，合理调配医疗资源

急诊科作为医院的“窗口型”科室，直接反映了医院的综合医疗护理服务质量和诊疗技术水平，也是衡量医院整体管理水平的重要标志之一。急诊科是急危重症患者的聚集地，病种特点是急性发病、慢性病急性加重或突发意外伤害等。随着人们对健康重视程度的提升，加之急诊全年24小时开放及政策规定“无限制急诊”等，导致急诊就诊量持续增加，医疗服务需求不断提高。急诊科的管理工作应致力于提高急诊科工作效率及管理水平、优化急诊资源和空间使用率、提高急诊接诊应急能力；作为急诊科的医护人员，应牢记“敬佑生命、救死扶伤、甘于奉献、大爱无疆”的职业精神，具有良好的职业素养、扎实的理论知识、熟练的操作技能。

第二节　急诊分诊程序

一、常用急诊分诊系统

急诊科患者滞留现象和过度拥挤问题在我国各地医院中普遍存在，制约了急危重症患者救治质量的提升和社会医疗资源的优化利用。急诊患者由于病情急、重，对医疗服务的时限性和有效性要求更加迫切。基于我国的国情，原卫生部于 2011 年发布了《急诊病人病情分级试点指导原则（征求意见稿）》（表 4－1），切实考虑了我国大中城市综合医院急诊科的现状，并结合国际分类标准，根据患者病情危重程度和其所需医疗资源的情况，将急诊患者病情分为 4 级，分别为濒危患者、危重患者、急症患者和非急症患者。2012 年 9 月中华人民共和国国家卫生和计划生育委员会发布了《医院急诊科规范化流程》（WS/T390—2012）（以下简称《流程》）（表 4－2），2013 年 2 月 1 日起该《流程》正式实施，《流程》根据患者病情严重程度及患者占用的医疗资源数目将患者分为 4 级，确保危重患者得到优先救治，最大限度地利用有限的急诊医疗资源，保障患者安全。

表 4－1　病情严重程度分级

级别	标准	
	病情严重程度	需要急诊医疗资源数量
1 级	A 濒危患者	多人
2 级	B 危重患者	多人
3 级	C 急症患者	≥2
4 级	D 非急症患者	0～1

表 4－2　病情严重程度分级

病情严重程度	分级标准
A. 濒危患者	病情可能随时危及患者生命，包括气管插管患者，无呼吸、无脉搏患者，急性意识改变患者，无反应患者，需立即采取挽救生命的干预措施
B. 危重患者	病情有进展至生命危险和致残危险者，应尽快安排接诊
C. 急症患者	患者有急性症状和急诊问题，但目前明确没有危及生命或致残危险，应在一定的时间段内安排患者就诊
D. 非急症患者	轻症患者或非急症患者，患者目前没有急性发病情况，无或很少不适主诉

注：生命体征异常者，病情严重程度分级上调一级。

2015 年参照国外预检分诊标准具体指标，遵循国内《流程》的基本原则，经专家咨询论证后进行分诊标准的修订，制定了《急诊预检分诊标准流程》（图 4－1，表 4－3，表 4－4）。

表 4－3　急诊预检分级标准流程

分诊级别	指标维度	指标条目	响应时间
Ⅰ级（急危）	危急征象情况指标	心搏/呼吸骤停	
		气道阻塞/窒息需紧急气管插管/切开	
		休克征象/急性大出血	
		突发意识丧失/抽搐持续状态	
		胸痛/胸闷（疑急性心肌梗死/主动脉夹层/肺栓塞/张力性气胸/心脏压塞）	
		特重度烧伤/脑疝征象	
		急性中毒危及生命	

续表

分诊级别	指标维度	指标条目	响应时间
Ⅰ级（急危）	危急征象情况指标	脐带脱垂，可见胎先露部位/孕妇剧烈腹痛	即刻
		其他：凡分诊护士认为患者存在危及生命，需紧急抢救的情况	
	单项客观指标	脉搏≤40 次/分或≥180 次/分	
		收缩压 <70mmHg 或≥220mmHg	
		呼吸频率≤8 次/分或≥36 次/分	
		SpO_2 <85%	
		体温 >41℃或 <32℃	
	综合指标	MEWS≥6 分	
Ⅱ级（危重）	高风险（不需即刻抢救）/潜在危险情况	活动性胸痛，怀疑急性冠脉综合征但不需要立即进行抢救，稳定	<10min
		有脑梗死表现，但不符合Ⅰ级标准	
		腹痛（疑绞窄性肠梗阻/消化道穿孔/急性腹膜炎等）	
		中毒患者（但不符合Ⅰ级标准）	
		突发意识程度改变（嗜睡、定向障碍、晕厥）	
		糖尿病酮症酸中毒/骨筋膜室综合征	
		精神障碍（有自伤或伤人倾向）	
		阴道出血，宫外孕，血流动力学稳定	
		创伤患者，有高危险性受伤机制	
		其他：凡分诊护士认为患者存在高风险，但不需紧急抢救或潜在危险情况	
	单项客观指标	脉搏 41~50 次/分或 141~179 次/分	
		收缩压 70~80mmHg 或 200~219mmHg	
		SpO_2 85%~89%	
		疼痛评分 8~10 分	
	综合指标	MEWS 4~5 分	
Ⅲ级（急症）		MEWS 2~3 分或患者有急性症状和急诊问题	<30min
Ⅳ级（亚急性）	Ⅳa	MEWS 0~1 分或患者有轻微症状	<60min
	Ⅳb	没有急性发病情况或特殊门诊患者	<120min
高风险创伤机制患者或年龄 >90 岁，在原有分级基础上上浮一级			

注：高风险创伤机制：3m 以上跌倒；乘客甩出车外；同乘人员严重受伤或死亡。

表 4-4　MEWS 评分

	3	2	1	0	1	2	3
呼吸（次/分）	≥30	21~29	15~20	9~14		<9	
体温（℃）		≥38.5		35~38.4		<35	
收缩压（mmHg）		≥200		101~199	81~100	71~80	≤70
心率（次/分）	≥130	111~129	101~110	51~100	41~50	≤40	
AVPU 反应				A	V	P	U

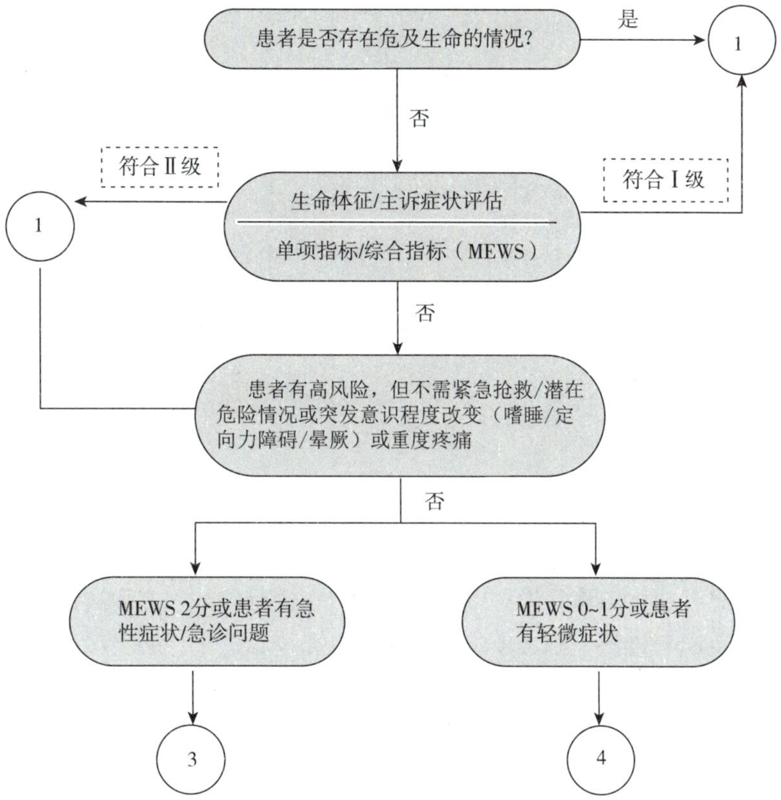

图4－1　急诊预检分诊标准流程

二、急诊分诊流程

分诊程序应简洁高效，当患者进入急诊就诊，急诊分诊护士就应立即启动分诊程序，一般要求在3～5min内完成。如果是120或其他交通工具转运来的患者，急诊分诊护士需到门口协助转运。在传染病或特殊疾病流行期间，必须做好必要的筛查工作，如新型冠状病毒肺炎流行期间，需先筛查患者的健康码和行程码并测量体温后，再进行急诊分诊，根据医院相关规定，安排疑似或传染病患者到隔离区域候诊或转诊，减少传染的机会。

（一）分诊问诊

问诊应重点突出，简短且有针对性，“主诉”是患者到急诊就诊的主要原因，要围绕主诉系统地询问患者相关问题，以免漏掉有意义的资料。意识模糊的患者可由患者的家属、朋友、警察、救护人员或协助转送人员提供有关资料，以便做出正确的判断。可应用以下模式进行问诊。

1. OLDCART　用于评估各种不适症状。其中，O（onset）表示发病时间，即“患者何时感到不适?”；L（location）表示发病部位，即“哪儿感到不适?”；D（duration）表示持续时间，即“感到不适的时间?”；C（characteristic）表示不适特点，即“不适的表现有哪些?”；A（aggravating factor）表示加重因素，即“是什么原因引起或者加重不适?”；R（relieving factor）表示缓解因素，即“有什么可舒缓不适?”；T（treatment prior）表示来诊前治疗方式，即“有没有服过药/接受过治疗?”。

2. PQRST　主要用于疼痛评估。其中P（provoke）表示诱因，即导致疼痛发生、加重的因素；Q（quality）表示性质，即疼痛的性质，如绞痛、钝痛、针刺样痛、刀割样痛、烧灼样痛等；R（radiation）表示放射，即有无放射疼痛，放射部位；S（severity）表示程度，即疼痛的程度如何，可应用疼痛评估工具（如0～10数字评分法）进行评估；T（time）表示时间，即疼痛开始、持续及终止的时间。急诊分诊护士亦可运用眼、耳、鼻、手等感官配合快速收集患者的客观资料。

（二）测量生命体征

问诊时同时测量生命体征，作为就诊的基本资料，包括血压、脉搏、体温、呼吸、血氧饱和度、意识清醒程度等。

（三）体格检查

体格检查伴随问诊或测量生命体征的过程中，包括观察患者的外观、皮肤的颜色、温度、步态行为、语言，如面色苍白、坐立不安、皱眉等。体格检查的原则是快速、熟练及有目的。

（四）分诊分流

根据患者的主观和客观信息，进行急诊分诊分级和分科。按照分诊分类结果，安排患者到相关区域和专科就诊。

（五）分诊护理

按照分诊级别安排就诊顺序，按患者所需给予适当的处理和帮助。病情复杂难以确定科别者，按照首诊负责制处理。危重患者应由急诊分诊护士先送入抢救室进行抢救，之后再办理就诊手续。任何需要紧急处理的危重患者，急诊分诊护士都必须及时通知医生和抢救护士，必要时配合抢救护士酌情予以急救处理，如 CPR、吸氧、心电监护、建立静脉通道等。在分诊过程中，除按常规分诊程序进行分诊之外，还应注意以下几点：①在初次评估中，全面评估患者的整体情况，如出现意识不清、气道不通畅、呼吸及脉搏不稳定，须立即送往抢救室实施抢救，遵循先抢救后补办手续的原则；②如患者创伤严重或生命危在旦夕，可不经过分诊处，直接送入抢救室实施抢救；③提高分诊准确率，定期评价急诊分诊系统，并对急诊分诊护士定期进行考核与培训，合理利用急诊科资源。避免出现分诊过度，特别是分诊为Ⅱ、Ⅲ级时，可能增加急诊医生与护士在单位时间内的急诊工作量，从而导致急诊资源的浪费；同时避免分诊不足，因其可能使重症患者因等待过久而延误治疗；④在我国多数急诊科，不仅需要分级还需要分科，如有分科异议，应按首诊负责制处理，即首诊医生先看诊再转诊或会诊，急诊分诊护士应做好会诊、转科等协调工作；⑤遇成批伤员时，应立即报告上级及有关部门，同时按所在医疗单位的相关规定，启动应急预案，进行快速检伤、分类处理。多发伤病员涉及两个专科以上的，如果需要专科救治，应该安排相对病情最重的专科会诊；⑥遇患者或疑似传染病患者，应按规定将其安排到隔离室就诊；⑦遇身份不明的患者，应先予以分诊处理，同时按所在医疗单位规定进行登记、报告，并做好保护工作。神志不清者，应由两名以上工作人员清点其随身所带的物品、钱财等，签名后上交负责部门保存，待患者清醒或家属到来后归还。

为保证分诊工作规范化及标准化，急诊科应制定分诊相关制度，并及时进行修订，使所有医护人员都能遵循分诊制度和分诊标准，既方便查询，又有利于急诊科进行分诊工作的评价及急诊分诊培训措施的制定。

（六）分诊记录

对于急诊分诊的记录，不同的医疗单位有不同的记录要求和格式，如电子记录或纸质记录。急诊分诊护士应该将患者的主诉以其说出来的字句记录于护理记录中。但分诊记录的基本要求是清晰、简单。基本记录内容包括：患者到达急诊的日期与时间、年龄与性别、主诉与症状、生命体征、病情严重程度分级、过敏史、分诊科室、入院方式、急诊分诊护士签名等。

三、急诊分诊护士的资质和要求

急诊分诊护士通常是第一个接触患者和家属的医护人员，必须要有专业的医疗护理知识、敏锐的直觉、敏捷的判断能力、丰富的工作经验、熟练的评估技巧以及良好的沟通能力，同时还需要对医院的行政体系有一定程度的了解，这样才能在最短的时间里正确分诊。急诊分诊护士要在 3～5min 内完成急诊患者的基本评估，然后根据病情严重程度分级。分诊的过程并不是要收集足够的资料进行确诊，而是通过收集简短的信息，在最短的时间内做出正确的判断。除此之外，急诊分诊护士有责任让各区域的人员工作顺畅。由此可见，急诊分诊工作是一项要求高，工作量大，工作节奏快，具有一定压力而又责任重大的急诊专科护理工作，需要综合能力较强的急诊护士来胜任此项工作。一般对急诊分诊护士基本要求如下：①接受急诊分诊系统的培训，或有 2～3 年以上的急诊工作经验，以确保急诊分诊质量；②善于沟通，掌握良好的沟通技巧，能够在短时间内迅速与来诊患者和家属建立良好的护患关系；③具备良好的心理素质，能够承受不同的外界压力，应对突发事件以及各种变化；④决策果断，应变能力强，具有较好的现场控制能力；⑤掌握急诊常见疾病、人体解剖学、病理学和生理学、疾病控制和感染预防的相关知识；⑥熟练掌握和应用护理评估技能评估患者；⑦能与其他科室及相关部门维持良好的人际关系；⑧熟悉医院的行政体系和相关规章制度；⑨善于学习，能够不断提高急诊分诊水平；⑩掌握急诊相关的法律医学知识；并具有较强的急救能力，能够完成或配合基本生命支持、高级心血管生命支持、高级创伤生命支持和儿童高级生命支持等急救技术。

目标检测

答案解析

一、选择题

（一）单选题

1. 急诊分诊最早可追溯到（　）
   A. 第一个早产婴儿监护中心的建立
   B. 第一次世界大战期间
   C. 克里米亚战争期间
   D. 北欧脊髓灰质炎大流行期间
   E. 第二次世界大战

2. 急诊分诊病情分级为Ⅰ级的患者是（　）
   A. 濒危患者　B. 危重患者　C. 急诊患者
   D. 非急诊患者　E. 骨折患者

（二）多选题

3. 急诊分诊中，属于Ⅰ级的患者有（　）
   A. 心搏/呼吸骤停　B. 急性大出血　C. 突发意识丧失
   D. 急性中毒危及生命　E. 特重度烧伤

4. MEWS 评分包括（　）
   A. 呼吸（次/分）　B. 体温（℃）　C. 收缩压（mmHg）
   D. 心率（次/分）　E. AVPU 反应

5. 急诊分诊中，属于Ⅰ级的患者有（　）
   A. 活动性胸痛
   B. 突发意识程度改变
   C. 腹痛（疑绞窄性肠梗阻、消化道穿孔、急性腹膜炎）

D. 精神障碍（有自伤或伤人倾向）

E. 没有急性发病情况或特殊门诊患者

二、简答题

简述急诊分诊的目的。

（宁艳娇）

书网融合……

本章小结　　微课　　题库

第五章　急诊护理评估

PPT

学习目标

1. 通过本章学习，重点把握初级评估和次级评估的内容。

2. 学会运用初级评估准确识别危及患者生命的病情，使用次级评估准确判断疾病或损伤的症状并决定就诊级别，具有甘于奉献、英勇无畏、生命至上的精神。

急诊护理评估又称急诊患者评估（patient assessment in emergency department），是常规收集急诊患者主观和客观信息的过程。急诊患者常因各种急性病就诊，其病情和临床表现与慢性病不同，尤其是急危重症患者，病情常较为危重，变化迅速，严重者甚至在短时间内死亡。因此，急诊护士在接诊患者时必须具备敏捷的思维，掌握系统的急诊护理评估方法，立即识别危及患者生命的状况，准确判断疾病或损伤的情况并决定就诊级别，达到最大限度挽救患者生命的目的。

急诊护理最初评估（initial assessment）分为两个阶段：初级评估（primary assessment）和次级评估（secondary assessment）。

情境导入

情境描述　患者，男，45岁。上楼途中突发胸痛，休息不能缓解，家人立即将其送入急诊。评估发现患者意识清楚，呈痛苦面容，皮肤湿冷，面色苍白，呼吸急促，BP 90/60mmHg，P 125次/分。

讨论　1. 该患者应重点评估哪个系统？

2. 为明确诊断，需为患者安排哪些检查，检查的顺序如何？

第一节　初级评估

微课

初级评估前，应首先评估环境是否安全，存在哪些危险因素，确保已执行医院相关安全规定和制度，针对血液和体液暴露的情况实施标准预防措施，有意识规避因离开分诊区带来的风险。需遵循的基本原则为：分诊台始终有急诊分诊人员，辅助工作人员处于机动状态并可以随时提供帮助。此外，急救设备作为环境安全的一部分，急诊护士应确保基础生命支持设备的可获得性并处于正常备用状态，在交接班后首先对工作区域的环境和设备进行检查，以优化诊疗环境、保障患者安全。

初级评估的目的是快速识别有生命危险需要立即实施救治的患者，评估内容包括：气道及颈椎、呼吸功能、循环功能、神志状况、暴露患者/环境控制，可简单记忆为ABCDE。如果发现其中任何一项不稳定，均应立即送往抢救室进行抢救。

一、气道及颈椎

气道及颈椎（A）评估患者能否说话，发音是否正常。判断气道是否通畅，有无导致气道异物梗阻的原因，如舌后坠、松脱牙齿/口腔内异物、呕吐物/分泌物、血凝块、口唇或咽喉部肿胀等，其中舌后坠是意识模糊患者气道梗阻最常见的原因。如患者气道部分或完全梗阻，应立即送入抢救室，采取抢救措施开放气道，怀疑颈椎有损伤的患者注意颈椎的保护及固定。

开放气道可采用仰头抬颏/颌法或托颌法，或通过负压吸引抽吸气道内的分泌物或异物、建立口咽气道或鼻咽气道、有效止血等措施保持气道通畅。对气道阻塞、换气不良或无意识患者，应做好气管插管的准备。

二、呼吸功能

呼吸功能（B）检查患者是否有自主呼吸，呼吸的频率、节律、深度、辅助肌的使用是否正常，胸廓有无起伏、两侧胸廓起伏是否对称，听诊两肺呼吸音是否对称，有无呼吸音减弱甚至消失的情况。还需要观察皮肤颜色、颈静脉充盈、气管位置、软组织和胸骨完整程度。对于外伤患者应注意是否存在气胸及其类型，是否合并胸腔大血管和脏器的损伤导致的换气功能障碍。

如果患者没有自主呼吸或呼吸不正常，应立即将患者送入抢救室，给予辅助呼吸，或进行气管插管。呼吸困难者，立即给予吸氧，利用球囊－面罩通气。辅助呼吸时，应特别注意有无气胸存在，如为张力性气胸，应及时予以处理，紧急时可用针刺减压；如为开放性气胸，可使用无菌敷料封闭胸部伤口。

三、循环功能

循环功能（C）检查有无脉搏，动脉搏动的次数、强弱、节律是否正常，外出血情况，毛细血管充盈时间，皮肤颜色（红润、苍白、黄、青紫）、湿度（干、湿）及温度（冷、暖、热），判断循环功能状况。通过测量血压了解循环功能，但应注意血压有时不能反映早期周围循环灌注不良状况。观察患者意识状态，当循环功能不良时，脑组织血流量灌注下降可导致意识障碍，但特别注意意识清醒的患者仍有潜在出血的可能性。皮肤颜色、湿度和温度可帮助判断创伤患者的有效循环血量情况，大量失血时，患者的面部和四肢可呈现苍白、灰白、发绀等颜色，皮肤出现湿冷等休克表现。

如果患者循环功能不良，应立即将患者送入抢救室，给予心电、血压监护，开放静脉通道。如果没有脉搏，立即进行心肺复苏，包括基础生命支持和高级生命支持。如果脉搏过快或过慢且伴有休克表现，应查找原因，及时给予对症治疗，如止血、输液、输血、药物治疗等。如果体温过低，根据具体情况决定是否给予保温措施。

四、神志状况

神志状况（D）评估患者是否有神经功能的缺损或障碍。评估患者是否清醒可应用“清、声、痛、否”，即 AVPU 法，简单快速进行评估。其中“清”为 A（alert）表示患者完全清醒；“声”为 V（vocal）表示患者对语言刺激有反应；“痛”为 P（pain）表示患者对疼痛刺激有反应；“否”为 U（unresponsive）表示患者对任何刺激都没有反应。如有意识改变，应检查瞳孔大小和对光反射情况，可应用格拉斯哥昏迷量表（glasgow coma scale，GCS）进行评分，并需进一步评估患者的神志状况。如患者意识不清、瞳孔大小不等、对光反射迟钝，提示患者出现颅脑损伤，如颅内出血或脑水肿等。

对于意识不清的患者，应将患者送入抢救室，保持气道通畅，维持呼吸功能，做好 CT 检查的各项准备，密切观察病情变化。对于情绪不稳定者，应注意患者、家属和医护人员的安全，必要的情况下可分隔候诊。

五、暴露患者/环境控制

暴露患者/环境控制（E）评估时可移除患者的衣物，以方便评估和识别潜在的疾病或损伤的情况。

如患者带有各类管道，查看管道是否通畅，固定是否牢靠，是否有明确的标记，保证管路的安全。同时注意给患者保暖并保护其隐私。

第二节　次级评估

如果初级评估后，患者的情况稳定，没有生命危险，应该进行次级评估。次级评估的目的是识别疾病与损伤的指征，评估内容包括：问诊、测量生命体征和重点评估。这些评估可以同时进行，应该在3～5min内确定分诊级别。

一、问诊

问诊的目的是了解患者就诊的原因。问诊护士需要具备良好的沟通技巧，关心患者，待人友善，态度中立平和，随机应变。问诊时应与患者有适当的目光接触，以示尊重。问诊前，先称呼患者，后进行自我介绍。如有陪诊者，也应友好地打招呼，并留意其与患者的关系。尽量用开放性的问题问诊，但如果患者答非所问，则需用引导性的问题进行提问，缩小范围，有效控制时间。要尊重患者的隐私，交谈时避免过多使用专业的医学术语，注意用词恰当，并进行细致记录。如有疑问，及时澄清，必要时做总结概述，同时注意控制问诊的时间。

注意陪诊者是否抢答问题，如情况允许，应先倾听患者的回答，再听陪诊者回答，注意比较参考。儿童、老人表达能力稍差时，应允许陪诊者帮助回答。注意患者及陪诊者的情绪反应、面部表情等，灵活提问。如为创伤，认真询问受伤过程，以评估直接、间接和相关伤势；如非外伤，询问发病的原因、诱发因素、病史、本次发病症状、用药及治疗效果等。

二、生命体征

生命体征是反映患者当前生理状况的重要指标，包括体温、脉搏、呼吸、血压和血氧饱和度，应按照患者需要进行测量。生命体征的测量可在次级护理评估之前进行，特别是救治危重或受伤患者时。测量时须注意细节和观察患者的行为举止，如对头部受伤、疑似脑卒中患者，测量生命体征同时可应用AVPU法判断意识，对意识障碍患者应用GCS评分，并注意评估患者瞳孔的变化情况。测量结果记录在门诊病历首页。

（一）体温

所有急诊就诊患者均应测量体温，因为有时体温异常可能是病情的唯一线索。

（二）脉搏

注意评估脉搏的频率、强弱、节律等。应特别注意避免对电子设备的过度依赖，而忽略了触摸脉搏评估心律失常的重要作用。评估脉搏时应排除心理或环境因素的影响，正常范围以外的脉搏可能是异常生理情况的反应，应注意鉴别。

（三）呼吸

对主诉呼吸系统问题，如哮喘、慢性阻塞性肺疾病、肺炎、创伤、气胸、血胸、胸骨或肋骨骨折、肺栓塞、药物中毒等患者，应评估呼吸频率、节律、深度、胸廓对称程度、辅助呼吸机应用等。

（四）血压

如果患者为出血、休克、创伤或药物中毒等，有必要测量左右上肢血压，计算脉压差（收缩压－舒张压）、休克指数（脉搏/收缩压）。如脉压差降低，说明心排血量降低，周围血管阻力代偿性增高；而

休克指数 >0.9 表示患者休克。

（五）血氧饱和度

测量脉搏血氧饱和度有助于评估呼吸或血流动力学受损、意识改变、严重疾病或损伤等，有助于判断疾病的严重程度或治疗的效果。

三、重点评估

重点评估内容主要是采集病史和“从头到足”（head to toe assessment）的各系统检查。不同的病变可能具有相同的症状，分诊护士需要结合患者主诉、生命体征及体格检查，必要时应用其他检查结果，进行综合分析和判断。分诊问诊的目的是为了判断疾病的严重程度，并非确诊，如病情变化或有疑问时应重新评估及分诊。

（一）精神

评估内容包括：①精神意识状态，是否意识混乱、不合作、有敌意、歇斯底里、定向力障碍；②语言能力，是否失语、是否有条理、是否流利、是否连贯、是否发音模糊；③行为，是否有暴力倾向、自杀、伤人、自闭、抑郁、躁狂、强制性重复；④外表，衣着是否清洁、是否不修边幅、衣着是否不恰当。

（二）脑

检查头、面和颈部是否对称，有无损伤。评估意识状况，通常应用 AVPU 法、GCS 评分；评估是否发生逆行性遗忘；注意有无四肢无力、头痛（发作频率、程度、形式）、头晕、恶心、呕吐、步态、血肿（位置、大小）等。

（三）五官

评估内容如下。①眼：观察瞳孔大小和对光反射是否正常；眼部有无红、肿、热、痛、流泪；眼部活动是否受阻、影响视力，有无视物模糊、复视；视线中是否有漂浮的混浊物或异物等。②耳：评估耳部有无疼痛、分泌物；有无外伤、耳痛、耳漏、耳聋、耳鸣、眩晕等。③鼻：评估有无鼻塞、鼻漏、鼻出血、打喷嚏、异物等；有无分泌物，鼻窦有无疼痛。④喉：评估有无咽喉痛、异物感、声音嘶哑、说话困难、吞咽困难、舌头肿胀、气管移位等。⑤口腔：评估口腔卫生情况，有无张口困难、牙痛、牙龈红肿或出血、流涎等。

（四）心脏

评估患者的心率、心律、血压情况；有无胸痛、放射痛、气促、出汗、心悸；有无恶心、面色苍白、颈静脉怒张、下肢水肿；舌下是否含服过硝酸酯类等药物，包括含服的时间、剂量、效果等。

（五）胸、肺

评估有无呼吸或气促、出汗、呼吸费力、喘鸣、咳嗽、咳痰（颜色、性状、量、咳出难易度）；评估呼吸频率（过慢/过快）、呼吸深浅、胸廓起伏是否对称。外伤者应注意有无伤口或胸壁挫伤、开放性气胸及大范围连枷胸等，呼吸时是否伴有疼痛，疼痛的部位和性质。

（六）胃、肠

评估有无恶心、呕吐（频率、呕吐物的颜色、性质、量）、有无便秘腹泻（腹泻的频率、颜色）和大便习惯；有无咖啡色呕吐物、黑便；腹痛（位置、压痛、反跳痛、肌紧张）；观察腹部情况（软/硬、平/胀）、肠鸣音（有/无/快/慢），有无胃、肠手术史。

（七）泌尿系统

评估排便的频率，有无尿频、尿急、会阴部疼痛及烧灼感、血尿情况（显著/不显著、有无血块），有无排尿困难、尿潴留、少尿、腰痛或肾区叩痛。

（八）生殖系统

评估女性患者的经期（末次月经/前一次，月经的持续时间、量、周期）。如为妊娠期，评估其胎数、周数、预产期，注意胎动（有/没有）、胎心、会阴部出血情况（流量、卫生巾用量、血块）、会阴部分泌物情况（颜色、流量、臭味），有无羊水漏出或者胎膜破裂、腹痛（频率、程度、性质、压迫感）等，如为经产妇，要了解生产方式为顺产或是剖宫产，有无流产史等。

（九）骨骼与肌肉

评估有无红、肿、局部疼痛、畸形、伤口、骨折、关节脱位、活动受限；触摸有无脉搏，检查毛细血管充盈时间（正常应小于 2s），评估肢体活动度（是否伴有疼痛、麻痹、感觉异常、皮肤苍白等）。可应用 6P 法进行评估，即有无：痛（pain）、苍白（pallor）、麻痹（paralysis）、感觉异常（paraesthesia）、无脉搏（pulselessness）、压迫感/压力（pressure）。

四、动态评估

动态评估是指对急诊待诊患者进行动态观察，一般应每隔 5 ~ 10min 再评估一次，视病情变化进行必要的分类与就诊顺序的调整等；在分诊后护士应对患者的需求始终保持警觉；另外，对留在急诊监护室、观察室患者需进行入室再评估。

在急诊工作的全过程中，护士是抢救工作的重要力量，对患者的预后起着举足轻重的作用。因此，要求在急诊科工作的护士明确急诊工作特点与流程，做到心中有数，工作有序，提高工作效率与诊疗护理质量。

素质提升

急诊科护士的重要素养

医学本身承载着关爱人类、治病救人的崇高职能，具有普世价值，随着“生物 - 心理 - 社会医学模式”的转变，其价值表现更为凸显。作为一名急诊科护士不仅要有广博的知识和精湛的技术，还要有高尚的医德医风和对患者的仁爱之心。应该具有“五心”（即真诚心、爱护心、关怀心、同情心、忍耐心）和“四要”（即要善于运用沟通技巧、要善于总结经验教训、要始终虚心学习、要具有良好的职业认同感）。急诊科的护士还要具有较好的“爱伤观念”，体现出：对健康和生命的终极关爱；去功利的人生价值观；不拘成规、勇于探索的精神品格；审慎严谨、时时自省的行医作风。

第三节　急诊护理评估思维特点

急诊患者具有病情危重、救治时间紧迫、检查评估有限等特点，急诊护士必须具备独特的急救思维方式和急救观念，在接诊患者时抓住主要矛盾，善于寻找威胁患者生命的最主要问题，区分轻重缓急，边评估边给予一定的处置。

一、急诊护理评估思维具体特点

（一）时效性

时效性是急诊护理评估思维的一个突出特点，尤其是急危重症患者对时效性的要求尤为凸显。急诊护士常是接触患者的第一个专业人员，应在最短时间内对危及患者生命的症状做出初步评估和正确判断，给予适当的处置和抢救措施，为挽救患者生命争取时间，为医生诊治提供有效的信息。

（二）针对性

受时间紧迫和资料有限的约束，对大多数急危重症患者很难收集完整的信息。急诊护理评估的原则是重点收集急危重症主要的、需要在急诊解决的问题，而不过度要求得到疾病完整的信息。有些特殊患者，如昏迷、中毒等，甚至无法提供确切的信息。对短时间内无法查清病因的患者，可针对其主要症状进行诊治，待患者病情稳定后，再进一步收集资料，为后续治疗和分流提供准确依据。

（三）动态性

急诊患者的病情以随时变化为主要特点，随着检查和治疗的进行，一些开始未出现或未察觉的情况逐渐表现出来。此时，应重新进行初级评估以增补和修正既往收集的患者资料，必要时采取紧急抢救措施。

二、急诊护理评估实践要求

（一）区分四条界限

四条界限即致命与非致命、即死与非即死、器质性与功能性、传染性与非传染性。前三条界限的区分是为了突出急诊的专科急救功能，最后一条界限的区分主要在于防止急性传染病的漏诊和传播。

（二）重视生命体征

生命体征虽然只有体温、脉搏、呼吸、血压四项，但却能直接反映病情的严重性。对于生命体征的异常表现，都应予以重视并积极处理。突发急症的患者，病情较为不稳定，有潜在的生命危险。尽管确诊疾病很重要，但实际工作中往往在疾病未确诊前，生命体征就已出现异常表现，这时应遵循先救命后治病的原则，一边稳定生命体征，一边协助医生明确诊断，不可延误抢救时机。

（三）合理安排检查顺序

当患者需要进行多项检查时，应与医生充分沟通，合理确定检查顺序，可基于以下几点综合考虑：①患者最可能的病因；②哪种疾病威胁生命，需要首先被诊断；③患者最需要且方便的检查方式。

（四）警惕高危疾病

急诊科的首要任务是抢救生命，对于具有致命危险的高危急症，应随时保持高度的警惕性，如大失血、呼吸心搏骤停、急性中毒、异位妊娠、颅内出血、严重外伤、急性心肌梗死、主动脉夹层、张力性气胸、肺栓塞等。

目标检测

答案解析

一、选择题

（一）单选题

1. 导致患者气道梗阻最主要的原因是（　）

A. 口腔内异物　　B. 牙齿松脱　　C. 舌后坠
D. 咽喉部肿胀　　E. 血凝块

2. 在初级评估前，应先进行的评估是（　）
A. 评估环境　　B. 评估气道和颈椎　　C. 评估呼吸
D. 评估循环　　E. 评估神志

（二）多选题

3. 急诊护理最初评估包括（　）
A. 初级评估　　B. 次级评估　　C. 重点评估
D. 全面评估　　E. 生命体征评估

4. 急诊护理评估思维的具体特点包括（　）
A. 实效性　　B. 针对性　　C. 动态性
D. 敏捷性　　E. 突发性

5. 神志评估常用（　）
A. AVPU 法　　B. GCS 评分　　C. 睁眼反射
D. 瞳孔对光反射　　E. 膝跳反射

二、简答题

简述急诊护理评估思维的具体特点。

（宁艳娇）

书网融合……

本章小结　　微课　　题库

第六章　心搏骤停与心肺脑复苏

PPT

学习目标

1. 通过本章学习，重点掌握心搏骤停的病因、临床表现；心肺脑复苏的概念、一般程序和方法。

2. 学会为心搏骤停的患者进行紧急处置的急救技能，具有冷静果敢的评估思维、良好有效的沟通能力、团队协作的急救意识。

心搏骤停是临床上极为严重的急症，需立即进行复苏。早期复苏抢救对提高患者的存活率和改善复苏后的生活质量具有十分重要的意义。医务人员除了应该沉着熟练地进行现场救护外，同时还可以利用自身医学优势进行心肺复苏的普及教育，引导社会民众正确、快速识别心搏骤停，以便第一时间进行复苏救护。

情境导入

情境描述　患者，男，65 岁。今早在公园进行晨练时突然感到心悸，随即倒地，观之面色苍白，呼之没有反应，胸廓也未见起伏。周围熟识的老人称，患者既往有冠心病史。

讨论　1. 患者最有可能发生了什么？

2. 应该如何对患者实施现场急救？

第一节　心搏骤停

一、概述

心搏骤停（sudden cardiac arrest，SCA）是指由于各种原因造成的心脏突然停止搏动，有效射血功能丧失，引起全身组织细胞严重缺血、缺氧和代谢障碍，随即出现意识丧失、脉搏消失、呼吸停止的体征。

心源性猝死（sudden cardiac death，SCD）是指在未能预料的、突发心脏症状 1h 内，由心脏原因引起的死亡。

心搏骤停后患者进入“临床死亡”（clinical death）阶段。此时，及时给予正确有效的复苏措施，患者的生命则有可能被挽救，而未得到及时有效治疗的患者将迅速进入不可逆转的生物学死亡阶段，引起心源性猝死。

二、引起心搏骤停的常见原因

引起心搏骤停的常见原因主要有以下两类。

（一）心源性因素

由心脏本身的疾病引起的心源性心搏骤停，见于冠心病、心肌炎、心肌病、风湿性心瓣膜病、严重心律失常等。其中，冠心病是心源性因素中引起心搏骤停最常见的原因，约占80%。

（二）非心源性因素

由心脏以外的疾病引起，具体如下。

1. 呼吸因素　如溺水、呼吸道梗阻、窒息等，会导致呼吸、心搏骤停。

2. 严重电解质及酸碱失衡　严重的低钾血症、高钾血症以及酸中毒或碱中毒均会引发心搏骤停。

3. 意外事件　触电、雷电击伤等电流通过心脏会造成心搏骤停，严重创伤、休克等也会引起心搏骤停。

4. 其他　急性药物中毒，麻醉或手术意外，某些诊断性操作如血管造影、心导管检查等。

三、心搏骤停的临床表现

心搏骤停后，全身各组织细胞缺血、缺氧，而脑对缺氧最敏感。由于脑血流量急剧减少，5～10s患者即发生意识丧失；15s以上可能会出现阿－斯综合征，表现为抽搐；20～30s，由于脑组织中尚存的少量含氧血液可短暂刺激呼吸中枢，呼吸可呈叹息样或短促痉挛性呼吸，随后呼吸会停止；1～2min瞳孔会散大固定；3min出现脑细胞水肿，4～6min后，脑细胞由于严重缺氧会出现不可逆性的永久损害；数分钟后即可从临床死亡发展到生物学死亡。

（一）临床症状及体征

1. 意识突然丧失，或伴有短暂的抽搐。
2. 大动脉搏动消失，血压测不出。
3. 呼吸断续或呈叹息样呼吸，随后停止。
4. 面色、口唇、甲床、皮肤等呈苍白或青紫。
5. 瞳孔散大或固定，对光无反射。

（二）心电图类型

心搏骤停的心脏电生理活动及心电图表现可分为以下三种类型。

1. 心室颤动（ventricular fibrillation，VF）　最常见，占心搏骤停的72%～80%，是心室肌极不规则、快速而又不协调的颤动。心电图表现为QRS波群消失，代之以形态各异、大小不等的颤动波，频率为200～500次/分（图6－1）。

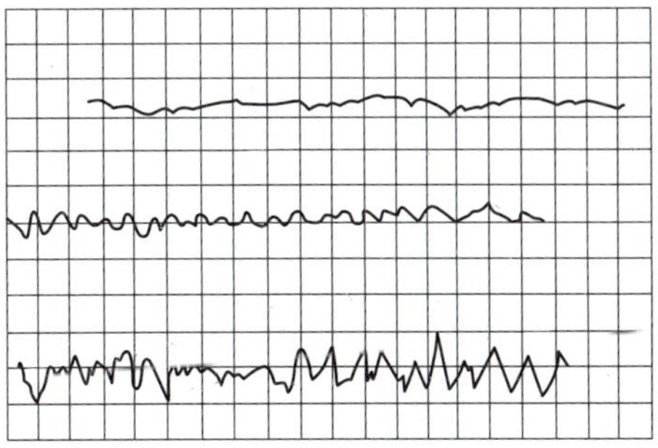

图6－1　心室颤动

2. 心电－机械分离　又称无脉性电活动（pulseless electrical activity，PEA），指心肌存在电活动，但不能进行有效的机械收缩。心电图表现为间断出现的QRS波群，振幅较低、宽而畸形，频率多在20～30次/分以下（图6－2）。

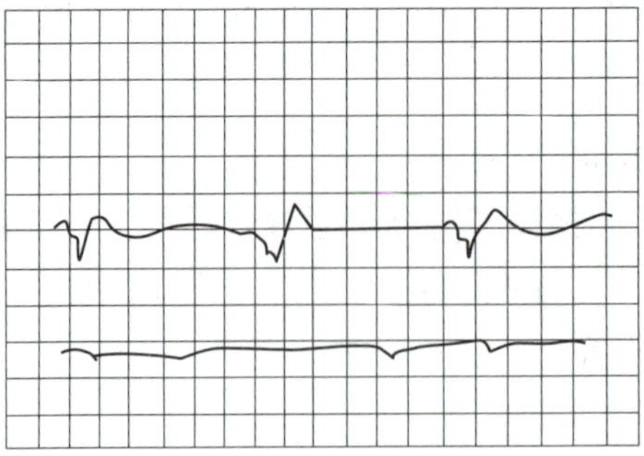

图 6－2　无脉性电活动

3. 心室停搏（ventricular asystole）　心脏静止，心室肌完全丧失电活动，心电图呈一直线，偶见 P 波。

以上三种心电图表现虽各不相同，但其共同的特点是心脏丧失排血功能，故听不到心音，外周也摸不到脉搏。

四、心搏骤停的诊断依据

患者突然意识丧失伴大动脉（如颈动脉、股动脉）搏动消失是心搏骤停的主要诊断标准。若患者此时在心电监护状态下，则结合心电监护很容易诊断心搏骤停。

若是非专业人员，发现患者意识丧失且无自主呼吸，则视为患者发生心跳、呼吸停止。

素质提升

敬佑生命、救死扶伤

对心搏骤停的患者来说，时间就是生命。近年来，经常有报道医护、医学生等路遇突发心搏骤停的患者（如 2020 年 4 月 21 日晚“外卖小哥倒地、护士勇敢施救”），她们毫不犹豫地挺身而出，与死神赛跑，紧急抢救心搏骤停患者的生命，为患者进行心肺复苏、AED 除颤操作，展现了医务工作者时刻牢记自己的神圣使命，弘扬“敬佑生命、救死扶伤”的职业精神。教学中教师指导学生查阅资料，汇报全世界、全国每年发生心搏骤停的情况，分享院前急救知识的掌握以及参与急救意愿的现状调查结果，强调正确且及时进行院前急救的重要性，从而引导学生热爱、尊重生命，爱岗敬业，守护人类“心”的健康，鼓励学生接过前辈手中的蜡烛，传递光与爱的力量。

第二节　心肺脑复苏

微课

心肺复苏（cardiopulmonary resuscitation，CPR）是指针对心搏骤停患者，使其心跳、呼吸恢复的抢救措施，即用心脏按压形成人工循环、用人工呼吸代替自主呼吸以促使患者恢复心跳和呼吸。心搏骤停一旦确诊，应立即抢救，进行心肺复苏，尽快恢复自主循环（ROSC），并恢复脑功能，患者才能称为完全复苏，故现在复苏提倡心肺脑复苏（cardiopulmonary cerebral resuscitation，CPCR），即指心跳、呼吸骤停的患者恢复循环、呼吸和脑功能的复苏技术。

CPR 与心血管急救（emergency cardiovascular care，ECC）指南是由多名国际复苏专家和美国心脏协会（AHA）心血管急救委员会及专业分会进行深入探讨后制定编写，约每5年修订再版，不断修改完善。针对心搏骤停患者，目前指南更新的成人“生存链”主要如下。

院前急救“生存链”：①尽快启动应急反应系统；②高质量CPR；③尽早除颤；④高级心肺复苏；⑤心搏骤停恢复自主循环后治疗；⑥康复（图6-3）。

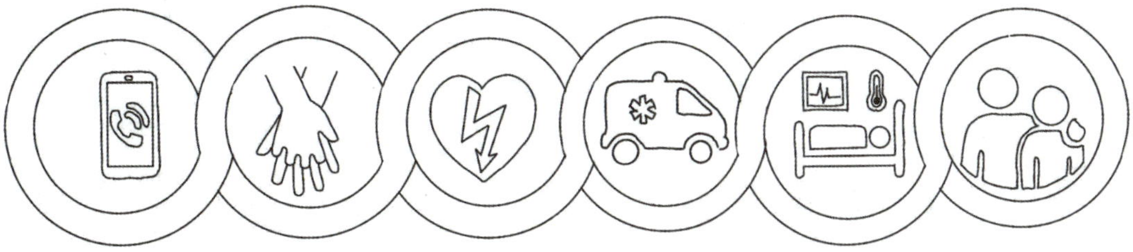

图6-3　院前急救“生存链”

院内急救“生存链”：①早期识别与预防；②尽快启动应急反应系统；③高质量CPR；④快速除颤；⑤心搏骤停恢复自主循环后治疗；⑥康复（图6-4）。

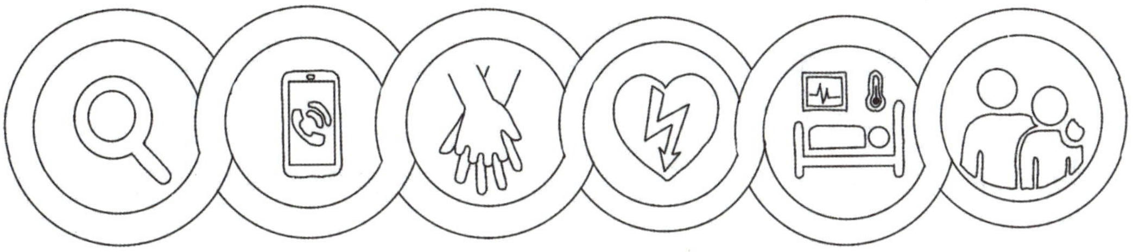

图6-4　院内急救“生存链”

心肺脑复苏是挽救心搏骤停患者生命的抢救措施，强调的是心、肺、脑复苏3个主要环节，主要包括三个阶段：基础生命支持（basic life support，BLS）、高级心血管生命支持（advanced life support，ACLS）和心搏骤停后治疗。

一、基础生命支持

基础生命支持又称现场复苏，主要由胸外心脏按压（circulation，C）、开放气道（airway，A）、人工呼吸（breathing，B）和除颤（defibrillation，D）四部分组成。

（一）评估

首先评估现场环境，确保环境安全，或尽可能做好自身防护后，快速解除不安全因素，或快速将患者转移到相对安全的环境后，评估伤情。

1. 判断意识　轻轻拍打患者肩部，同时在其两侧耳朵旁边大声呼叫患者，若患者没有任何反应，即可判断为患者意识丧失。

2. 呼救　发现患者意识丧失后，应紧急呼救，初步评估患者没有脉搏和呼吸后，确定其发生心搏骤停，应立即请周围的人帮忙拨打120、获取自动体外除颤仪（AED），尽早启动急诊医疗服务体系。

3. 判断脉搏、呼吸　施救者位于患者一侧，若为专业人员，用一只手的示指和中指的指尖平齐并拢，找到气管，男性可先触及喉结，然后向旁移动一到两指或2~3cm，下滑到气管与胸锁乳突肌之间的肌沟内即为颈动脉处，轻轻触摸有无颈动脉搏动（图6-5）。同时，可通过一看（看胸廓是否起伏）、二听（听有无呼吸音）、三感觉（感受有无呼吸气流）来判断呼吸，如摸不到颈动脉、患者没有呼吸或仅仅是叹息样呼吸，则说明患者发生心搏骤停（图6-6）。施救者若为非专业人员，可直接观察胸廓有无起伏来判断呼吸，没有呼吸或仅仅是喘息，说明患者发生心搏骤停。此时，应立即抢救，进行现场心肺复苏。

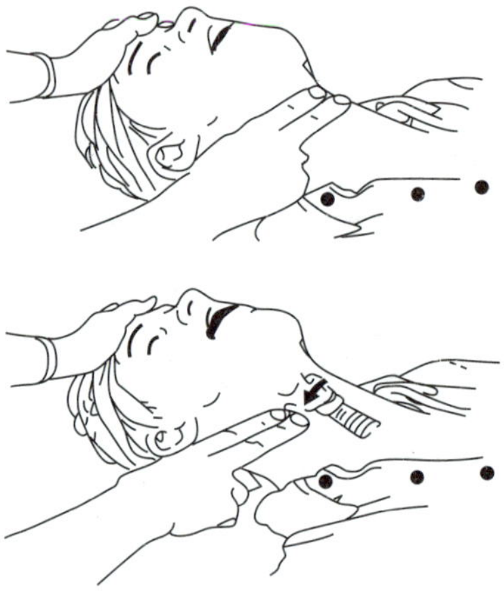

图 6-5　触摸颈动脉搏动

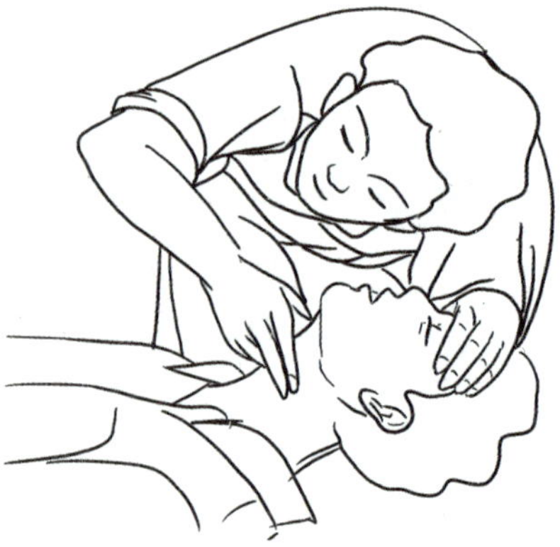

图 6-6　触摸颈动脉搏动同时判断呼吸

注意事项：①判断脉搏时触摸颈动脉不可用力过猛，且不能两侧同时进行，以防阻断脑血流，影响脑供血；②判断脉搏和呼吸的时间至少5s，但最好不要超过10s。

（二）胸外心脏按压

胸外心脏按压又称人工循环（circulation，C），是通过持续而有规律地按压胸骨，促使心脏收缩排血，形成人工循环。

1. 体位　迅速将患者置于平地上或硬板床上，若患者在软床上，去枕、在其躯干下垫以平木板或按压板，使之躯干下为一坚实的平面。摆复苏体位，即仰卧位，使患者的头、颈、躯干在同一直线上，双手置放于躯干两侧，身体没有扭曲。最好解开其上衣暴露胸部，便于实施救护。

2. 按压部位　胸骨下段，胸骨中、下1/3交界处（图6-7）。施救者手的示指和中指的指尖平齐并拢，沿肋弓下缘向上滑行至两侧肋弓的汇合点，即胸骨下切迹处，该切迹上方两横指处即为按压区（图6-8）。若患者为男性，则快速定位两乳头连线中点。

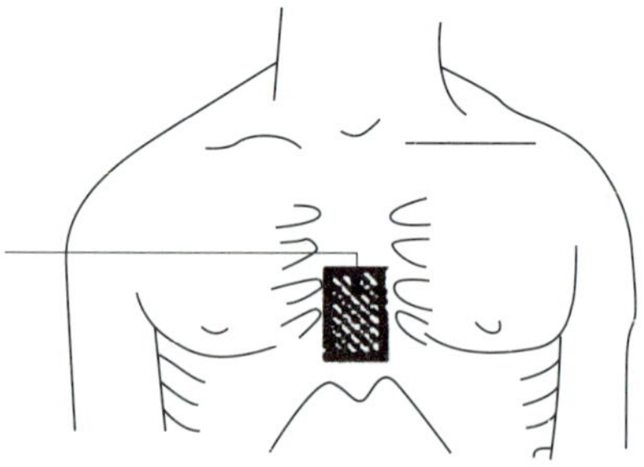

图 6-7　胸外心脏按压部位

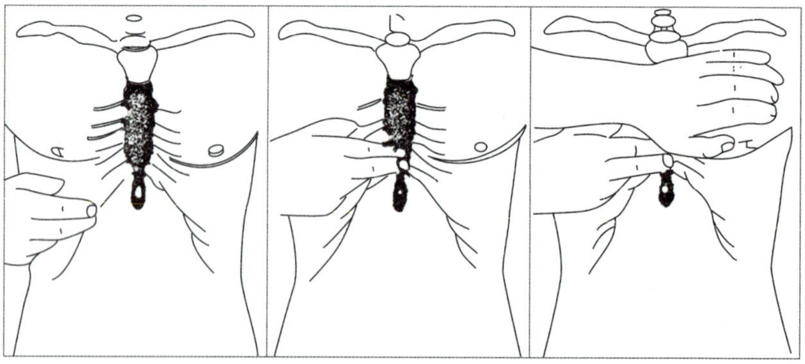

图 6-8　胸外心脏按压定位方法

3. 按压姿势与方法　施救者位于患者肩颈侧旁，上半身前倾，腕、肘、肩关节伸直，将一只手掌的掌根部置于按压点，另一手掌根部重叠在该手背掌根部，两手手指交叉紧扣、翘起、脱离胸壁。施救者双上肢绷紧垂直于患者胸壁，以髋关节为支点，利用上半身重量垂直向下用力按压胸骨，促使心脏收缩排血，随后放松使胸廓自行复位（图6-9）。

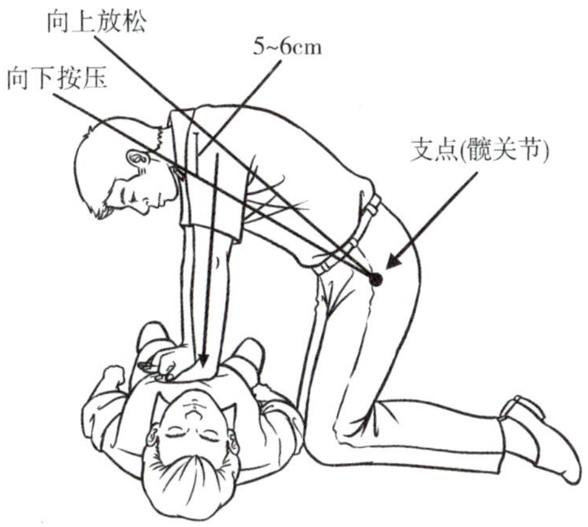

图6-9 胸外心脏按压姿势

4. 按压深度 胸廓前后径的1/3，即成人为至少5cm，最好不超过6cm。

5. 按压频率 100~120次/分，连续按压30次（15~18s内完成）后，进行2次人工呼吸。

注意事项：①安置体位时怀疑有颈椎损伤时按颈椎伤处理，应注意保护患者的头颈部；②若难以脱掉患者衣服，则可隔着衣服进行胸外心脏按压，但当AED到达后，必须脱掉所有上衣暴露患者的胸部，因为AED电极片应该直接贴在患者裸露的胸壁上，而不可以贴在衣服外面；③按压与放松过程中手掌根部不得离开胸壁，确保定位准确；④按压与放松时间相等，每次按压后应使胸廓充分回弹，以利于血液充分回流使心脏充盈；⑤按压应连续、有规律，尽可能不中断，如有中断，控制中断时间不超过10s。

（三）开放气道（airway，A）

呼吸道通畅是进行人工呼吸的先决条件。

1. 清除呼吸道异物 在开放气道之前，检查患者颈部有无损伤，无损伤时将患者的头偏向一侧，检查患者口腔有无异物及活动义齿。如有，清除口腔异物，取出活动义齿。

2. 常用开放气道的方法 根据患者的伤情选择不同开放气道的方法。

（1）仰头举颏法 颈部无损伤时常采用此法开放气道。施救者一手的小鱼际置于患者前额与发际交界处，用力向后压使其头后仰，同时，另一手的示指和中指将颏部向上、向前提起下颌，使下颌角与耳垂的连线与地面垂直，达到充分开放气道（图6-10）。

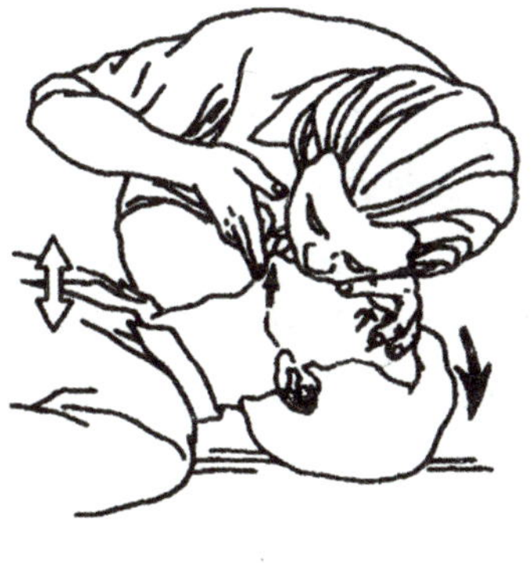

图6-10 仰头举颏法开放气道

（2）双手托颌法 适用于颈椎损伤或怀疑有颈椎损伤者，可避免进一步脊髓损伤。施救者两侧肘部支撑在患者头部两侧的平面上，两手拇指分别置于患者两侧口角旁，其余四指托住两侧下颌骨，用力向上抬起下颌，以充分开放气道（图6-11）。施救者的示指、中指不要压住颏下软组织，以免阻塞气道。

在心肺复苏的全过程中，要始终保持气道通畅。

（四）人工呼吸（breathing，B）

正常人摄入的空气中含氧约21%，而人呼出的气体含氧量为16%~18%，故可行人工呼吸使气体被动进入和排出患者肺脏，以保障氧的供给和二氧化碳的排出。开放气道后，须立即行人工呼吸，连续吹气2次。常用的人工呼吸方法有：口对口、口对鼻、口对口鼻、口对面罩人工呼吸。

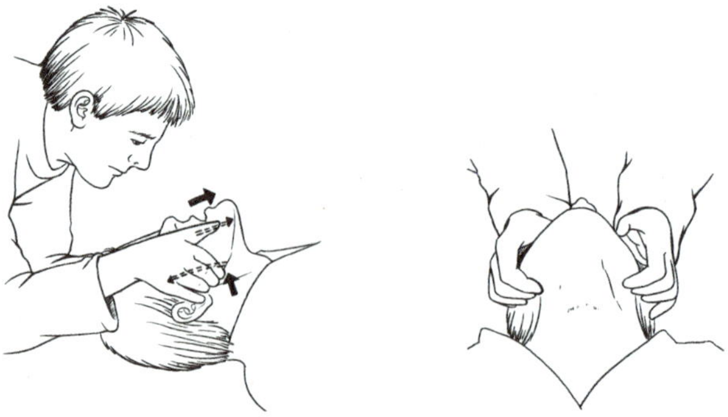

图 6-11　双手托颌法开放气道

1. 口对口人工呼吸　此种方法简单易行、潮气量大，是呼吸复苏的首选方法。持续保持气道开放；施救者用开放气道时压在患者前额那只手的拇指、示指捏紧患者的鼻孔，另一手将嘴唇分开；吸气后，施救者的嘴完全包住患者的口，然后用力向内吹气，吹气时间约 1s。同时，观察胸廓抬起情况。胸廓抬起，说明呼吸有效。随后立即与患者口部脱离的同时松开捏紧鼻孔的手指，患者借胸廓和肺的弹性回缩被动地完成呼气，胸廓下落；在此期间施救者换气（图 6-12）。单纯的急救呼吸频率为 6s/次，每次吹气量为 500～600ml。口对口人工呼吸成功的前提条件为：充分打开气道，捏紧鼻孔、施救者的口包紧患者的口不漏气（或有便携面罩的情况下，面罩贴紧患者口鼻不漏气）。人工呼吸成功的标志是患者胸廓抬起。

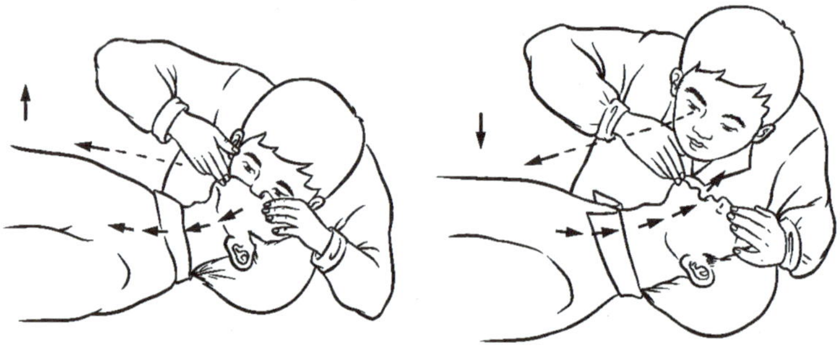

图 6-12　口对口人工呼吸

2. 口对鼻人工呼吸　适用于不宜行口对口吹气者，如牙关紧闭、不能张口、口对口封闭困难、口腔周围严重外伤等。保持气道开放；施救者以一手的小鱼际侧压住患者前额使其头后仰，另一手托起其下颌使口完全闭合；然后吸一口气，用双唇包住患者鼻部，用力向其鼻孔内吹气。若患者鼻出血或鼻阻塞，则禁用口对鼻吹气，防止将血液或阻塞物吹入气管内。

3. 口对口鼻人工呼吸　适用于婴幼儿。婴幼儿平卧，保持气道开放（头略后仰，下颌轻轻向上抬起使口、鼻孔充分开放）；施救者吸气，用口包紧婴幼儿口鼻不漏气；进行吹气。吹气的同时观察患儿胸部抬起情况。注意：防止过度开放婴幼儿气道，防止潮气量过大。

4. 口对面罩人工呼吸　通过口对呼吸面罩吹气，可避免施救者与患者直接接触，利于个人防护。操作方法为将面罩尖端向上置于患者口鼻，开放气道时压在患者前额那只手的拇指、示指放在面罩的两侧边缘，另一只托起下颌的手的拇指放在面罩的下缘固定，维持气道通畅的同时双手固定面罩边缘，紧贴于患者口鼻不漏气，经面罩通气至患者胸廓抬起。

连续 30 次的胸外心脏按压后，吹气 2 次，如此反复进行，5 个循环为一个周期（图 6-13）。对成人进行心肺复苏时，无论是单人操作还是双人操作，胸外心脏按压与人工呼吸之比均为 30∶2。

（五）除颤（defibrillation，D）

心搏骤停时最常见的心电图表现是室颤，而终止室颤最有效的方法就是电除颤。除颤的时间至关重要，每延迟除颤 1min，复苏成功率下降 7% ~10%。因此，心搏骤停后在尽早开始 CPR 的同时要尽早获取除颤仪行电除颤。

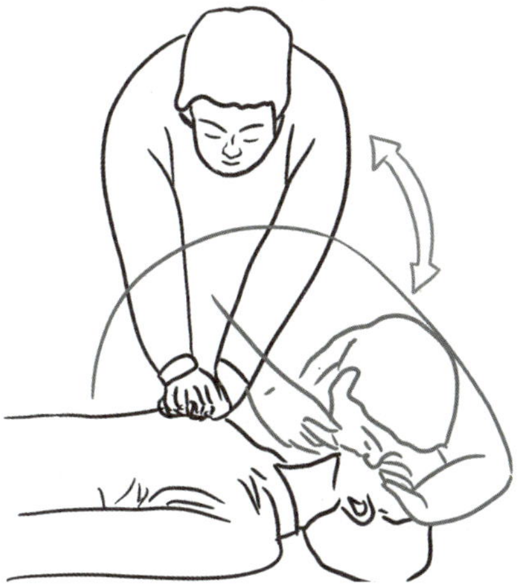

图 6－13　按压、吹气交替反复

自动体外除颤仪（automated external defibrillator，AED）是一种便携式的除颤仪器，它可以识别患者的心律，针对心室颤动和无脉性室性心动过速的心律，给予电击。AED 有语音提示和屏幕显示，操作简便易行，是一种可以被非专业人员使用的用于抢救心搏骤停患者的医疗设备。目前，全国已有众多公共场所配置 AED 等急救设施。

1. 原理　借用除颤器向患者胸廓放电或直接作用于心脏，足够的电能可使全部或大部分心肌在瞬间同时发生除极化，此后，心脏自律性最高的窦房结则重新引发心脏电活动，从而恢复有规律的窦性心律。

2. 操作方法

（1）开启 AED　获取 AED 后，打开仪器外包装，开启机器。

（2）根据语音提示操作

1）患者准备　去除患者胸前衣物，充分暴露胸壁，因接下来的 AED 电极片需要直接与患者胸壁接触，不可以贴在衣服外面。

2）粘贴电极片　取出电极片，按电极片上图示，将电极片粘贴在患者裸露的胸壁上。成人电极片上图示一个电极片贴于患者胸骨右缘锁骨下方，另一个电极片贴于患者心尖的外下方（左侧乳头外下方）（图 6－14）。

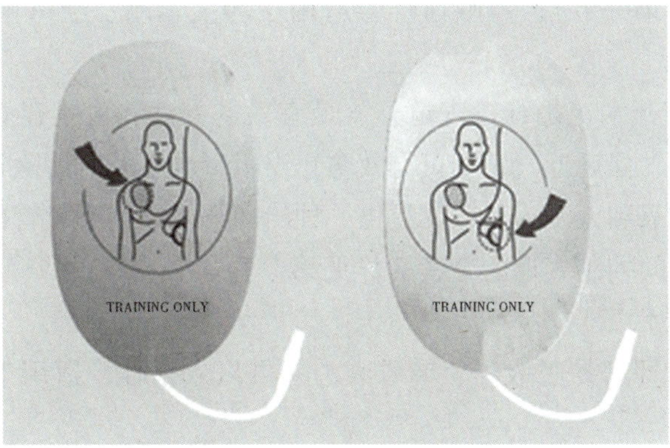

图 6－14　电极片粘贴图示

3）连接导联线　先将导联线与电极片连接，再连接到 AED 机器上。

4）分析心律　分析心律时，为准确获取患者的心律情况，周围所有操作者请不要接触患者。

5）是否建议电击　如果 AED 识别出心室颤动或无脉性室性心动过速的心律，则会建议电击，否则，AED 会发出不建议电击的语音提示。建议电击时，机器会自动充电。

6）远离患者　请务必不要接触患者。操作者核实无任何人与患者和电极有直接或间接的接触，以便接下来实施安全电击。

7）放电　按下放电按钮实施电击。

8）继续 CPR　如患者心律未转复成功，继续 CPR 约 2min 后 AED 会再次从分析心律进行语音提示，反复进行。

3. 注意事项　①AED 电极片应该直接粘贴在患者裸露的胸壁上，一定不可以贴在衣服外面；②若患者在水中，必须将其从水中移出，并擦干患者胸壁后再使用 AED；③不可以在起搏器正上方粘贴电极片。

（六）心肺复苏有效的表现

如前评估时的方法一样，首先同时检查脉搏和呼吸。如出现以下表现，说明复苏有效。

1. 大动脉搏动恢复。按压期间，每次按压可以摸到颈动脉搏动，说明按压有效。而按压停止后，仍可触摸到颈动脉有搏动，说明患者已恢复自主循环（ROSC）。

2. 自主呼吸恢复。

3. 面色、口唇、甲床、皮肤由于自主循环恢复，发绀或苍白会消失，色泽转为红润。

4. 散大的瞳孔较前变小，对光反射恢复。

二、高级心血管生命支持

高级心血管生命支持（ACLS）是在基础生命支持（BLS）的基础上，由医疗单位的专业人员借助医疗辅助器械、特殊技术、急救药物等，为患者提供进一步的呼吸和循环支持，主要包括心电监护、建立人工气道予以呼吸支持、建立静脉通道给予药物治疗、电除颤、起搏等。

（一）呼吸支持

1. 人工气道　徒手开放气道虽然可以迅速解除由舌头或上呼吸道肌肉松弛带来的气道梗阻，但是费力且不易维持，故可借助器械尽早建立人工气道，以利于更好地提供氧气、纠正低氧血症。

（1）通气管　适于无意识、没有咳嗽或咽反射的患者，可使患者舌与口咽后壁分开，防止舌后坠，维持气道开放。包括口咽通气管（OPA）和鼻咽通气管（NPA），口咽通气管适用于浅昏迷而无需气管插管的患者（详见第十五章第一节）；鼻咽通气管适用于牙关紧闭、经口植入导管困难的颌面部创伤患者。

（2）气管插管、气管切开术　是维持气道开放最有效的方法，也是建立人工气道的可靠途径。优点：①可持续维持气道通畅，保证通气；②可有效防止误吸，利于及时清除气道分泌物；③可与简易呼吸器或呼吸机相接，便于供氧和人工通气；④提供一种给药方式，利于气管内给药。气管切开术适用于心肺复苏后仍然需要较长时间控制气道的患者（详见第十五章第一节）。

2. 机械通气（详见第十六章）

（1）球囊－面罩通气　即简易呼吸器，节省人力、供氧效果佳，适用于有气管内插管患者和转运途中患者的呼吸支持。

（2）呼吸机　是最有效的通气供氧方法。呼吸机可以自动控制人工呼吸，加压给氧可以减少呼吸道死腔，保证足够供氧，改善通气、换气功能。

（二）药物治疗

1. 用药目的

（1）激发心脏复跳，增加心肌收缩力，防治心律失常；改善心、脑血流灌注量；提高室颤阈，促进心肌恢复自主收缩，为除颤创造条件。

（2）纠正水、电解质和酸碱失衡，减轻酸血症，让其他血管活性药物能发挥更大的效应。

2. 给药途径

（1）静脉途径　心肺复苏后首选静脉给药，特别是近心外周大静脉，除非中心静脉通路已经存在。

常经肘静脉插管到中心静脉给药，经肘静脉穿刺不影响 CPR 操作，效果可靠，作用迅速。

（2）气管给药　患者静脉开放困难或行气管插管后，可经气管给药，如肾上腺素、利多卡因、阿托品等，可通过气管、支气管黏膜被迅速吸收进入血循环，但因药物可被气管内分泌物稀释或因气管黏膜血循环不佳而减慢吸收，需用较大剂量，一般用药量是静脉给药量的 2～2.5 倍，用 5～10ml 灭菌注射用水或者生理盐水稀释后直接注射到气管导管内。

（3）骨内给药　适应于所有年龄段，尤其是小儿。如未能建立静脉给药和气管给药途径时，可经过骨内通路安全有效地给予药物治疗。任何可以通过静脉注射的药物均可通过骨内途径给药，且优于气管内给药，骨内给药用药剂量与静脉给药量相同或稍增加。

（4）心内给药　适用于开胸心脏挤压，直接将药物注入心室内。心内注射操作难度大、影响按压，故要求迅速，要尽量缩短心脏按压中断时间。

3. 常用药物

（1）肾上腺素　是治疗心搏骤停的首选药物。药理作用主要为收缩外周血管，但不增加冠状动脉和脑血管阻力，提高主动脉舒张压，增加心、脑血流灌注量。用法：首次剂量 1mg 静脉注射，每 3～5min 重复静脉或骨内给药 1 次。外周注射时，为了便于药物输送至中心循环，在给予每次剂量后，立即用 20ml 的静脉输液冲管并抬高肢体 10～20s。

（2）胺碘酮　在心肺复苏过程中，使用胺碘酮治疗室颤和无脉性室速，可有效提高患者的生存率。用法：首次剂量 300mg（或 5mg/kg）静脉或骨内注射，如无效，可考虑 10～15min 后重复给药 150mg（或 2.5mg/kg）作为第二次剂量。复苏后，以维持量静脉滴注。

（3）利多卡因　可提高室颤阈值，是纠正室性心律失常的首选药物，但不建议心肌梗死患者常规预防性使用。用法：推荐剂量为 1～1.5mg/kg 静脉或骨内注射，根据患者病情，必要时每 5～10min 重复给药 0.5～0.75mg/kg，总量控制在 3mg/kg 以内。如果未建立静脉或骨内通路，则气管内给药的剂量为 2～4mg/kg。

（4）阿托品　为 M 受体阻滞剂，可解除迷走神经对心脏的抑制，提高窦房结和房室结的自律性和传导性；抑制腺体分泌，解除支气管痉挛，利于呼吸道通畅和通气。用于心动过缓，用法：1mg 静脉注射，若效果不佳，3～5min 内可重复给药。心脏停搏或无脉性电活动不再推荐常规应用阿托品。

（5）碳酸氢钠　心搏骤停后机体易发生水、电解质、酸碱失衡，尤其是酸中毒，碳酸氢钠不建议早期使用，主要用于纠正严重的代谢性酸中毒。另外，可用于高钾血症引起的心搏骤停。用法：在充分通气的情况下使用，初始剂量按 1mmol/kg 体重计算（5% 碳酸氢钠液 100ml 相当于 60mmol）。然后根据血气分析结果调节剂量，注意监测血钾浓度。

三、心搏骤停后治疗

心搏骤停后最常发生脑损伤，是引起脑死亡的最常见原因，而引起脑损伤的基本病理是脑缺氧和脑水肿。因此，复苏后应继续维持循环和呼吸功能，治疗的重点是脑保护、脑复苏；积极治疗原发病，防治肾、心、肺等重要脏器的损害。脑保护和脑复苏是复苏成功的关键，关系到患者存活的质量。

（一）脑保护、脑复苏的治疗措施

1. 维持血压　正常成人，静息时脑组织的氧供为人体总摄取量的 20%，其血流量占心排血量的 15%。缺氧时，脑血流的自主调节功能丧失，主要靠脑灌注压来维持脑血流，而心搏恢复后，往往伴有血压不稳定或低血压状态。而维持血压在 80～90/50～60mmHg、心率 80～120 次/分，才能得以确保良好的脑灌注量，因此，应维持复苏后的患者血压在正常或轻微增高的水平。在此过程中，既要防止血压过低造成脑及其他脏器组织缺血、缺氧，又要防止血压过高加重脑水肿。故需要连续心电监测，观察心率快慢、有无心律失常等，同时加强血流动力学监测，包括血压、中心静脉压、心排血量、肺小动脉楔压、心排血指数、外周血管阻力和尿量等，用以指导治疗。为促进脑水肿的消除，控制输液量在1500～2000ml/d，尿量在30ml/h以上。

2. 维持呼吸功能 脑缺氧是脑水肿的重要根源，复苏后患者仍可有不同程度的呼吸系统功能障碍，因此仍需加强呼吸管理以保持呼吸道通畅，保证充分供氧，纠正低氧血症，降低动脉血二氧化碳分压（$PaCO_2$），有利于减轻脑水肿，降低颅内压。复苏时常给予100%的氧气，自主循环恢复后调节氧流量，如果可行维持在94%以上的动脉血氧饱和度。特别是应用机械通气者，可以定期监测动脉血气分析结果，用以调节吸氧浓度、呼吸末正压值和每分钟通气量，保持动脉血氧分压（PaO_2）及$PaCO_2$在正常范围，目前研究表明不再主张过度通气，因为CO_2排出过多会使脑血管收缩，血流减少。同时，防止肺感染、肺水肿及急性呼吸衰竭的发生。

3. 低温疗法 冬眠低温疗法可降低脑代谢，减少耗氧量，提高脑组织对缺氧的耐受性，是取得脑复苏成功的重要措施之一。体温每降低1℃，脑氧耗率可下降5%～6%，故复苏后应进行目标体温管理（TTM）的干预措施，降温时间越早效果越好，应争取在复苏开始5min内进行，将体温降至32～36℃（不能低于28℃，因低温会诱发心搏骤停），保持至少24h。降温一般需持续2～3天，严重者需1周以上。采用头部重点降温与全身降温、药物降温和物理降温相结合的方法。物理降温前先用氯丙嗪、硫喷妥钠等药物降温，以防止寒战反应，患者头部行冰帽、冰槽降温，颈部、腋窝、腹股沟处放冰袋。降温过程中注意：①优先和重点降低头颅温度，尽早开始，心搏停止6h后才开始降温无效；②避免寒颤和控制抽搐，如有抽搐时可肌内注射地西泮、苯巴比妥钠，癫痫发作时可静脉滴注苯妥英钠。

4. 脑复苏药物 使用利尿脱水药可降低脑水肿，常用20%甘露醇250ml静脉快速滴注（一般15～30min内滴完）；糖皮质激素可降低毛细血管通透性，稳定溶酶体膜以减轻脑水肿，保护脑组织；脑活素、能量合剂可促进脑细胞代谢等。

5. 高压氧治疗 高压氧可提高患者血氧分压和血液中氧的弥散能力，有利于脑细胞供氧，改善脑缺氧和脑代谢，促进脑功能的恢复。因此，有条件者应早期应用高压氧治疗。

（二）脑复苏的转归

1. 完全恢复 复苏早期患者即恢复自主呼吸；瞳孔对光反射存在，角膜、吞咽反射灵敏；有痛觉反应和听觉反应；头动或四肢活动；脑电图出现节律的α波。

2. 部分恢复 ①意识恢复，但有可能遗留有智力减退、精神异常、肢体功能障碍等；②去大脑皮质状态，即患者有呼吸和脑干功能，但无意识活动。这类患者可能需要较长一段时间的针对性康复治疗，以消除引起心搏骤停的根本原因，促进神经恢复。

3. 脑死亡 又称全脑死亡，包括大脑、中脑、小脑以及脑干在内出现不可逆性损害，即“脑功能不可逆性丧失”：①无感受性和反应性；②无运动、无呼吸；③无反射；④脑电波平坦。脑死亡代表着生命活动结束。

目标检测

答案解析

一、选择题

（一）单选题

1. 心搏骤停最常见的病因是（　）

A. 冠心病　　B. 心肌病　　C. 心肌炎
D. 主动脉狭窄　　E. 心律失常

2. 一般认为脑水肿出现在心搏骤停后的（ ）
A. 1min　B. 2min　C. 3min
D. 10min　E. 15min
3. 心搏骤停患者中最常见的心电图表现是（ ）
A. 心－电机械分离　B. 心室颤动　C. 心房颤动
D. 心室停顿　E. 室性心动过速
4. 医务人员在现场判断成人是否出现心搏骤停，最主要的指征是（ ）
A. 面色苍白　B. 瞳孔散大　C. 皮肤发绀
D. 尿量减少　E. 大动脉搏动消失
5. 心肺复苏时 CAB 三个步骤中的“C”指的是（ ）
A. 胸外心脏按压　B. 人工呼吸　C. 清理口腔异物
D. 开放气道　E. 头部降温
6. 成人心肺复苏时胸外心脏按压的正确部位是（ ）
A. 心尖区　B. 胸骨上段　C. 胸骨中段
D. 胸骨下段　E. 剑突
7. 成人心肺复苏时胸外心脏按压的频率是（ ）
A. 80 次/分　B. 100 次/分　C. 100～120 次/分
D. 120 次/分　E. 140 次/分
8. 成人心肺复苏时胸外心脏按压的深度是（ ）
A. 3～4cm　B. 4～5cm　C. 5cm
D. 5～6cm　E. 6cm 以上
9. 患者，男，65 岁。急性心肌梗死入院，突发心跳、呼吸骤停。两位医务人员立即对其进行心肺复苏，一人进行人工循环，一人进行人工呼吸，按压和呼吸比应该是（ ）
A. 5∶1　B. 10∶1　C. 15∶1
D. 15∶2　E. 30∶2
10. 有颈椎损伤患者开放气道时采取（ ）
A. 双手托颌法　B. 仰头抬颈法　C. 仰头抬颏法
D. 举颌法　E. 后仰法
11. 复苏中提起下颌的目的是（ ）
A. 改善咽喉成角　B. 充分打开气道　C. 保护咽部
D. 防止颈椎损伤　E. 防止牙齿咬伤舌
12. 心肺复苏时主要的给药途径是（ ）
A. 心内注射　B. 皮下注射　C. 静脉注射
D. 气管内给药　E. 肌内注射
13. 心肺复苏的首选药物是（ ）
A. 阿托品　B. 利多卡因　C. 肾上腺素
D. 碳酸氢钠　E. 氯化钙
14. 心搏骤停后选择肾上腺素治疗，其主要的药理作用（ ）
A. 抗心律失常　B. 扩张外周血管　C. 减慢心率
D. 增加心肌收缩力　E. 纠正酸碱平衡

15. 脑的缺氧耐受阈为（　）

A. 5～10s　　B. 4～6min　　C. 5～10s

D. 4～6s　　E. 1～2s

（二）多选题

16. 心肺复苏过程中属于高级生命支持内容的是（　）

A. 气管插管　　B. 口对口人工呼吸　　C. 药物治疗

D. 除颤、复律　　E. 起搏

17. 心搏骤停的护理要点包括（　）

A. 气道通畅　　B. 建立呼吸　　C. 胸外心脏按压

D. 应用复苏药物　　E. 大剂量应用抗生素

18. 患者，男，65岁。路人发现其心搏骤停，急救人员进行心肺复苏后急送医院，入院后心肺复苏后续处理包括（　）

A. 密切观察心率、心律的变化　　B. 头部放置冰袋

C. 遵医嘱给予脱水剂　　D. 维持体温在32～35℃

E. 由家属代为陪护

二、简答题

1. 简述心搏骤停患者的临床表现。
2. 简述高质量胸外心脏按压的要点。

（闻　纯）

书网融合……

本章小结　　微课　　题库

第七章　严重创伤

PPT

学习目标

1. 通过本章学习，重点把握严重创伤、多发伤、复合伤等概念；多发伤的临床特点、初级评估、救治与护理。

2. 学会严重创伤现场及院内的救护措施，具有争分夺秒的急救意识，快速有效的施救能力。

随着社会的不断进步和医学的迅速发展，不少疾病已经得到了有效的控制，但创伤却日益增多，严重威胁人类的生存和健康，成为人类致残和死亡的主要原因之一。我国交通等意外事故造成的死亡率远高于西方发达国家，提高院前急救水平和规范院内救治流程是降低创伤死亡率的关键，积极开展创伤救治与预防是急救医学和急危重症护理学的重要任务。

情境导入

情境描述　患者，男，32 岁，因车祸致伤。现场评估发现患者神志不清，对光反射迟钝，头部伤口流血，面色苍白，脉细速，双下肢有开放性伤口，骨畸形，有异常活动。即刻拨打 120 送医院急诊科救治，入院时呈昏迷状态，双侧瞳孔约 3mm，对光反射迟钝，BP 86/51mmHg，P 136 次/分，R 28 次/分。给予吸氧、监护、补液，双下肢予以固定，予口咽通气管，吸痰，留置导尿，引出红色尿液约 220ml，CT 报告脑出血、脑疝、骨盆骨折，经过急诊救护后收入 ICU 住院治疗。

讨论　1. 患者送入医院前如何对患者进行评估？

2. 患者送入急诊科后如何开展救护工作？

第一节　概　述

创伤（trauma）的含义可分为广义和狭义两种。广义的创伤也称为损伤，是指人体受外界某些物理性（如机械、高热、电击等）、化学性（如强酸、强碱、农药及毒剂等）或生物性（虫、蛇、犬等动物咬、螫）致伤因素作用后所出现的组织结构的破坏和（或）功能障碍。狭义的创伤是指机械性致伤因素作用于机体造成组织结构完整性的破坏和（或）功能障碍。

一、常见原因

1. 交通伤　占创伤的首位。现代创伤中交通伤以高能创伤（高速行驶所发生的交通伤）为特点，常造成多发伤、多发骨折、脊柱脊髓损伤、内脏损伤、开放伤等严重损伤。

2. 坠落伤　随着高层建筑增多，坠落伤的比重逐渐增大。坠落伤通过着地部位直接损伤和力的传导致伤，以脊柱和脊髓损伤、骨盆骨折为主，也可造成多发骨折、颅脑损伤、肝脾破裂。

3. 机械伤　以绞伤、挤压伤为主，常导致单肢体开放性损伤或断肢、断指，软组织挫伤、血管、神经、肌腱损伤和骨折。

4. 锐器伤　伤口深，易出现深部组织损伤。胸腹部锐器伤可导致内脏或大血管损伤，出血多。

5. 跌伤 常见于老年人，造成前臂、骨盆、大腿骨折、脊柱压缩性骨折。青壮年严重跌伤也可造成骨折。

6. 火器伤 伤口小而深，常损伤深部组织、器官等。也可表现为穿通伤，入口伤小，出口伤严重。

二、主要分类

（一）按损伤类型

1. 开放性创伤 指皮肤或黏膜表面由于与外界相通的伤口。如撕裂伤、砍伤、切割伤、刺伤、贯通伤、火器伤等。

2. 闭合性创伤 皮肤黏膜表面完整，无伤口。如挤压伤、挫伤、闭合性骨折、关节脱位等。

3. 多发伤 同一致伤因素，同时或相继造成两个或两个以上部位的创伤，且其中至少有一处是可以危及生命的严重创伤。多发伤时，组织脏器损伤严重，死亡率高。现场救护要特别注意呼吸、脉搏及脏器损伤的判断，防止遗漏伤情。

4. 复合伤 是由不同致伤原因同时或相继造成的不同性质的损伤，如车祸致伤的同时又受到汽车水箱热水的烫伤。复合伤增加了创伤的复杂性，现场救护要针对不同性质的损伤进行相应救护。

（二）按受伤部位

按受伤部位可分为颅脑损伤、颌面部损伤、胸部损伤、腹部损伤、骨盆损伤等。

（三）按伤情轻重

1. 严重创伤 是指危及生命或造成肢体残疾的创伤；或简明创伤分级法≥3；或多发伤损伤严重度评分≥16的创伤。它常有生命危险，需要进行救命手术或治疗的伤情，且治愈后留有严重残疾者。符合以下危及生命的条件之一者即为危重伤：①收缩压<90mmHg，P>120次/分，R<12次/分或>30次/分；②严重意识障碍；③躯干的穿透伤；④连枷胸；⑤腕或踝以上创伤性断肢；⑥有两处或两处以上长骨骨折；⑦3m以上高空坠落伤。

2. 重伤 生命体征稳定，伤后12h内手术急救。

3. 轻伤 伤员意识清楚，无生命危险，现场无需特殊处理，手术可于伤后12h处理。

三、创伤后病理生理变化

严重创伤或多发伤可通过炎症介质及细胞因子网络，使局部损伤影响到全身，即致伤因素作用于机体后产生一系列神经内分泌活动增强，继而引发全身性炎症反应综合征（systemic inflammatory response syndrome，SIRS），并由此引起各种功能和代谢改变的非特异性全身性创伤应激反应。

1. 神经内分泌系统的反应 创伤后机体的应激反应首先表现为神经内分泌系统的改变，它起着调节组织器官功能与物质代谢之间相互关系的主导作用。创伤应激反应是机体通过创伤后对有害刺激做出的维护机体内环境稳定的综合反应或防御反应，以保证重要脏器的有效灌注，但这种自我代偿能力有限。休克、组织损伤、器官功能不全、感染、精神与疼痛刺激等均是其诱发因素。此外，损伤组织产生细胞因子进入血液循环，与特定组织受体作用，引起对创伤的急性相反应。

2. 代谢变化 创伤应激反应通过神经内分泌系统，引起肾上腺皮质激素、儿茶酚胺、胰高血糖素、IL及生长激素等分泌增加，介导创伤代谢反应，表现为创伤患者早期氧摄取、氧输送明显增加，使机体总体上处于高分解代谢、高能量消耗状态，一般持续14~21天。创伤后能量代谢可增加50%~100%，甚至更高（如烧伤患者），创伤早期能量由糖原提供，此后主要由脂肪（内源性脂肪氧化）提供，其次为蛋白质。伤后糖异生增强，糖原分解加快，胰岛素分泌抑制，胰高血糖素分泌增加，加上胰岛素抵抗导致血糖升高。脂肪分解加速，严重创伤患者每日可动用250～500g脂肪。蛋白质分解代谢增加，耗损最大的是骨骼肌，产生负氮平衡；伤后10天左右，机体进入蛋白质合成代谢期，开始正氮平衡，直至完全恢复。

3. 免疫功能抑制，易继发感染　严重创伤可引起免疫功能抑制，致机体对感染的易感性增加，易发生脓毒败血症或过度的炎症反应损害引起的SIRS，两者是创伤最常见和最严重的并发症，也是创伤后期患者主要死因。其机制较为复杂，一般认为与免疫抑制因子、免疫抑制细胞和神经－内分泌－免疫功能网络紊乱有关。创伤后也可通过污染的伤口、肠道细菌移位和侵入性导管等途径使感染率上升。

4. 易发生多器官功能障碍综合征（multiple organ dysfunction syndrome，MODS）　创伤诱发MODS的机制为：①直接损害内皮细胞的结构及功能；②造成缺血和再灌注损伤；③激活炎症细胞和体液因子，引起过度的应激和炎症反应；④削弱或破坏机体的局部屏障和全身防御系统，导致感染或脓毒症。

5. 体温变化　创伤后的发热是炎症介质作用于下丘脑体温中枢所致。若体温中枢直接受损，则可发生中枢性高热或体温过低。在创伤性休克时体温可表现过低；创伤后3～5天内可产生吸收热，一般体温在38.5℃以下，而合并感染时体温则会明显升高。

第二节　创伤评分系统

创伤评分是为判定损伤严重程度、指导创伤救治、预测创伤结局及评估救治质量而设定的量化标准。

一、院前评分

1. 院前指数（pre－hospital index，PHI）　用收缩期血压、脉率、呼吸状态、神志4项生理指标作为参数，每项又分为3或4个级别，伤员4个参数得分之和为PHI分值（表7－1）；对胸或腹部有穿通伤者另加4分。得分0～3分为轻伤，病死率为0，手术率为2%；4～20分者为重伤，病死率为16.4%，手术率为49.1%。PHI判别重伤的灵敏度为94.4%，特异度为94.6%，如有胸腹穿透伤，总分内另加4分，使用简便且具有统计学的可靠性，均优于其他院前评分方案。

表7－1　院前指数（PHI）

分值	0	1	2	3	5
收缩压（mmHg）	＞100	86～100	75～85	—	～74
脉搏（次/分）	51～119	—	—	≥120	≤50
呼吸（次/分）	正常	—	—	—	＜10或需插管
意识状态	正常	—	—	—	言语不能理解

2. 创伤记分（trauma scote，TS）　该法选择循环（包括收缩压和毛细血管再充盈）、呼吸（频率和幅度）、GCS评分等生理指标作参数，对患者进行伤情评估。每项指标记0～5分，5项分值相加为TS（表7－2）。TS有效值为1～16分，分值愈低，伤情愈重。1～3分者生理功能紊乱较严重，死亡率高达96%；4～13分者生理功能较严重，不及时救治易死亡，而迅速、准确治疗可能存活，抢救价值很大；14～16分者生理功能紊乱小，存活率高达96%。TS＜12分为重伤标准。

表 7-2　创伤记分（TS）

分值	0	1	2	3	4	5
A 呼吸频率（次/分）	0	<10	>35	25~35	10~24	—
B 呼吸幅度	浅或困难	正常	—	—	—	—
C 循环收缩压	0	<50	50-69	70-90	>90	—
D 毛细血管充盈	无充盈	充盈延迟	正常	—	—	—
E 意识状态	—	3~4	5~7	8~10	11~13	14~15

注：TS = A + B + C + D + E。

3. 修正的创伤记分（revised of traum a score，RTS）　针对 TS 灵敏度较低，危重患者易于遗漏，对脑损伤患者的严重性估计不足而提出的。该记分法进一步改进并简化了检测指标，增加了 GCS 的权重（表 7-3）。用收缩压、呼吸频率和意识形态（GCS）三项指标作为评分参数，每项记 0~4 分。三项值相加即为 RTS 值，总分为 0~12 分。评分愈低伤情愈重，RTS>11 诊断为轻伤；RTS<11 诊断为重伤；RTS<12 分应送到创伤中心。

表 7-3　修正的创伤记分

分值	4	3	2	1	0
意识状态 GCS	13~15	9~12	6~8	4~5	3
呼吸（次/分）	10~29	>29	6~9	1~5	0
收缩压（mmHg）	>89	76~89	50~75	1~49	0

4. CRAMS 评分法　采用循环、呼吸、腹部（包括胸部）、运动和语言 5 个参数的英文首字母命名，是生理指标和外伤部位相结合的院前评分方案（表 7-4），得分 <9 分为重度创伤，≥9 分为轻度创伤。

表 7-4　CRAMS 评分法

	检测项目	评分
循环 C	毛细血管再充盈正常，血压≥100mmHg	2
	毛细血管再充盈延迟，血压 85~100mmHg	1
	毛细血管无再充盈，血压≤85mmHg	0
呼吸 R	正常	2
	异常	1
	无自主呼吸	0
胸腹部 A	无压痛	2
	有压痛	1
	腹壁紧张，连枷胸或胸腹部贯穿	0
运动 M	正常	2
	对疼痛刺激有反应，但非去大脑强直	1
	对疼痛刺激无反应，或去大脑强直	0
语言 S	正常	2
	错乱	1
	不能理解的言词	0

二、院内评分

1. 简明创伤分级法（abbreviated injury scale，AIS） AIS 编码以解剖为基础，用数字表示，由诊断编码和损伤评分两部分组成，记为小数形式：XXXXXX. X。小数点前的 6 位数为损伤的诊断编码，小数点后的 1 位数为伤情评分（有效值 1～6 分）。首起左位数表示身体区域，1～9 分别代表头、面、颈、胸、腹部和盆腔、脊柱、上肢、下肢、体表；第二位代表解剖类型，1～6 分别代表全区域、血管、神经、器官（包括肌肉/韧带）、骨骼、头伤者意识丧失（loss of consciousness，LOS）。例如：前两位为 41 表示胸部皮肤损伤，42 表示胸部血管损伤；第三、四位数代表具体受伤器官代码。各个器官按照英文名词的第一个字母排序，序号为 02～99。如肝脏排为第 18 位故编码为“5418XX”；第五、六位数表示具体的损伤类型、性质或程度。从 02 开始，用二位数字顺序编排以表示具体的损伤；小数点后 1 位数表示多发伤伤员伤情严重性代码，分六级：1 轻度、2 中度、3 较严重、4 严重、5 危重、6 致死性。

2. 损伤严重度评分（injury severity score，ISS） 是以 AIS 为基础发展而来的应用最广泛的院内创伤评分法，适用于多部位、多发伤和复合伤的伤情评估。ISS 把人体分为六个区域进行编码（表 7－5），选择其中损伤最严重的三个区域，计算出每一区域内最高 AIS 值的平方，其值相加即为 ISS 值。ISS 的有效范围为 1～75 分，ISS 分值越高，创伤越严重，死亡率越高。一般将 ISS＝16 作为重伤的标准，其死亡率为 10%；ISS＜16 分为轻伤，死亡率较低，≥16 分为重伤，≥25 分为严重伤。ISS 无法反映伤员的生理变化、年龄，伤前健康状况对损伤程度和预后的影响，对身体同一区域严重多发伤，权重不足。

表 7－5 ISS 的区域编码

编码	区域
1	头部或颈部：脑、颅骨、颈椎骨、耳
2	面部：口、眼、鼻和颌面骨骼
3	胸部：内脏、横膈、胸廓、胸椎
4	腹部或盆腔内脏器、腰椎
5	肢体或骨盆、肩胛骨
6	体表

注：ISS 所分区域不必与 AIS 区域相一致。

3. 新损伤严重度评分（new injury severity score，NISS） 是身体任何区域包括同一区域三个最高 AIS 分值的平方，和在生存判断参数角度比较时 NISS 优于 ISS，其他方面两者具有等效性，有替代 ISS 的可能。

4. 急性生理学及既往健康评分（APACHE Ⅱ） 是目前常用的 ICU 危重患者的定量病情的评估方法，也是对患者严重程度和预测预后较为科学的评估体系。该系统共有 APACHE Ⅰ～Ⅳ个版本，目前最常用的是 APACHE Ⅱ评分，其总分由 A（入 ICU 第一个 24h 内最差的 12 项生理参数评分，每项为 0～4 分，总分 0～60 分）、B（年龄分，0～6 分）、C（慢性疾病分，2～5 分）构成。APACHE Ⅱ评分为三部分的得分之和，总分 0～71 分。其总分与病情严重程度密切相关，分值越大，伤情越重，死亡危险性越大。当 APACHE Ⅱ为 20 分时，院内预测死亡率是 50%，为重症点；＜10 分，医院死亡的可能性小；≥35 分时病死率高达 84%；而实际上 55 分以上者基本没有。临床证实 APACHE Ⅱ对病死率的预测和病情严重程度的评价有较好的准确度。

第三节 创伤的救护

目前认为创伤导致的死亡有3个高峰时间：第一个高峰为伤后数分钟内，主要原因为脑或脑干损伤、大出血等；第二个高峰为伤后6~8h内，主要原因为颅内血肿、血气胸、肝脾破裂、骨盆骨折伴大出血等；第三个高峰为伤后数天至数周，主要原因为严重感染和多器官功能不全。因此，London等提出伤后1h是挽救生命、减少伤残的“黄金时间”。近年来，又提出“新黄金时间”，是指把重度创伤患者从院外转运至急诊科，到出现生理极限之前的一段时间，其最终目标是缩短创伤至手术时间或被送到ICU的时间，实现“早期确定性救治”。

创伤结局除取决于创伤的严重程度外，还与院前复苏效果、院内手术时机与方式的选择和后续治疗是否恰当等密切相关。提高院前急救水平和规范院内救治流程是降低创伤死亡率的关键，而合理的创伤救治模式有利于提高救治水平。创伤救治链是指将有关创伤救治的各个相互影响的部分联系在一起，一般包括早期基础生命支持、早期高级创伤生命支持、早期确定性治疗和早期康复治疗四个环节。原则就是链中的每一个环节都是同等重要的，缺一不可。

一、现场救护

（一）快速检伤分类 微课1

在事故现场，如果伤员多、伤情复杂，而人力、物力、时间有限，为了使不同程度伤情的伤员都能尽快得到救治，需要快速准确的检伤和分类。在检伤和分类中必须采取检伤、抢救、分类并举的原则，同时注意做好意识清醒患者的心理抚慰。现在许多国家和地区采用简单检伤分类与快速急救系统，将伤员快速分类，分A、B、C、D四个步骤完成。

1. A步骤（行动能力检查，ambulation） 首先引导行动自如的伤员到轻伤接收站，暂不进行处理或仅提供敷料、绷带等，通常不需要救护人员立即处理。但其中仍有个别伤员可能存在潜在重伤或可能发展为重伤，故需要复检判定。

2. B步骤（呼吸检查，breathing） 对不能行走的伤员，在检查呼吸前先打开气道，同时注意保护颈椎，然后判断呼吸。没有呼吸者用黑色标记，暂不处理；自主呼吸存在，但呼吸次数每分钟超过30次或少于6次者用红色标记，属于危重伤员，需优先处理；每分钟呼吸次数在6~30次者，进入下一步骤。

3. C步骤（循环检查，circulation） 伤员循环状况的快速检查，可以通过触及桡动脉搏动和观察指端毛细血管再充盈时间来完成。搏动存在和再充盈时间小于2s者为循环良好，进入下一个步骤；搏动不存在且再充盈时间大于2s者为循环衰竭的危重伤员，应用红色标记并优先救治，这类伤员多合并活动性大出血，需立即给予有效的止血措施及补液处理。

4. D步骤（意识状态检查，disability） 在判断意识状态前，首先检查伤员是否有头部外伤，然后简单询问并指令其做张口、睁眼、抬手等动作。不能正确回答问题或按照指令动作者，多为危重伤员，用红色标记并给予优先处理；能够准确回答问题并按照指令动作者，可按轻伤员处理，用黄色标记。

（二）现场救护措施 微课2

原则是先抢救生命，后保护功能；先重后轻，先急后缓。常用的现场救护技术包括止血、包扎、固定、搬运等（详见第十五章第五节）。具体现场救护措施如下。

1. 迅速脱离危险现场 救护人员到达现场后，首先应迅速排除可以继续造成伤害的原因，使伤员迅速安全地脱离危险环境，如将伤员从变形的车体、倒塌的建筑物中抢救出来，转移到安全、适宜的地方进行急救。搬运时注意动作轻柔，避免过快、过猛的动作，切忌将伤肢从重物下拉出来，以免造成继发性损伤。

2. 心肺复苏 心搏骤停的患者，立即按照C—A—B的顺序实施心肺复苏，切忌错过抢救时机。心肺复苏的成功与否与伤者的预后息息相关，要求医护人员或第一目击者在实施过程中必须争分夺秒。

3. 维持呼吸道通畅 呼吸道梗阻或窒息是受伤现场和输送途中伤员死亡的首要原因，可采取以下措施处理，恢复呼吸道通畅。①松开衣领，置伤员于侧卧位，或头转向一侧，以保持呼吸道通畅。②用手或吸引器迅速清除口、鼻、咽喉部的异物、血块、分泌物及呕吐物等。③对颅脑损伤而有深昏迷及舌后坠的伤员，可托起下颌骨，使头后仰，牵出下坠的舌，将头偏向一侧，窒息多可以解除。④喉头水肿及颈部或颌面部外伤所致气道阻塞的伤员，可用大号针头进行环甲膜穿刺。

4. 及时有效控制出血 是减少现场伤员死亡的重要措施，可采取指压法和加压包扎法控制明显的外出血。①可压住出血伤口近心端动脉干，迅速加压包扎，抬高患肢，以控制出血。②对无法止血的四肢大血管破裂，可用橡皮止血带或充气止血带。记录使用止血带时间，每30～60min松解一次。解开止血带时不可突然松开，同时压住出血伤口以防止大出血造成休克。

5. 处理创伤性气胸

（1）在受伤现场，气量较少的闭合性气胸可不做处理。

（2）胸部有开放性伤口时，应迅速用大型急救包或厚的敷料严密封闭伤口，变开放性气胸为闭合性气胸，如现场没有无菌敷料，应立即用可得到的任何敷料覆盖，包扎要牢固可靠。

（3）有张力性气胸、呼吸困难、气管明显移位者，应立即向患侧胸壁锁骨中线第二肋间插入带有活瓣的穿刺针排气减压。

（4）对血气胸者进行胸腔闭式引流。

（5）对胸壁软化伴有反常呼吸者应固定浮动胸壁。

6. 正确处理伤口

（1）有创面的伤口用无菌敷料或清洁的毛巾、衣服、布类覆盖创面，用绷带或布条包扎。

（2）外露的骨骼、肌肉、内脏等组织切忌回纳入伤口内，以免将污染物带入伤口或深部。不要随意去除伤口内异物或血凝块，以免发生大出血。

（3）颅脑伤，应用敷料或布类物品做一大于伤口面积的圆环放在伤口周围，然后包扎，防止颅骨骨折碎片在包扎时陷入颅内。

（4）有内脏脱出的腹部伤，先用大块无菌纱布盖好内脏，后用凹形物（如饭碗）扣上或用纱布、绷带等做成环状保护圈，再用绷带、三角巾包扎伤口，以免内脏继续脱出。

（5）骨折部位要妥善包扎固定，以免骨折断端发生异常活动，避免神经、血管的继发性损伤。及时、正确的固定有助于减少受伤部位的活动，减轻伤者的痛感，方便伤者的安全转运。

7. 妥善保护离断肢体 用无菌急救包或清洁的布料包扎好离断肢体，有条件者可装入塑料袋内，周围置冰块，低温保藏，以减慢组织变性和防止细菌滋生繁殖，但切忌使冰水浸入断肢创面或血管腔内。断肢应随同伤员运送医院，如伤势严重，不能立即行再植手术，应将断离肢体送至手术室，处理后低温保存，待伤员全身情况许可时，立即行再植手术。

8. 休克的防治 无论是明显外伤出血还是隐性内脏出血，都有引发休克的可能，因此医护人员应准确评估失血程度、充分补充血容量，以维持重要脏器的灌注。为伤者迅速建立有效液体输入通路，配合相应止血措施，防止休克的发生。同时，密切观察伤者的意识状态、血压、脉搏等生命体征变化，必要时应用抗生素预防感染。

（三）转运途中救护

由于现场条件所限，在患者病情允许的情况下，应尽快安全地将患者转送到相关医院行进一步诊断和治疗，这对于提高患者抢救成功率是非常重要的。在伤情不明的情况下，切勿随便搬运患者，要注意首先在现场实施相应抢救措施，如止血、包扎、固定等方可搬运。根据伤病员的具体情况选择合适的搬运方法和搬运工具，遵循轻、稳、快及保证患者安全的原则实施转运。转运途中要加强生命支持性相关措施，做好伤病员的输液、吸氧、吸痰、气管插管、气管切开等的护理，保持各种管道妥善固定、通畅，随时观察患者生命体征的变化，意识、面色变化、出血的情况，并给予持续心电监护。途中一旦出现窒息、呼吸停止、抽搐等紧急情况，应立即进行急救处理。转运途中做好抢救、观察、监护等有关医疗文件的详细记录，并做好伤病员的交接工作。

二、院内救护

（一）多发伤患者的院内救护

1. 临床特点

（1）伤情重且变化快，死亡率高　多发伤由于损伤范围广，涉及多部位多脏器，每个部位的伤情重，创伤反应强烈持久，生理紊乱严重，甚至很快出现 MODS。因此，创伤早期病死率高。受伤的器官越多，死亡率越高。

（2）休克出现早且发生率高　多发伤损伤范围广，失血量大，休克出现早且发生率高，多为中重度休克，并以低血容量性休克最常见，尤其是胸腹联合伤，后期以感染性休克最多见。

（3）低氧血症发生率高　多发伤早期低氧血症发生率可高达 90%，尤其是颅脑伤、胸部伤、伴有休克和昏迷者，其氧分压可低至 30～40mmHg。严重创伤可直接导致或继发急性肺损伤，甚至急性呼吸窘迫综合征。低氧血症可加重组织器官损伤和多器官功能障碍。

（4）感染发生率高且严重　开放性损伤、消化道破裂或呼吸道等闭合性损伤一般均有污染。如污染严重，处理不及时或不当，加上免疫抑制极易发生局部感染，严重者迅速扩散为全身感染。广泛软组织损伤、创口较深且污染较重者，还应注意合并厌氧菌感染的可能。创伤后感染致死者占后期死亡的 3/4 以上，可能与各种侵入性导管有关。

（5）应激反应严重　由于神经－内分泌反应，机体处于高代谢、高动力循环、高血糖、负氮平衡状态内，内环境严重紊乱。

（6）容易发生漏诊和误诊　多发伤受伤部位多，如果未能按抢救常规进行病情判断和分类，很容易造成漏诊。多发伤患者常是闭合伤与开放伤同时存在，易将注意力集中在开放性外伤或易于觉察的伤情上而将隐蔽和深在的创伤漏诊。有些因耐受力强、意识障碍或早期症状不明显而被忽视，从而发生漏诊或误诊，漏诊率可达 12%～15%。

（7）多器官功能障碍发生率高　多发伤时各部位损伤严重，存在大量的坏死组织，可造成机体严重而持续的炎症反应，加之休克、应激、免疫功能紊乱及全身因素的作用，极易引起急性肾衰竭、ARDS、心力衰竭、MODS 等多种严重并发症。衰竭的脏器数目越多，死亡率越高。

（8）伤情复杂，处理矛盾多，治疗困难　有时两个部位的创伤都很严重，均需要立即处理，就会出现确定救治顺序的困难，如处理不当，会造成病情加重，甚至死亡。

（9）并发症发生率高　应激性溃疡、凝血功能障碍和脂肪栓塞综合征等并发症的发生率也明显增高。

2. 伤情评估与判断　对严重多发伤的早期病情评估与判断，首先应要注意伤员的神志、面色、呼吸、脉搏、血压、出血等，以判断有无如上呼吸道阻塞、张力性气胸、出血性休克、脑疝、心脏压塞等致命伤。包括初级评估和重点评估。

（1）初级评估 是指快速有序地检查伤员，确认是否存在致命性问题并加以处理，明确潜在的伤害，判定照料伤员的优先次序，并根据以上评估实施恰当的救护，以降低死亡率及伤残率，改善预后。整个评估过程包括 ABCDEFGHI 9 个步骤，其中 ABCDE 属于首阶段评估，应快速有序地检查伤员，确认有无致命的危重情况，一般要求在 2min 内完成；FGHI 属于次阶段评估，是指在完成首阶段的评估与干预措施后，尝试找出全部伤情并采取相对应治疗与护理措施的评估（详见第五章）。

（2）重点评估 在完成初级评估及相应干预措施后，可基本掌握患者的伤情，但要明确决定是否需要紧急手术或留观，需要进一步进行重点评估，更详细地检查已受伤的身体部位或系统，配合相应部位的超声、CT、MRI 等检查，以决定后续治疗方案及先后次序。如颅脑外伤者，进行意识、瞳孔、头面部及肢体运动状况的评估；颈部损伤者，重点评估有无颈椎损伤、颈动脉损伤、颈强直、气管移位等；对于胸部损伤者，评估有无骨折、出血、胸廓畸形等；腹部损伤者，确定有无内脏损伤；泌尿系统损伤者，评估有无出血、排尿困难和尿液外渗；脊柱损伤者，判断有无脊髓损伤；骨盆损伤者，评估有无骨折及低血压、失血性休克等并发症；四肢损伤者，评估有无骨折及并发症。

（3）辅助检查

1）实验室检查 红细胞、血红蛋白与血细胞比容下降表示大量出血；血尿是泌尿系损伤的重要标志；血电解质和血气分析可了解水、电解质、酸碱平衡失调状况及有无呼吸功能障碍；其他血生化检查有助于了解肝肾功能状况。

2）X 线检查 可用于诊断肋骨骨折、脊椎骨折、股骨骨折等，膀胱造影可用来协助诊断膀胱损伤。

3）B 超检查 可用于诊断肝、脾、胰、肾等的损伤，并能根据脏器的形状和大小提示有无损伤，以及损伤的部位、程度和周围积血、积液情况。

4）CT、MRI 检查 可用于协助颅骨骨折、脊椎骨折、脑挫裂伤等的诊断。

伤情评估应该在严密监测与病情相关的各项生化指标或体征、患者的情绪和心理状态的基础上，进行持续、实时、动态的评估，及时根据伤情变化采取或调整治疗与护理对策。评估创伤患者前，需确保救护人员遵守并采取标准的预防措施，如穿防护服，戴手套、眼镜、面罩等。

3. 救治与护理

（1）急救的基本程序 多发伤病情一般比较危重，处理是否及时、正确直接关系到伤员的生命安全和功能恢复。早期急救和护理的目的是挽救生命，优先解除危及伤员生命的情况，使伤情得到初步控制，然后再进行后续处理。多发伤抢救的基本程序可以按照 VIPCO 程序进行。

V（ventilation）：保持呼吸道通畅、通气和充分给氧。

I（infusion）：迅速建立 2 ~ 3 条静脉通道，保证输液、输血通畅及抗休克治疗。

P（pulsation）：监测心泵功能、心电和血压等。如发现心搏骤停者，应立即心肺复苏。多发伤患者除出现低血容量性休克外，还应考虑到心源性休克，特别是伴有胸部外伤的多发伤，可因气胸、心肌挫伤、心脏压塞、心肌梗死或冠状动脉气栓而导致心脏衰竭。有些患者可同时存在低血容量性休克和心源性休克。针对病因给予胸腔闭式引流、心包穿刺以及控制输液量或应用血管活性药等措施。

C（control bleeding）控制出血。对于体表的活动性出血，最有效而暂时的止血办法是敷料加压包扎；对大血管损伤经压迫止血后迅速进行手术止血；一旦明确胸腔或腹腔存在活动性出血，应尽早手术探查出血。

O（operation）：急诊手术治疗。手术处理是严重多发伤治疗重点决定性措施，手术控制出血是最有效的复苏措施，危重伤员应抢在伤后的黄金时间（伤后 1h）内尽早进行手术治疗。伤情分类可简单地分为三类。①第一类：致命性创伤，如危及生命的大出血、窒息、开放性或张力性气胸，经短时的紧急复苏后，即进行手术抢救。②第二类：生命体征尚属平稳的伤员，如尚未危及生命的锐器伤、火器伤或胸腹部伤，可密切观察或复苏 1 ~ 2h 后手术，应争取时间做好备血、必要的检查及手术前准备。③第三类：潜在性创伤，性质尚未明确，是否需要手术要待严密观察和进一步检查明确诊断后决定。

（2）急救护理措施　多发伤伤员的抢救应遵循“先救命，后治伤”的原则，必须做到迅速、准确、有效。只有做到尽快准确评估与判断伤情，迅速有效复苏抢救与手术合理安排，才能挽救更多危重伤者的生命。院内救护包括常规救护措施、密切观察伤情变化和配合医生对各脏器损伤分别采取确定性治疗，如快速进行抗休克，控制出血，处理胸部、颅脑、腹腔内脏、呼吸道损伤及骨折处理等，具体措施如下。

1）呼吸支持　保持呼吸道通畅，视患者病情给予或维持气管插管、人工呼吸，确保足够有效的氧供。

2）循环支持　主要是抗休克。复苏通气后，早期及时有效的体液复苏是组织能否得到有效灌注的基础。迅速建立1～2条静脉通道，并留置导尿观察每小时尿量，快速补充有效循环血量。按医嘱输晶体溶液和胶体溶液，可加压输入平衡盐、右旋糖酐、血浆、全血等。一般情况下，保证能在5～10min内输入液体1000～1500ml，输血200～400ml，使患者的血压能迅速上升。

3）控制出血　可在原包扎的外面再用敷料加压包扎，并抬高出血肢体。对活动性较大的出血，应迅速清创止血，对内脏大出血，应紧急手术止血。

4）镇静止痛　在不影响病情观察的情况下选用药物镇静止痛，以免剧烈疼痛诱发或加重休克。

5）防止感染　遵循无菌技术操作原则，按一种合理使用抗菌药物，开放性创伤需加用破伤风抗毒素。

6）密切观察伤情　严密观察伤情变化，特别是对严重创伤、怀疑有潜在性损伤的患者，必须监测和进一步检查生命体征，发现病情变化，及时报告医生处理。

7）支持治疗　主要是维持体液平衡，维护重要脏器功能和营养支持。

8）心理治疗　必要的心理危机干预有利于康复。

（一）复合伤患者的院内救护

1. 分类与临床特点　复合伤的伤情特点常以一伤为主，伤情可被掩盖，多有复合效应。临床特点是各伤相互加重，整体损伤重，休克、感染、造血损伤加重、创面伤口愈合延迟。复合伤通常分为放射复合伤和非放射复合伤（烧伤复合伤、化学复合伤）两大类。

（1）放射复合伤（radiation combined injuries）　以放射损伤为主，常合并烧伤、创伤、冲击伤。

①伤情轻重主要取决于辐射剂量，随受照射剂量增大，伤情严重，死亡率升高，存活时间缩短。

②病程经过具有初期（休克期）、假愈期（假缓期）、极期和恢复期的阶段性特征。有造血功能障碍、感染、出血等特殊病变和临床症状。

③复合效应：整体损伤加重，伤情恢复慢，死亡率高；休克和感染发生率高，出现早、程度重；出血明显，胃肠道损伤和造血功能障碍明显且重。

④创面伤口（包括骨折）愈合延迟，创面易发生感染，出血、组织坏死更严重，甚至发生创面溃烂。

（2）烧伤复合伤（burn－blast combined injuries）　烧伤常在整体伤情中起主导作用，以烧伤为主的复合伤，冲击伤一般为轻度或中度。

①伤情轻重及临床经过和转归主要取决于烧伤的严重程度。

②病程特征为烧伤的病程特征，即经历休克期、感染期和恢复期。主要临床表现是休克、呼吸系统症状，局部创面和全身感染也较严重。

③复合效应：重度以上烧伤复合伤伤员，在烧伤引起液体丧失和疼痛和基础上，又附加了冲击伤所致的出血和疼痛，使休克更容易发生，比单纯烧伤时发生得早且程度重；感染发生早、程度重。重度以上烧冲复合伤，伤后均有持续性发热，全身感染严重，常出现继发性休克。肺部受冲击伤后，血管通透性增加，所发生的肺出血、肺水肿较易并发肺部感染，出现严重支气管肺炎，成为这类伤员的致死原

因；烧伤创面不易愈合。烧伤和外伤发生在同一部位时，局部反应常较单一伤更为剧烈，血液循环障碍严重，创面组织水肿显著，持续时间也较长，局部组织坏死较重，并发症多，骨髓炎和气性坏疽发生率较高，伤口愈合多较单纯外伤有所延缓；心肺功能障碍明显。烧冲复合伤时，心肺损伤的发生率较高，较重伤情常伴有不同程度的心肺功能障碍；严重者常出现肝、肾功能衰竭；造血功能损伤表现为骨髓抑制性反应，外周血三系均减少。

（3）化学复合伤（chemistry combined injuries） 是指机体遭受暴力作用的同时，又合并化学毒剂中毒或伤口直接染毒者。多见于战时使用化学毒剂，非战时见于化学毒剂的意外泄漏或排放时，最多见的是农药、强酸强碱、工业有害气体和溶剂。其伤情特点如下。

①伤情取决于创伤的严重程度、化学毒剂的毒性和对靶器官的损害。

②化学毒剂可经不同途径进入人体，引起人群中毒甚至死亡。毒气经伤口进入机体，吸收更快，中毒程度也明显加重，往往有复合效应。

③毒剂种类不同，临床表现也各不相同。如神经性毒剂污染伤口后不久，伤口局部就会出现持续性肌颤，全身吸收中毒时，会出现恶心、呕吐、流涎、胸闷、腹痛及惊厥，甚至昏迷等。

2. 救治与护理

（1）全面、迅速、准确地确定复合伤的类型、程度，仔细观察伤者的伤情，立即移至安全地带，迅速建立静脉通道，快速、正确地采取各种抢救措施。

（2）首先检查可危及伤者生命的一些情况，优先处理危及生命重要器官的损害，如心搏骤停、窒息、大出血、休克、张力性气胸、内脏及颅脑损伤或影响肢体存活的重要血管损伤。

（3）保持呼吸道通畅，对因吸入性损伤而致呼吸困难、窒息者，立即插入口咽通气导管或气管切开给予人工呼吸。

（4）密切监测伤者的呼吸、心率、心律的变化，严防心衰、肺水肿的发生。

（5）各种复合伤的特殊救护

1）放射复合伤 迅速去除致伤因素，彻底清除粉尘和异物，保持呼吸道通畅；遮盖暴露的皮肤；早期抗辐射处理，对伤员进行清洗消毒，清洗消毒的污水、污物用深坑掩埋，以防放射性污染扩散。胃肠道污染者可采取催吐、洗胃、缓泻等方法进行抗辐射处理；创面、伤口的处理：首先去除患者体表的污染，包括衣服、体表和孔道的粉尘和剃光头发，如用清水或漂白粉液清洗无破损的皮肤。有伤口者最好先进行放射性测定，去除毛发后用漂白粉（禁用乙醇）或等渗盐水彻底清洗，然后进行清创。伤口通常延期缝合。手术尽早在初期、假愈期进行，极期严禁手术，可延缓的手术应该在恢复期实施。

2）烧伤复合伤 对症处理：烧伤合并开放性损伤易并发感染，应及早妥善处理创面，以免再污染；早期应用抗生素和破伤风抗毒素预防各种感染；伴发的并发症采取相应急救措施；积极防治肺损伤。

3）化学性复合伤 严密观察生命体征、意识、瞳孔及皮肤色泽的变化；首先处理危及生命的创伤，再处理毒物中毒。明确毒物种类后，立即应用有效拮抗剂对症处理；清除毒物。

第四节 创伤心理反应及干预

创伤在损伤躯体生理同时，也引起心理应激并造成心理创伤，引起一系列心理行为改变，可以直接或间接影响伤员的生理、心理、社会康复及生存质量。

一、创伤后常见的心理反应及心理问题

严重创伤患者突然遭受巨大的生理、心理打击，超过患者心理承受的极限或心理反应过于强烈，易

发生一系列与应激有关的生理、心理、行为上的变化，主要是指意识清醒患者的心理反应。

（一）负性心理反应

严重创伤可导致患者普遍出现多种身心反应，且因个体人格特征、创伤严重程度、可利用资源等不同而表现各异。

1. 情绪反应 伤员普遍存在焦虑，一些伤员在醒来后首先感到的是恐惧，体验到死亡的患者常表现惊慌和恐惧；而后出现孤独和无助感，极易产生忧郁，甚至自杀。有些患者会产生激动、愤怒，甚至情绪失控或情绪休克，还有患者表现为自卑和自责、悲痛、失眠、噩梦等。

2. 认知反应 有些创伤患者经抢救，病情好转后可出现心理否认反应。一些伤者因为肢体伤残而产生失能评价，如出现拒绝治疗、攻击甚至自杀，并可有羞辱感，注意力难以集中、思维混乱、敏感猜疑、定向力和记忆障碍等表现。

3. 行为反应 创伤急性期易出现社会性退缩或隔离、过分依赖等消极行为，以及坐立不安、举止不协调、口味改变等。

（二）积极心理反应

有些创伤患者会出现积极地寻找支持并加强和他人联系的积极心理。

（三）病理性心理问题

1. 急性应激障碍（acute stress disorder，ASD） 又称急性心因性反应，是在突然而来且异乎寻常的剧烈的精神刺激，应激性生活事件或持续困境的作用下引发的一过性精神障碍。多数患者的发病时间与精神刺激有关，精神症状在遭受刺激后数分钟或数小时出现。主要表现为侵袭、警觉性增高、回避和易激惹等。病状的表现与精神刺激的内容有明显关联，其病程及预后也与及早消除精神因素有关。急性应激障碍一般历时短暂，可在数小时、几天或 1 周内恢复，以完全缓解结束，预后良好。如果处理不当，可有 20% ~50% 的患者转为创伤后应激障碍。

2. 创伤后应激障碍（post – traumatic stress disorder，PTSD） 又称延迟性心因性反应，是指由异乎寻常的威胁或灾难性心理创伤，导致延迟出现和长期持续的精神障碍。通常在创伤事件发生 3 个月后出现，持续至少 1 个月，但也可能在事发后数个月至数年间延迟发作。

二、创伤后心理危机干预

（一）创伤后心理危机

创伤后心理危机是指严重创伤患者因创伤刺激导致的自伤及自杀行为。当个体遭遇严重创伤情境时，作为生物个体的人，会出现吃不下饭、睡不好觉、情绪紧张、恐惧、内疚等，并经常在脑海中浮现当时的悲惨场面，回避与人谈论这些话题。创伤当事人会变得没有掌控感，陷入恐慌，使得个体的行为退化，造成人际关系的疏离与紧张、丧失对生活的希望、生活信念的瓦解，甚至造成社会性退缩和攻击行为、自杀行为。

（二）心理危机干预

心理危机干预是指发生严重创伤或灾害时对心理危机干预对象进行的一系列心理危机疏导活动，以帮助人们摆脱心理危机并尽快恢复正常的精神状态。严重创伤或灾害幸存者和家属是突发事件心理危机干预的核心人群。在遭受创伤后，绝大部分人会有明显的长期精神痛苦；次级人群主要包括现场的目击者和受害者的一般亲属。他们直接或间接地感受了受害者或事件现场，并对事件有深刻的认识，常常会伴随恐慌和焦虑的情绪；再次是救援人群，主要包括直接或间接参与救援的人群，包括医生、消防员、救援官兵等。心理危机干预（interference）又称应激处理（stress management），主要的工作内容是对症状的解释，并给出一些应对的建议等。一般由心理专业人员通过交谈、疏导、抚慰等方式，帮助心灵遭遇短期失衡的患者进行调整，使患者能够从危机状态中走出，尽快恢复正常心理状态。危机干预旨在阻止极端应激事件产生的不良后果，通过即刻处理危机，使人们失衡的认知和情感反应趋于稳定，使幸存者重获个人尊严和价值感。

（三）心理危机的干预方法

护士应有心理危机干预意识，及时识别危机，协助心理医生干预危机，帮助患者度过心理危机。心理危机干预原则有快速性、就近性、预测性、简易性、有效性、实用性。危机干预可遵循六步法。

1. 明确问题，从患者角度确定心理危机，明确引发危机的焦点问题和诱因。
2. 确保患者安全，尽可能将生理心理危险程度降到最低，作为干预的首要目标，并明确其解决方法。
3. 给予支持，强调与患者的沟通，使其建立信心，接受外来帮助。
4. 提出并验证可变通的应对方式。
5. 制订患者可理解和执行的计划，以克服其情绪失衡状态。
6. 获得患者诚心的承诺，以便于实施危机干预方案。

严重创伤后心理反应可分为危重期、急性期和康复期，各期的心理反应具有一定的共性和患者个体差异，故干预也要遵循个体化原则。当评估发现存在急性应激障碍及创伤后应激障碍时，应寻求心理或精神科医生的诊治。对创伤后应激障碍患者可应用暴露疗法、认知疗法和小组疗法等特殊的心理治疗方法。

素质提升

创伤救援精神

随着现代生活方式的改变，车祸伤、高空坠落伤等创伤频发，而且近年来地震、洪水、泥石流等自然灾害也时有发生，创伤已经成为危害人类生命健康的重要因素，施救现场可能存在环境恶劣、伤情复杂、施救困难等情况。作为未来的医护人员，同学们应该培养不怕苦、不怕累的职业精神，在人民需要的时候，积极主动加入到创伤救援前线。而且要认真学习，扎实掌握创伤救护相关理论知识和急救技能，才能在关键时刻护佑伤者生命，实现救死扶伤的职业价值。

目标检测

答案解析

一、选择题

（一）单选题

1. 患者，女，28岁，被人发现昏倒在地，可闻及煤气味，首先到达的抢救者发现患者呼吸微弱，于是立即就地进行人工呼吸，医生到场后指责抢救者，其原则错误是（ ）

   A. 未及时撤离现场　B. 未及时吸氧　C. 未及时应用兴奋剂
   D. 未及时建立静脉通道输液　E. 未及时用药

2. 严重创伤是指简明创伤分级法（ ）

   A. ≥1　B. ≥3　C. ≥5
   D. ≥7　E. ≥9

3. 严重创伤是指多发伤损伤严重度评分（　）

A. ≥12　　B. ≥14　　C. ≥16

D. ≥18　　E. ≥20

4. 修正的创伤记分（RTS）诊断为重伤（　）

A. >12 分　　B. >11 分　　C. <12 分

D. <11 分　　E. >14 分

5. APACHE Ⅱ得分的重症点为（　）

A. 5 分　　B. 10 分　　C. 15 分

D. 20 分　　E. 25 分

6. 张力性气胸，现场救护首要的处理措施是（　）

A. 封闭伤口　　B. 穿刺排气减压　　C. 建立静脉通道

D. 监测生命体征　　E. 迅速用药

7. 开放性气胸，现场救护首要的处理措施是（　）

A. 封闭伤口　　B. 穿刺排气减压　　C. 建立静脉通道

D. 监测生命体征　　E. 迅速用药

8. 张力性气胸，穿刺排气减压的部位为（　）

A. 伤侧锁骨中线第 2 肋间　　B. 伤侧锁骨中线第 4 肋间　　C. 伤侧锁骨中线第 6 肋间

D. 伤侧锁骨中线第 8 肋间　　E. 伤侧锁骨中线第 1 肋间

9. 关于活动性出血处理错误的是（　）

A. 大出血可导致伤员迅速陷入休克，甚至死亡

B. 有活动性出血应立即快速止血

C. 没有外出血的伤员可以暂缓处理

D. 活动性出血的伤员应该密切监测生命体征

E. 活动性出血的伤员可以用纱布覆盖伤口绷带加压包扎

10. 关于创伤救护错误的是（　）

A. 腹部脏器脱出，需立即还纳

B. 有活动性出血应立即快速止血

C. 转运途中应密切监测伤员生命体征

D. 现场救护应先做必要处理再行转运

E. 有骨折者需先固定再行搬运转运

（二）多选题

11. 以下属于危重伤的是（　）

A. 连枷胸　　B. 腕及踝以上创伤性断肢　　C. 意识不清

D. 3m 以上高空坠落伤　　E. 小腿骨折

12. 创伤救治链包括（　）

A. 早期基础生命支持　　B. 早期高级创伤生命支持　　C. 早期确定性治疗

D. 早期康复治疗　　E. 早期功能锻炼

13. 以下生命体征监测结果符合危重伤的是（　）

A. 收缩压 <90mmHg　　B. P >120 次/分　　C. R >30 次/分

D. R <12 次/分　　E. 舒张压 <60mmHg

14. 以下关于多发伤的临床特点描述正确的是（ ）
A. 伤情重且变化快 B. 休克发生早且发生率高 C. 感染发生率高且严重
D. 应激反应严重 E. 不易发生漏诊和误诊

15. 放射复合伤的伤口、创面处理正确的是（ ）
A. 首先去除体表的污染
B. 用清水或漂白粉清洗无破损的皮肤
C. 有伤口者最好进行放射性测定
D. 伤口彻底清洗后尽早进行缝合
E. 手术时机尽量选择在近期

二、名词解释

1. 多发伤
2. 复合伤
3. 创伤后应激障碍

三、简答题

1. 简述多发伤救护的基本程序。
2. 简述多发伤的伤情分类。

（赵会芳）

书网融合……

本章小结 微课 1 微课 2 题库

第八章　环境及理化因素损伤

PPT

学习目标

1. 通过本章学习，重点把握中暑、淹溺和电击伤的临床表现、现场救护以及院内急救的方法。

2. 学会评估和正确救护中暑、淹溺和电击伤患者，尊重和保护患者权利，具有预防医疗事故发生的意识。

情境导入

情境描述　患者，男，38岁，空调安装工人。炎热夏日，在外高空作业3h，因头痛、头晕、口渴、皮肤苍白、出冷汗入院。查体：T 37.2℃，P 115次/分，R 20次/分，BP 90/50mmHg。

讨论　1. 考虑该患者最可能发生了什么情况？

2. 针对该患者的救护措施有哪些？

第一节　中　暑

中暑（heat illness）是指在高温环境或受到烈日暴晒引起体温调节功能紊乱，汗腺功能衰竭、电解质过度丧失所致的疾病。临床上分为先兆中暑、轻度中暑和重度中暑，重度中暑可分为热射病、热衰竭和热痉挛。

一、病因与发病机制

（一）病因

1. 机体产热增加　长时间在高温、高湿和通风不良的密闭环境中劳动或剧烈运动，机体产热增加。某些疾病如发热、甲状腺功能亢进症等，或应用苯丙胺等药物也会导致产热增加。

2. 机体散热减少　主要是机体的汗腺功能出现障碍。机体通过体表皮肤汗腺进行散热，但一些因素，如皮肤瘢痕、硬皮症、先天性无汗症或服用抗胆碱能药物，会抑制汗腺功能，导致出汗减少或无法排汗，影响机体正常散热。

3. 机体热适应能力下降　热负荷增加时，机体会产生应激反应，通过神经内分泌的各种反射调节来适应环境变化，维持正常的生命活动，当机体这种调节能力下降时，对热的适应能力下降，机体容易发生代谢紊乱而诱发中暑。

此外，年老、体弱、营养不良、疲劳、肥胖、饮酒、饥饿、穿着过于紧身且不透气的衣服、糖尿病、帕金森病或应用阿托品等药物也可以诱发中暑。

（二）发病机制

正常人的体温是通过下丘脑体温调节中枢，使产热和散热处于动态平衡。当产热大于散热或散热受阻，体内热量积聚而致中暑，引起组织损害和器官功能障碍。当外界环境温度增高时，机体大量出汗，引起失水、失盐。若机体以失盐为主或单纯补水，造成低钠、低氯血症，细胞外液渗透压降低，水进入细胞内，肌细胞水肿，引起肌肉疼痛或痉挛，发生热痉挛；大量液体丧失导致失水、血液浓缩、血容量不足，若同时发生血管舒缩功能障碍，则易发生外周循环衰竭，导致热衰竭。当外界环境温度增高，机体散热绝对或相对不足，汗腺疲劳，体温调节中枢功能障碍，致体温急剧增高，可达 40～42℃，产生严重的生理和生化异常而发生热射病。

二、护理评估

（一）健康史

重点询问有无引起患者机体产热增加、散热减少或热适应不良的原因，如在高温环境工作时间过长、未及时补充水分等病因。

（二）临床表现

1. 先兆中暑 中暑症状较轻，主要表现为口渴、乏力、出汗、头晕、头痛、恶心、胸闷、心悸、耳鸣、目眩、注意力难以集中等，体温正常或者略微升高，通常不大于 38℃。如及时转移到阴凉通风处，补充水和盐，短时间内即可恢复。

2. 轻度中暑 先兆中暑持续加重，除头晕、口渴外，往往有面色潮红、大汗淋漓、皮肤灼热等，或出现四肢湿冷、面色苍白、血压下降、脉搏增快等。体温轻度升高，可在 38℃以上，如及时处理，于数小时内恢复。

3. 重度中暑 轻度中暑进一步加重，包括热痉挛、热衰竭和热射病三种类型。这三种类型可依次发生，也可能交叉重叠存在。

（1）热痉挛 多见于健康青壮年，是热射病的早期表现。大量出汗后补充大量水分，未补充盐分导致血液低渗而出现肌肉痉挛。主要表现为严重的肌痉挛伴有收缩痛，故称热痉挛。肌痉挛多发生咀嚼肌、腹直肌、四肢肌肉，最常见于腓肠肌。疼痛呈身体左右两侧对称性疼痛，且通常为阵发性疼痛，即疼痛表现为一阵一阵地发作。患者意识清楚，体温大多正常，轻者不影响工作，重者疼痛剧烈，其原因可能为高温大量流汗导致机体严重缺钠和过度通气。

（2）热衰竭 最常见，多见于老年人、儿童和慢性疾病患者。在热应激时机体对热环境不适应而引起大量失水、失钠导致血容量不足而发生周围循环衰竭。主要症状为头晕、头痛、恶心、呕吐、皮肤湿冷、大汗淋漓、面色苍白、呼吸加快、晕厥、肌肉痉挛等，还可出现心率加快、直立性低血压或晕厥。体温可轻度升高，无明显中枢神经系统损害表现。

（3）热射病 又称中暑高热，是一种致命性急症，为中暑最严重的类型，可发生于任何年龄的人，心血管疾病患者及老年人多见。由于体温调节中枢功能障碍而致无汗导致散热不足、热蓄积，而出现高热、无汗和意识障碍“三联征”的典型表现。临床上根据发病时患者所处状态和发病机制分为劳力性热射病和非劳力性热射病两种。劳力性热射病多发生于高温、湿度大和无风天气下，进行重体力劳动或剧烈运动时，多见于平时健康的年轻人。非劳力性热射病常见于小孩、老年人或有基础疾病的人群，早期受影响的器官依次为脑、肝、肾和心脏。发病机制为在高温环境下产热过多或散热不足时，体温调节中枢功能障碍，汗腺功能衰竭，体温迅速升高，导致中枢神经系统和循环系统功能障碍。早期表现有头晕、头痛、多汗、全身乏力，体温可迅速升高达 40℃以上，直肠温度可超过 41℃，出现颜面潮红，皮肤干热、无汗，谵妄、昏迷、心动过速、脑膜刺激征等，严重者出现休克、心力衰竭、脑水肿、肺水肿、ARDS、急性肾功能衰竭、急性重型肺炎、DIC、MODS。

（三）辅助检查

血常规外周血白细胞总数增加，中性粒细胞增高，血小板减少。尿常规可有不同程度的蛋白尿、血尿、管型尿改变。严重病例常出现肝、肾、胰和横纹肌损害的实验室改变。尿液分析有助于发现横纹肌溶解和急性肾衰竭。血清电解质可有高钾、低钠、低氯血症。血尿素氨、血肌酐升高提示肾功能损害。有凝血功能异常时，应考虑 DIC。

（四）病情判断

根据健康史和身体状况判断患者是否发生中暑以及严重程度，重度中暑患者要与脑血管意外、细菌性与病毒性脑炎和脑膜炎、甲状腺危象、中毒性痢疾等鉴别。

三、护理诊断

1. 体温过高　与长时间处于高温状态、体温调节中枢功能障碍有关。

2. 活动无耐力　与疲乏和虚弱有关。

3. 潜在并发症　惊厥，与高热有关。

4. 有皮肤受损的危险　与意识不清、烦躁有关。

四、救治与护理

（一）救治原则

早发现、早救治、早报告，尽快使患者脱离高温环境，及时迅速降温，补充水分，保护重要脏器功能。

（二）护理措施

1. 现场救护

（1）脱离高温环境　立即撤离高温环境，将患者转移至阴凉通风处或 20～25℃房间内，解开或脱去外衣，取平卧位休息。

（2）迅速降温　轻症患者可反复用冷水擦拭全身体，直至体温低于 38℃；体温持续在 38.5℃以上者可口服水杨酸类解热药物。

（3）补充水分和电解质　口服凉盐水及其他清凉饮料，有循环衰竭者由静脉补给生理盐水并加葡萄糖溶液或氯化钾溶液。

一般先兆中暑和轻度中暑的患者经现场救护后均可恢复正常，但对疑为重度中暑者，应立即转送医院救治。

2. 院内救护　降温速度决定患者的预后，抢救重度中暑患者的关键是迅速降温，通常在 1h 内使直肠温度降至 38℃左右。同时保持水、电解质和酸碱平衡，防止循环衰竭等并发症发生。

（1）热痉挛　主要由低钠血症引起，可给予患者含盐饮料。若痉挛性疼痛反复出现，可经静脉滴注生理盐水或葡萄糖盐溶液。在液体补足的情况下，若患者仍出现肌肉痉挛性疼痛，可静脉注射 10% 葡萄糖酸钙 10～20ml 以缓解症状。

（2）热衰竭　快速大量补液，可经静脉输注葡萄糖盐溶液 1000～3000ml，纠正血容量不足，必要时补充钙盐和钾盐。对小儿及年老体弱的中暑患者，要严格控制输液速度，防止发生急性肺水肿。通过补液，大部分热衰竭患者数小时即可恢复。

（3）热射病　该类患者病情危急，应迅速采取多种措施联合降温。

1）物理降温　用冷水或酒精为患者擦浴，沿动脉走行方向擦拭，大动脉处适当延长擦拭时间，提高降温效果，切忌擦拭胸部、腹部和阴囊等处。降温过程中不断按摩四肢皮肤，使血管扩张，预防皮肤瘀血。头部可戴冰帽，额头、颈部、腋下、腹股沟等处可置冰袋，注意及时更换，预防冻伤。也可使用冷水或冰水浸浴，患者浸于14～16℃冷水或4℃冰水中，取半卧位，水面与患者乳头齐平，新生儿、老人、休克、昏迷、心力衰竭或伴有心血管基础疾病者，不能耐受4℃低温，禁用冰水浸浴。

2）药物降温　物理降温配合药物降温效果更好，常用药物为氯丙嗪，作用为调节体温中枢，扩张血管，加速散热，降低器官代谢和氧耗。可给予25～50mg氯丙嗪加生理盐水500ml静脉滴注，1～2h滴注完毕。中暑高热伴休克的患者降温可用4℃的5%葡萄糖盐水经股动脉向心性注入体内。

（4）一般护理　①保持呼吸道通畅：休克患者采取平卧位，头偏向一侧，可防止舌后坠阻塞气道，及时清除鼻咽部分泌物，吸氧，必要时应用机械通气。②口腔护理：清洁口腔，以防感染与溃疡。③皮肤护理：高热大汗者应及时更换衣裤及被褥，注意皮肤清洁卫生，定时翻身，防止压力性损伤的发生。④饮食护理：以清淡为宜，给细软、易消化、高热量、高维生素、高蛋白、低脂肪饮食。鼓励患者多饮水、多吃新鲜水果和蔬菜。

（5）对症护理　①维持水、电解质平衡，纠正酸中毒，低血压时应首先及时输液补足血容量，必要时应用升压药，如多巴胺；②保持呼吸道通畅；③及时发现和治疗重要脏器，如肾功能不全、肝功能不全和心功能不全；④预防上消化道出血；⑤适当应用抗生素预防感染等；⑥惊厥患者防止坠床和碰伤，为防止舌咬伤，床边应备开口器与舌钳。

（6）用药护理　观察药物不良反应，氯丙嗪有抑制体温调节中枢、扩张外周血管、松弛肌肉及降低代谢等作用，低血压患者禁用，要密切观察注意体温、血压、心率的变化。

（7）病情观察　①观察降温效果：密切监测肛温，每15～30min测量一次，根据肛温的变化调整降温措施。观察末梢循环情况，以确定降温效果。如患者高热而四肢末梢厥冷、发绀，可提示病情加重；经治疗后体温下降、四肢末梢转暖、发绀减轻或消失，则提示治疗有效。如有呼吸抑制、深昏迷、血压下降（收缩压<80mmHg）则停用药物降温。②监护肾功能：记录尿量、尿色、尿比重，深茶色尿和肌肉触痛往往提示横纹肌溶解，必要时做血液透析。③监护脑水肿：密切监测神志、瞳孔、脉搏、呼吸的变化，应用激素和脱水剂。④监护感染与DIC：密切观察体温变化，监测皮肤黏膜、穿刺部位有无出血倾向，有无某些脏器出血，如咯血、呕血、便血、血尿、颅内出血等。监测动脉血气和凝血功能，注意凝血酶时间、凝血活酶时间、血小板计数和纤维蛋白原，以防DIC发生。⑤观察与高热同时存在的其他症状：如是否伴有寒战、大汗、咳嗽、呕吐、腹泻、出血等，以协助医生明确诊断。

（8）心理护理　中暑属于突发疾病，容易使患者出现惊惶失措、焦虑、烦恼、沮丧、抑郁等现象。应安慰患者，减轻患者的恐惧、焦虑心理，使其积极配合治疗护理工作，提高治愈信心。

（9）健康宣教　①炎热夏季穿宽松浅色透气衣服，在阳光下活动时，戴宽边遮阳帽，使用防晒霜；②炎热天气尽量减少户外活动，避免在11：00～15：00暴露于阳光太久；③改善年老体弱、慢性病患者及产褥期妇女的居住环境，保持室内凉爽；④注意补充盐分和矿物质，多饮用含有钾、镁和钙盐防暑饮料；⑤在高温环境中不管有没有感到口渴都需要补充水分，不要等口渴再饮水。

第二节　淹　溺

微课

淹溺（drowning）又称溺水，是指淹没或沉浸在液体介质中导致呼吸损害的过程。受害者因无法呼吸空气，机体缺氧和二氧化碳潴留，甚至因窒息导致死亡。淹溺是引起儿童和青少年意外死亡的主要原因。

一、病因与发病机制

（一）病因

淹溺多见于儿童、青少年及老年人，常见的原因为不会游泳又意外落水、潜水意外或投水自杀；在游泳过程中，时间过长力气耗尽或受冷水刺激发生肢体抽搐或肢体被植物缠绕等，或游泳过程中疾病急性发作；在浅水区跳水，头撞硬物，发生颅脑损伤而溺水。

（二）发病机制

1. 按照淹溺的水所含成分不同分类 分为淡水淹溺和海水淹溺（表8－1）。

（1）淡水淹溺 指江、河、湖、泊的淡水，属于低渗性液体。当淡水进入呼吸道和肺泡后影响通气和换气，损伤气管、支气管、肺泡壁的上皮细胞，并使肺泡表面的活性物质减少，引起肺泡塌陷，进一步阻滞气体交换造成严重缺氧。低渗性液体迅速进入血液循环，血容量剧增可引起肺水肿和心力衰竭，并使红细胞肿胀、破裂，发生溶血，随红细胞破裂，大量钾离子和血红蛋白释放并进入血浆，造成高钾血症和血红蛋白症。过量的血红蛋白堵塞肾小管引起急性肾衰竭，高钾血症可使心搏骤停。淡水进入血液循环稀释血液还可出现低钠血症、低氯血症和低蛋白血症。

（2）海水淹溺 海水的含钠量约是血浆的3倍以上，对呼吸道和肺泡有化学刺激作用，肺泡上皮细胞和肺毛细血管内皮细胞受海水损伤后，大量蛋白质及水分向肺间质和肺泡内渗出，引起非心源性肺水肿。出现不同程度的低氧血症，而致心力衰竭并死亡。由于体液从血管内进入肺泡，可出现血液浓缩、血容量下降、低蛋白血症、高钠血症、高钙血症和高镁血症。高镁血症可使心率缓慢、心律失常、传导阻滞，甚至心搏停止，还可抑制中枢和周围神经、扩张血管和降低血压。

表8－1 海水淹溺与淡水淹溺的病理改变特点比较

	海水淹溺	淡水淹溺
血容量	减少	增加
血液性状	血液浓缩	血液稀释
红细胞损害	很少	大量
血液电解质变化	高血钠、高血钙、高血镁	低钠血症、低氯血症、低蛋白血症、高钾血症
心室颤动	极少发生	常见
主要致死原因	急性肺水肿、急性脑水肿、心力衰竭	急性肺水肿、急性脑水肿、心力衰竭、心室颤动

2. 按照淹溺的发生机制分类 分为干性淹溺和湿性淹溺。

（1）干性淹溺 指人入水后，因惊慌、恐惧、骤然寒冷等强烈刺激，引起喉头痉挛导致窒息，呼吸道和肺泡很少或无水吸入，约占淹溺者的10%。

（2）湿性淹溺 指人淹没于水中，由于缺氧不能坚持屏气而被迫深呼吸，使大量水进入呼吸道和肺泡，堵塞呼吸道和肺泡而发生窒息，心脏因缺氧而发生心搏骤停，约占淹溺者的90%。

二、护理评估

1. 健康史 重点询问淹溺发生的时间、地点、水源性质以及现场救护情况。

2. 临床表现 缺氧是淹溺最重要的表现。其严重程度与溺水持续时间的长短、吸入水量的多少、吸入水的性质及器官损害的程度有关，可演变成低氧血症、急性肾功能衰竭、弥散性血管内凝血和MODS。如淹溺在化学池和污水池等，除淹溺窒息外，还有相应皮肤、黏膜损伤和化学物引起的中毒作用。

（1）症状 淹溺患者常表现为窒息、神志丧失、呼吸、心跳微弱或停止。在复苏过程中可出现各种心律失常、肺水肿表现，甚至心室颤动、心力衰竭、ARDS、脑水肿、溶血性贫血、急性肾衰竭或DIC等，合并肺部感染较常见。如淹溺在冰冷的水中，患者可发生低温综合征。淹溺者约有15%死于继发的并发症，故应特别警惕迟发性肺水肿的发生。

（2）体征 皮肤发绀，颜面肿胀，球结膜充血，口鼻充满泡沫或泥污。常出现精神状态改变，烦躁不安，抽搐、昏迷和肌张力增高。呼吸表浅、急促或停止，肺部可闻及干、湿啰音，偶尔有喘鸣音。心律失常、心音微弱或消失，腹部膨隆，四肢厥冷，有时还可伴有头、颈部损伤。

3. 辅助检查

（1）尿常规 淡水淹溺者尿中游离血红蛋白阳性。

（2）电解质 淡水淹溺者出现低钠、低氯血症，溶血时可发生高钾血症。海水淹溺者出现血钠、血氯轻度增高，可伴血钙、血镁增高。

（3）动脉血气分析 显示低氧血症和酸中毒。

（4）心电图 常见表现有窦性心动过速、非特异性ST段和T波改变，通常数小时内恢复正常。出现室性心律失常、完全性心脏传导阻滞提示病情严重。

（5）肺部X线 有肺门阴影扩大和加深，肺间质纹理增深，肺野中有大小不等的絮状渗出或炎性改变，或有两肺弥漫性肺水肿的表现。

4. 病情判断 有确切的淹溺史且伴有下列症状，如面部肿胀、青紫，四肢厥冷，呼吸和心跳微弱或停止，口、鼻充满泡沫或污泥，腹部膨胀，胃内充满水而呈胃扩张，即可诊断为淹溺。

三、护理诊断

1. 清理呼吸道无效 与大量液体进入呼吸道及呼吸道痉挛有关。

2. 体液过多 与大量液体进入血液循环有关。

3. 潜在并发症 心跳、呼吸骤停。

4. 恐惧 与回忆溺水经历有关。

四、救治与护理

（一）救治原则

迅速将患者安全救离出水，立即恢复有效通气，实施心肺脑复苏，特别是呼吸支持，根据病情及时对症处理。

（二）护理措施

1. 现场救护

（1）迅速救出水面 急救的首要步骤是脱离水面。救护者应镇静，下水前尽可能脱去衣裤、鞋靴。下水后不正面接触溺水者，应从溺水者背后接近，防止被溺水者紧紧抱住而无法施救；如被抱住，应放手自沉，使溺水者手松开，以便再次施救。救护者可一手托住溺水者头颈部，或抓住腋窝使其呈仰泳状，将其面部托出水面，另一只手划水游向岸边。若施救者不会游泳，切不可盲目下水，应边呼救边寻找竹竿、木棍或绳索等，以便抛掷给溺水者施救。

（2）保持呼吸道通畅 由于淹溺患者的核心病理是缺氧，尽早开放气道和人工呼吸优先于胸外按压。因此首要措施是保持呼吸道畅通，立即清除口、鼻中的杂草、污泥，有义齿者取出义齿，并将舌拉出。对牙关紧密者，可先捏住两侧颊肌然后再用力将口启开。松解领口和紧裹的内衣和腰带，保持气道通畅，快速判断患者的意识、呼吸和心跳等情况。

（3）心肺复苏　溺水时窒息缺氧性心搏骤停，供氧是首要目标。对无呼吸、心跳者，快速倒水后立即实施心肺复苏，按照开放气道—人工呼吸—胸外按压步骤实施。

（4）安全转运　病情不稳的淹溺患者暂缓转运，以免加重病情；病情稳定的患者应迅速转运至医院接受进一步救治。对怀疑有头颈部损伤的患者，搬运时应给予颈托保护，转运途中应继续救治，严密观察病情变化。

2. 院内救护

（1）维持呼吸和循环功能　保持呼吸道通畅，取平卧位，头偏向一侧以利于口腔分泌物流出，给予高流量吸氧，对人工呼吸无效者，应行气管内插管给予正压给氧，必要时给予气管切开，机械辅助呼吸，遵医嘱静脉注射呼吸兴奋剂，如洛贝林、尼可刹米等。患者心跳恢复后，常有血压不稳定或低血压状态，应注意监测有无低血容量，掌握输液的量和速度，有条件者行中心静脉压（CVP）监测。

（2）复温护理　低温是淹溺者死亡的常见原因，故及时复温对预后非常重要。迅速将患者安置于抢救室内，换下湿衣裤，注意保暖。对于淹溺者，水温越低，机体的代谢需要越小，存活机会越大。某些淹溺者在冷水中心脏停搏30min后仍可复苏，但超过1h复苏很难成功，特别是海水淹溺者。其他复温方法尚有热水浴法、温热林格液灌肠法等。注意复温时速度不能过快，使患者体温恢复到30～32℃。

（3）输液护理　对淡水淹溺者应严格控制输液速度，从小剂量、低速度开始，避免短时间内大量液体输入加重血液稀释程度；对海水淹溺者，应及时输入5%葡萄糖溶液或血浆等，切忌输入生理盐水。

（4）一般护理　心衰患者取半卧位；血压过低取平卧位；昏迷患者及时清除口鼻内泥沙、杂草和呕吐物，保持呼吸道通畅，必要时行气管插管或气管切开。做好口腔护理、皮肤护理。低温淹溺的患者注意复温，室温调到22～25℃，使体温在短时间内升至正常。对自杀淹溺者加强看护，以防再次自杀及出走。

（5）对症护理　①惊厥患者护理：防止坠床、碰伤和舌咬伤，床边应备开口器与舌钳。②防治脑水肿：使用大剂量肾上腺皮质激素和脱水剂防治脑水肿。③纠正低血容量：淡水淹溺而血液稀释者，静脉滴注3%氯化钠溶液500ml，必要时可重复一次。对海水淹溺者，可给予5%葡萄糖溶液或低分子右旋糖酐。④防治急性肾功能衰竭：纠正水、电解质和酸碱失衡。⑤防治肺部感染：由于淹溺时常有异物吸入气管，易发生肺部感染，应予抗生素预防或治疗。⑥处理骨折和其他外伤。

（6）病情观察　严密观察患者的神志、呼吸频率及深度，判断呼吸困难程度。观察有无咳痰，痰的颜色、性质，听诊肺部啰音及心率、心律情况，测量血压、脉搏。注意监测尿的颜色、性质，准确记录尿量。

（7）心理护理　消除患者焦虑与恐惧心理，向其解释治疗措施和目的，使其能积极配合治疗。对于自杀淹溺的患者应尊重其隐私权，引导其正确对待人生、事业和他人。保持适度的心理反应，防止心理反应失常，同时做好其家属的思想工作，使患者打消自杀念头。

（8）健康宣教　小儿游泳时需有成人在场看护，建议心脑血管患者、癫痫患者、饮酒后或服用镇静药物后避免游泳。对自杀淹溺者，嘱家属多陪伴开导。

第三节　电击伤

电击伤（electrical injury）也称触电，是指一定强度的电流通过人体引起局限性和（或）全身性组织结构完整性破坏和功能障碍，严重者可致呼吸和心跳停止。电击伤的方式分为三种类型，即超高压电击或雷击、高压电伤和低压电伤。

一、病因与发病机制

（一）病因

主要由缺乏安全用电知识引起，常见电器和电线两大类原因，如生活中接触异常电源、违反用电和电器操作规程、电器设备损坏、线路架设违规、电线折断漏电等原因。其中最常见的原因是机体直接接触电源。

（二）发病机制

电击伤对机体的损伤包括电流本身以及电流转换为电能后的热和光效应。影响触电损伤严重程度的因素有电流类型、电流强度、电压高低、电阻大小、电流通过途径、接触部位和时间及所在环境的气象条件等。其中交流电比直流电杀伤力大。低电压和高电压可引起器官的生物电节律改变，电压愈高，损伤愈重。雷电的电压高达几千万伏特，强大的电流可使人的呼吸、心跳骤停并造成严重烧伤。电击伤引起的病理改变极为复杂，但主要发病机制是组织缺氧。

1. 电流本身损伤机体的效应 电流扰乱了机体正常的电生理活动，电流接触时间越长，损伤越严重。高压电伤引起呼吸停止，其发病机制为高压电导致延髓呼吸中枢的肌细胞膜内外离子平衡失调，引起中枢神经系统神经传导阻断，导致呼吸中枢抑制、麻痹，呼吸肌强直性收缩。低压电伤导致心室颤动或心脏停搏，其发病机制为当交流电峰落在心脏应激期，引起心律失常。

2. 电流转化为电能后的热和光效应 当电流通过有一定阻抗的机体组织时可产生热能，引起对组织的烧伤。烧伤程度与电流强度、电压高低、接触时间成正比，与触电部位的电阻成反比。轻者仅烧伤局部皮肤和浅层肌肉，重者可达深层肌肉，甚至骨骼。

二、护理评估

1. 健康史 询问电击伤病史，触电发生时间、原因、方式、部位、电压等情况，以利急救。

2. 临床表现 轻者仅有瞬间感觉异常，重者可致死亡。

（1）全身表现 ①轻型：一般由短时间触及低电压或弱电流引起，常表现为面色苍白、表情呆滞、精神紧张、头晕、心悸、呼吸加快、口唇发绀、四肢无力，烧灼处皮肤疼痛、肌肉抽搐等，可引起晕厥或短暂的意识障碍，一般无阳性体征。②重型：多是接触电源时间较长电压高、电流强引起。表现为昏迷、抽搐、心律失常、休克、呼吸不规则等，甚至导致呼吸及心跳骤停。有些患者进入“假死”状态，检查既无心跳也无呼吸，一般经积极治疗可恢复，复苏不及时则会死亡。

（2）局部表现 主要是电流通过皮肤的电烧伤。①低电压引起的电烧伤特点：常见于电流进入点与流出点。烧伤面积小，呈椭圆形或圆形，焦黄或灰白色，干燥，边缘整齐，与健康皮肤分界清楚；一般不损伤内脏，致残率低。②高电压引起的电烧伤特点：常有一处进口和多处出口。烧伤面积不大，但可深达肌肉、神经、血管，甚至骨骼，有“口小底大，外浅内深”的特征。随着病情发展，继发引起组织坏死、出血，后果严重，致残率很高。

（3）并发症 可有短期精神异常、心律失常、局部组织坏死继发感染、继发性出血或血供障碍、内脏破裂或穿孔、急性肾衰竭、脊椎压缩性骨折或肩关节脱位、周围神经病、肢体瘫痪、永久性失明或耳聋等。

3. 辅助检查

（1）尿常规 可见血红蛋白尿或隐血。

（2）心肌酶谱 早期可出现乳酸脱氢酶（LDH）、谷草转氨酶（AST）、肌酸磷酸激酶（CPK）及其同工酶（CK－MB）的活性增高。

（3）电解质　血钾溶液升高。

（4）肾功能检查　可有肾功能改变。

（5）心电图及动态心电图检查　心室颤动、传导阻滞或房性、室性期前收缩。

4. 病情判断　根据有明确的触电或被雷击史，结合局部体征特点、全身情况及电击伤后并发症的临床表现和辅助检查结果，一般可明确诊断及损伤程度。电接触点位于左臂时应注意心肌的损伤，位于颈部则应注意脑、脊髓及眼晶状体的损伤，特别注意要排除“假死”。

三、护理诊断

1. 皮肤完整性受损　与电流烧伤局部坏死有关。

2. 潜在并发症　休克、感染、心脏停搏。

3. 焦虑、恐惧　与担心残废或生命受到威胁有关。

4. 知识缺乏　与用电安全知识缺乏有关。

四、救治与护理

（一）救治原则

迅速安全地脱离电源，快速实施心肺复苏，妥善处理烧伤创面，积极处理各种并发症。

（二）护理措施

1. 现场救护

（1）迅速脱离电源　根据触电现场的情况，采取最安全、最迅速的办法，使触电者脱离电源。①关闭电闸：应立即关闭电闸，同时派人守护总电闸，防止重新合上电闸造成进一步伤害。②挑开电线：不能关闭电闸时，可用干燥竹竿或木棒等绝缘物将电线挑开，妥善处理挑开的电线，以免再触及他人。③切断电线：如在野外或远离电闸，不方便挑开漏电的电线，可用绝缘钳子夹断电线，并妥善处理电线断端。④拉开触电者：如触电者俯卧在电线或漏电的电器上，上述方法不能采用时，可用干木棒将触电者拨离触电处，或用干燥绝缘的绳索套在触电者身上，将其拉离电源。

注意事项：①触电者在高处触电时，应采取适当的安全措施，防止脱离电源后从高处坠下骨折或死亡；②施救者应保持与触电者的绝缘，可穿胶鞋或在脚下垫放干木块等绝缘物品，使自己与大地绝缘。施救者在未断离电源之前禁止用手牵拉触电者。

（2）就地抢救　轻者神志清楚，仅感心悸、乏力、四肢发麻，应就地观察休息1～2h，以减轻心脏负荷，促进恢复。重者出现心搏骤停或呼吸停止者，在脱离电源后应立即行口对口人工呼吸或心脏按压等复苏措施。处理其他伤情，如大出血、骨折、气胸等的救治。

2. 院内救护

（1）心肺脑复苏　对呼吸、心跳未恢复者，持续进行心肺脑复苏。尽早给予气管插管，呼吸机正压给氧，以保持呼吸道通畅，维持有效呼吸。给予心电监护，及时发现心律失常，如有室颤立即进行除颤和胸外心脏按压。注意脑复苏及复苏后监护。

（2）一般护理　保持呼吸道通畅，遵医嘱给予高浓度氧气吸入。建立静脉通道并保持通畅，遵医嘱补足液体，并加强营养，提高机体抵抗力。保持局部伤口敷料的清洁、干燥，防止脱落。注意做好口腔护理、皮肤护理，预防压疮的发生。对放置冰袋的患者做好皮肤护理，防止冻伤。

（3）对症护理　①创面处理：注意保护创面，彻底清除坏死组织，消毒无菌液冲洗后用无菌敷料包扎，防止污染和进一步损伤。如局部坏死组织与周围健康组织分界清楚，应在伤后 3～6 天及时切除焦痂。皮损较大者，则需植皮治疗，必要时行截肢术。使用抗生素预防和控制电击伤损伤深部组织后所造成的厌氧菌感染，必要时注射破伤风抗毒素。局部电烧伤的处理与烧伤处理相同。②加强呼吸道管理：注意气道湿化和吸痰，对于使用呼吸机的患者根据需要随时调整呼吸机的各项参数。③其他：预防感染，纠正水、电解质紊乱，防治肺水肿和急性肾衰竭。

（4）病情观察　①监测生命体征：观察神志、呼吸、脉搏、血压及体温，注意有无呼吸抑制和窒息的发生。②心电监护：注意监测心率和心律，判断有无心律失常。③肾功能监测：观察尿的颜色和量的变化，对严重肾功能损害或脑水肿使用利尿剂和脱水剂者，应准确记录尿量。④合并伤的监护：注意有无其他合并伤的存在，如颅脑损伤、气胸、血胸、内脏破裂、骨折等。

（5）心理护理　患者清醒后，精神可能受到极大刺激和创伤，甚至留下遗忘、惊恐等精神症状，应给予心理安慰和疏导，消除其恐惧心理，同时注意患者出现电击后的兴奋症状，应说服其休息，防止发生意外。

（6）健康宣教　大力宣传安全用电和触电急救的知识，规范安装、使用电器并经常检修。雷雨时关闭随身的电子设备，不可在大树下躲雨或使用金属柄伞在旷野中行走，不要靠近高压线和避雷器。

素质提升

生命没有如果——远离溺水

溺水是造成中小学生意外死亡的第一杀手。为预防溺水事故发生，保障生命安全，教育部基础教育司提出，要求学生做到“六不一会”。“六不”是：①不私自下水游泳；②不擅自与他人结伴游泳；③不在无家长或教师带领的情况下游泳；④不到无安全设施、无救援人员的水域游泳；⑤不到不熟悉的水域游泳；⑥不熟悉水性的青少年不擅自下水施救。“一会”是学会基本的自护、自救方法。

答案解析

目标检测

一、选择题

（一）单选题

1. 热射病的首要措施是（　）

A. 降温　　B. 吸氧　　C. 抗休克

D. 治疗脑水肿　　E. 纠正水、电解质、酸碱平衡紊乱

2. 患者，男，48 岁。炎热夏天，在外高空作业 3h，出现头痛、头晕、口渴、皮肤苍白、出冷汗，T 37.2℃，P 110 次/分，BP 90/50mmHg，最可能的诊断是（　）

A. 热衰竭　　B. 轻度中暑　　C. 热痉挛

D. 日射病　　E. 热射病

3. 患者，男，45 岁，炎热夏天在高温下工作数日，近日出现全身乏力、多汗，继而体温升高，有时可达 40℃，并出现皮肤干热，无汗、谵妄和抽搐，脉搏加快，血压下降，呼吸浅速等表现，考虑可能是热射病（中暑高热）。热射病的“三联征”是指（　）

A. 高热、无汗、意识障碍　　B. 高热、烦躁、嗜睡　　C. 高热、灼热、无汗

D. 高热、疲乏、眩晕　　E. 高热、多汗、心动过速

4. 患者，女，60岁，诊断为热射病，目前神志不清处于昏迷状态。遵医嘱给予降温处理，下列护理措施中错误的是（　）

A. 密切监测肛温，每15~30min测量一次

B. 安置在22℃空调房间

C. 大血管走行处放置冰袋

D. 在最短的时间内使肛温降至35℃

E. 用4℃生理盐水200~500ml进行胃灌洗

5. 患者，男，32岁。空调安装工人，在高温闷热的夏天室外工作3h后出现全身乏力，继而体温升高，高达40℃以上，继而出现皮肤干热，无汗、谵妄和抽搐，脉搏加快，血压下降，呼吸浅速，急诊护送入院。考虑可能是热射病（中暑高热），首要护理措施是（　）

A. 纠正水、电解质紊乱　　B. 治疗脑水肿　　C. 抗休克

D. 吸氧　　E. 降温

6. 抢救溺水者时，应给患者采取的体位是（　）

A. 仰卧位　　B. 俯卧位　　C. 头低脚高位

D. 半卧位　　E. 侧卧位

7. 淹溺后的主要并发症是（　）

A. 肺不张　　B. 窒息　　C. 吸入性肺炎

D. 腹胀　　E. 发热

8. 患者，男，20岁。在海边游玩时不慎被卷入海水中，被他人救起后，神志不清，急送附近医院，该患者可输入（　）

A. 10%葡萄糖溶液　　B. 5%葡萄糖盐水　　C. 林格液

D. 0.9%生理盐水　　E. 5%葡萄糖溶液

9. 某患者因电击伤倒地，急救首先应采取（　）

A. 使用复苏药物　　B. 人工呼吸　　C. 扑灭身上火焰

D. 立即使患者脱离电源　　E. 处理伤口

10. 患者，男，32岁。电击伤患者，下列救护措施中错误的是（　）

A. 应先断开电源，再接触触电者

B. 立即用绝缘物品将触电者拉离电源

C. 如不能切断电源，立即用身边物品挑开电线

D. 对触电者进行体温监护，应将体温降至36℃以下

E. 对触电者进行心电监护48~72h

二、简答题

1. 中暑发生的病因有哪些？
2. 中暑患者应如何实施现场救护？
3. 中暑的现场救护措施有哪些？
4. 中暑的预防措施有哪些？
5. 海水淹溺与淡水淹溺所造成的病理改变分别有何特点？

6. 淹溺患者的现场救护措施包括哪些？
7. 如何使触电者迅速脱离电源？
8. 电击伤患者的病情观察有哪些？

（邓璐璐）

书网融合……

本章小结　　微课　　题库

第九章　急性中毒

PPT

学习目标

1. 通过本章学习，重点掌握常见中毒患者的临床表现、病情判断及护理措施；熟悉常见急性中毒患者的辅助检查及救治要点；了解常见急性中毒患者的病因及中毒机制。

2. 学会为急性中毒患者进行紧急处置及健康教育，具有珍惜生命、关爱生命、紧急救治的意识。

情境导入

情境描述　患者，男，38岁，农民，家人发现其躺在田地间，大汗淋漓、流涕、呕吐、浑身颤抖，呼之不应。家属诉该患者上午在果园喷洒农药。查体：T 37.7℃，P 125次/分，R 33次/分，BP 149/100mmHg，意识模糊，口唇青紫，送入急诊科救治。

讨论　1. 如何判断该患者病情的严重程度，需要做哪些实验室检查？

2. 如何对该患者进行救护？

第一节　中毒概述

中毒是指某些物质接触或进入人体，达到一定量后与体液、组织相互作用，进而损害组织、破坏神经及体液调节功能，引起一系列临床症状和体征。引起中毒的物质称为毒物。根据接触毒物量与时间的不同，将中毒分为急性中毒和慢性中毒两类。急性中毒是机体一次大剂量暴露或24h内多次暴露于某种或某些有毒物质引起急性病理变化而出现的临床表现。其特点是发病急、症状重、发展变化迅速，如不及时救治，可危及生命。慢性中毒是指机体长时间或反复接触少量毒物，且在体内蓄积到一定量后才出现临床表现。其特点是起病慢、病程长、缺乏特异性中毒的诊断指标，容易漏诊或误诊。

一、病因

1. 职业性中毒　指在密切接触有毒原料、中间产物或成品的工作过程中或保管、使用及运输毒物的过程中，由于不注意劳动保护或不遵守安全防护制度导致的中毒。

2. 生活性中毒　自服、误服毒物或意外接触有毒物质；用药过量，自杀或谋杀等情况下，过量毒物进入人体导致的中毒。

二、毒物在体内的过程

1. 毒物进入人体的途径　毒物主要经消化道、呼吸道、皮肤黏膜、血管、伤口等途径进入人体。毒物对机体产生毒性作用的快慢、强度、表现与毒物侵入途径和吸收速度有关。

（1）消化道　是生活中毒的常见途径，如有机磷杀虫药、安眠药、乙醇、河豚等。小肠是消化和吸收的主要部位。胃肠道内pH值、毒物的脂溶性及其电离的难易程度是影响吸收的主要因素，除此之外，胃排空时间、肠蠕动等因素也影响毒物的吸收。

（2）呼吸道 气态、烟雾态、气溶胶态毒性物质大多经呼吸道进入人体，如一氧化碳、硫化氢等。呼吸道是毒物进入人体最方便、起作用最迅速的途径。因肺泡表面积较大和肺毛细血管丰富，经呼吸道吸入的毒物较经消化道吸收入血的速度快20倍，能迅速进入血液循环发生中毒。

（3）皮肤黏膜 脂溶性毒物如有机磷、苯类可穿透皮肤的脂质层吸收；局部皮肤有损伤、高温、高湿环境下部分非脂溶性的毒物也经皮肤吸收，强酸、强碱可造成皮肤直接损伤。

（4）血管 如部分毒品经静脉注射进入人体。

2. 毒物的代谢 包括毒物的分布、转化、排泄三个方面。

（1）毒物的分布 毒物被吸收后进入血液，分布于全身体液和组织中，积累到一定浓度后发挥其毒性作用。

（2）毒物的转化 毒物主要在肝脏进行氧化、还原、水解和结合等代谢。大多数毒物经肝脏代谢后毒性降低，但也有少数毒物在代谢后毒性反而增加，如对硫磷（1605）氧化成对氧磷，其毒性可增加数百倍。

（3）毒物的排泄 毒物经代谢后大部分由肾脏和肠道排出，一部分以原形由呼吸道排出体外。少数毒物可经唾液腺、汗腺、乳腺等途径排出。

三、中毒机制

毒物的种类较多，中毒机制也不完全相同，下面介绍几种常见毒物的中毒机制。

1. 局部刺激和腐蚀 强酸、强碱可吸收人体组织中的水分，并与蛋白质或脂肪结合，引起局部组织的刺激、变质或坏死。

2. 组织缺氧 窒息性气体可以阻碍氧的吸收、转运和利用，如一氧化碳、硫化氢等。刺激性气体可引起喉头水肿、肺炎或肺水肿，影响肺泡内气体交换而导致缺氧，如氯气。

3. 抑制神经 有机溶剂（如苯类）、吸入性麻醉剂（如乙醚）有较强的嗜脂性，可通过类脂含量较高的血脑屏障，进入脑组织从而抑制脑功能。

4. 抑制酶的活力 毒物本身或其代谢产物通过抑制酶的活力而产生毒性反应。如有机磷杀虫药抑制胆碱酯酶、氰化物抑制细胞色素氧化酶等。

5. 干扰细胞膜或细胞器的生理功能 如四氯化碳在体内经代谢产生自由基，作用于肝细胞膜的不饱和脂肪酸，脂肪酸过氧化，导致线粒体、内质网变性，引起肝细胞死亡。

6. 竞争受体 如阿托品竞争阻断毒蕈碱受体等。

四、护理评估

（一）健康史

对任何中毒都要了解发病现场情况，毒物接触史对于中毒的诊断非常重要，重点询问接触毒物的名称、时间、途径、量及环境等，可为尽快明确毒物的性质、进入机体的时间以及应采取的急救措施提供依据。对无明确接触史的患者如出现不明原因的抽搐、昏迷、休克、呼吸困难等表现都应怀疑中毒的可能。

（二）临床表现

中毒的临床表现呈多样化，中毒的症状和体征取决于毒物的毒理作用、进入机体的途径、剂量和机体的反应性等，评估时应全面且有侧重点。

1. 神经系统

（1）昏迷　见于镇静催眠药、麻醉药、有机溶剂等中毒。

（2）谵妄　见于阿托品、乙醇等中毒。

（3）惊厥　见于窒息性毒物等中毒。

（4）肌纤维颤动　见于有机磷杀虫药等中毒。

（5）瘫痪　见于可溶性钡盐、蛇毒等中毒。

（6）精神失常　见于一氧化碳、有机溶剂、酒精等中毒。

2. 呼吸系统

（1）呼吸气味　如有机磷杀虫药有大蒜味，氰化物有苦杏仁味等。

（2）呼吸频率　呼吸加快见于水杨酸、甲醇中毒；减慢见于镇静催眠药、吗啡等中毒。

（3）呼吸道刺激症状　如强酸雾、甲醛溶液等中毒，表现为咳嗽、胸痛、呼吸困难等，重者可出现喉痉挛、肺水肿，甚至呼吸衰竭。

3. 循环系统

（1）血压异常　有机磷杀虫药、烟碱等中毒引起血压升高；抗高血压药、氯丙嗪、镇静催眠药等中毒引起血压下降。

（2）心律失常　洋地黄类、奎宁、夹竹桃、乌头碱类等兴奋迷走神经或直接作用于心肌，引起心动过缓，严重者出现心搏骤停；阿托品类、颠茄等兴奋交感神经，引起心动过速。

（3）休克　严重的化学性烧伤、毒物抑制血管舒缩中枢引起周围血管扩张等导致低血容量性休克；毒物刺激心肌影响心脏排血功能，心排血量急剧降低，引起心源性休克。

4. 消化系统　几乎所有的毒物都可引起呕吐、腹泻症状，中毒严重者可引起胃肠穿孔等。

（1）呕吐物的颜色和气味　如高锰酸钾呈红色或紫色，硫酸或硝酸呈黑色或咖啡色，有机磷杀虫药有大蒜味等。

（2）口腔炎　腐蚀性毒物如有机汞化合物等可引起口腔黏膜糜烂、出血等。

（3）肝脏受损　如四氯化碳、毒蕈中毒可损害肝脏引起黄疸、转氨酶升高等。

5. 血液系统

（1）贫血　见于砷化氢、氯霉素、抗肿瘤药、硝基苯等中毒。

（2）出血　见于氯霉素、阿司匹林、肝素等中毒。

6. 泌尿系统

（1）血尿　见于毒蕈、酚中毒。

（2）尿色异常　黄色见于四氯化碳、氯仿、重金属中毒；棕红色或黑色见于苯、亚硝酸盐中毒。

7. 皮肤黏膜

（1）皮肤灼伤　见于强酸、强碱等引起的腐蚀性损害，如糜烂、溃疡等。

（2）皮肤颜色　①发绀：麻醉剂、有机溶剂等引起氧合血红蛋白不足导致皮肤黏膜发绀。②潮红：见于有机磷杀虫药中毒。

8. 眼部

（1）瞳孔　缩小见于有机磷杀虫药、巴比妥类药物、吗啡等中毒；扩大见于阿托品、氰化物等中毒。

（2）视力障碍　甲醇、有机磷杀虫药、苯丙胺中毒可引起视力障碍，严重者可失明。

（3）辨色异常　如洋地黄中毒出现黄绿视。

（三）辅助检查

1. 毒物检测　理论上是诊断中毒最为客观的方法。早期可采集剩余毒物或可能含毒物的标本（如呕吐物、胃内容物、血、尿、大便等）做毒物检测，采集的标本应尽量不放防腐剂，并尽早送检。

2. 其他检查 包括血液学检测（如酶活性、碳氧血红蛋白、高铁血红蛋白等测定）、血气分析、血清电解质、血糖、肝功能、心电图、X线、尿液等检查；有助于鉴别诊断和判断病情严重程度。

（四）病情判断

在进行诊断的同时，应对患者中毒的严重程度做出判断，便于治疗和评价预后。

1. 患者的一般情况 包括神志、呼吸、脉搏、血压、心率、皮肤色泽等。

2. 毒物的种类和数量。

3. 有无严重并发症 出现下列任何一种临床表现均应认为是病情危重的信号：①严重的心律失常；②深度昏迷；③血压过高或过低；④肺水肿、呼吸衰竭；⑤高热或体温过低；⑥休克；⑦肝功能衰竭；⑧肾功能衰竭。

五、救治与护理

（一）救治原则

急性中毒具有发病急骤、来势凶猛、进展迅速、病情多变等特点，医护人员必须争分夺秒地进行有效救治。急性中毒的救治原则包括以下几个方面。

1. 立即终止接触毒物

（1）吸入性中毒 将患者迅速脱离中毒现场，呼吸新鲜空气或吸氧，注意保暖，防止受凉。

（2）接触性中毒 ①皮肤染毒者：应立即脱去污染衣物，用大量清水反复冲洗，特别注意毛发、甲缝及皮肤的皱褶部位等。清洗时切忌用热水或用少量水反复擦洗，因为这两种方法均可能促进局部血液循环，加速毒物的吸收。皮肤接触腐蚀性毒物时，冲洗时间应达到15～30min，并可选择相应的中和剂或解毒剂冲洗。②眼睛染毒者：用清水或生理盐水冲洗眼球，冲洗时间不少于5min。③伤口染毒者：立即在伤口上方结扎止血带，再彻底清洗、清创伤口。

2. 清除尚未吸收的毒物 主要针对食入性中毒的患者，清除胃肠道尚未吸收的毒物，常用的方法有催吐、洗胃、导泻、灌肠和使用吸附剂等，毒物清除越早越彻底，预后越好。

（1）催吐 适用于神志清醒、合作的口服中毒患者。催吐有物理法刺激催吐和药物催吐。物理法刺激催吐是用压舌板、筷子等硬物刺激患者咽后壁或舌根处诱发呕吐，效果不好时，嘱患者饮清水或生理盐水200～300ml，然后再用上述方法刺激呕吐，如此反复，直至呕出液体澄清为止。药物催吐主要使用吐根糖浆等，临床较少用。患者出现以下情况禁忌催吐：①昏迷、惊厥、休克；②服腐蚀性毒物；③原有主动脉瘤、食管胃底静脉曲张、近期有消化道出血；④年老体弱、孕妇。

（2）洗胃 应尽早进行，一般在口服毒物6h内洗胃效果最佳。但如胃排空慢（有机磷中毒）、毒物量大、毒物颗粒小（易嵌入黏膜皱襞内）时，由于部分毒物仍残留在胃内，超过6h仍要进行洗胃。紧急情况下或毒物不明时，一般使用清水或生理盐水。若已知毒物种类，可直接选择适宜的解毒剂。腐蚀性毒物中毒，早期可用蛋清、牛奶、米汤等保护胃黏膜。洗胃后可使用吸附剂，其主要作用为氧化、中和或沉淀毒物。常用活性炭，成人用法为活性炭50g加入200ml温水中，儿童用量酌减，洗胃后口服或经胃管注入，之后再吸出，可反复多次。以下情况禁忌洗胃：①腐蚀性毒物中毒者；②食管静脉曲张者，近期有上消化道出血或胃穿孔者；③惊厥未控制者以及有严重心脏疾病或主动脉瘤者。

（3）导泻 是催吐和洗胃后的辅助措施，洗胃后可在胃管内注入导泻药以减少肠道毒物的停留和吸收。临床常用甘露醇、50%硫酸镁或50%硫酸钠导泻。镁离子吸收过多对神经系统有抑制作用，故肾脏疾病、呼吸衰竭不宜使用。严重脱水、口服腐蚀性毒物中毒者禁止导泻。

（4）灌肠 适用于口服毒物超过6h、导泻无效者及抑制肠蠕动的毒物（如巴比妥类、阿片类）中毒患者（腐蚀性毒物中毒除外），可用温盐水、清水或1%肥皂水连续多次灌肠，可达到有效清除肠道内毒物的目的。

3. 促进已吸收毒物的排出 常用方法有利尿、氧疗、血液净化等。

（1）利尿 主要针对以原形由肾脏排泄的毒物，加强利尿可促进毒物排出，具体措施如下。①补液：大量快速补液，液体以5%葡萄糖生理盐水或5%～10%葡萄糖溶液为宜。②利尿剂：静脉注射或滴注呋塞米等强利尿剂。③碱化尿液：碳酸氢钠可碱化尿液，使有些化合物如苯巴比妥类、水杨酸等离子化而减少在肾小管的重吸收。④酸化尿液：维生素C或氯化氨静脉注射，能使尿液酸化，从而加速毒物排出。常用于碱性毒物如士的宁、苯丙胺中毒等，但急性肾衰竭患者不宜用此法。

（2）氧疗 适用于各种中毒引起的严重缺氧。吸氧可促进碳氧血红蛋白解离，加速一氧化碳排出。

（3）血液净化 包括血液透析、血液灌流和血浆置换。①血液透析：主要清除血液中分子量较小，水溶性强，蛋白结合率低的毒物，如水杨酸类、氨茶碱类等。血液透析应尽早使用，一般在12h内透析效果最好，如时间过长，毒物与血浆蛋白结合后则不易透出。②血液灌流：是目前最常用的抢救措施。对水溶性、脂溶性毒物均有吸附作用，能清除血液中的镇静催眠药、解热镇痛药、洋地黄、有机磷杀虫药等。③血浆置换：适用于与血浆蛋白结合率高、分布容积小的大分子药物中毒，如蛇毒、砷、洋地黄中毒等。

4. 特效解毒剂的应用 当毒物进入人体后，除了尽快排出毒物外，应尽早使用相应的解毒剂进行解毒，可取得显著疗效。

（1）金属中毒解毒药 此类药物多属于螯合剂。依地酸钙钠最常用于铅中毒。

（2）高铁血红蛋白症解毒药 小剂量亚甲蓝（美蓝）可将高铁血红蛋白还原为正常血红蛋白，可用于亚硝酸盐、苯胺、硝基苯等中毒引起的高铁血红蛋白血症。

（3）氢化物中毒解毒药 可使用亚硝酸盐－硫代硫酸钠。

（4）有机磷杀虫药中毒解毒药 如碘解磷定、氯解磷定等。

（5）中枢神经抑制剂解毒药 ①纳洛酮：阿片类麻醉药物中毒的解毒药。②氟马西尼：为苯二氮䓬类中毒的拮抗药。

5. 对症支持治疗 目前，很多急性中毒尚无特效解毒剂或解毒疗法。因此，对症支持治疗是维持重要脏器功能的另外一项重要抢救措施。如急性中毒患者给予氧疗，保持呼吸道通畅，给予必要的营养支持，选择适当的抗生素预防感染。

（二）护理措施

1. 即刻护理措施 及时清除呼吸道分泌物，保持呼吸道通畅，根据病情给予氧疗。

2. 洗胃护理 ①洗胃前做好各项准备工作，严格掌握洗胃的适应证、禁忌证。②洗胃时规范操作，插胃管动作轻柔、快捷，插管深度适宜。首次抽吸物应留取标本做毒物鉴定。洗胃过程中防止误吸，有出血、窒息、抽搐及胃管堵塞时应立即停止洗胃，并查找原因。拔胃管时，要先将胃管尾部夹住，以免拔管过程中管内液体反流入气管；拔管后，嘱患者用力咳嗽，或用吸引器抽吸出患者口咽部或气管内的分泌物、胃内容物。③洗胃后整理用物，观察并记录洗胃液的颜色、量及患者的反应，同时记录患者的生命体征，防治洗胃并发症，如心搏骤停、窒息、胃穿孔、上消化道出血等。

3. 病情观察 ①及时发现患者是否出现烦躁、惊厥、昏迷等神志改变，早期识别脑水肿、酸碱失衡等；②密切观察患者神志、呼吸、心率、脉搏、血压等生命体征的变化；③详细记录出入量，注意观察患者的尿量、每日进食量、口渴及皮肤弹性、呕吐、腹泻情况，并及时给予适量补液，维持水及电解质平衡；④严重呕吐者，注意观察呕吐物及排泄物的性状，必要时留标本送检；⑤密切观察患者皮肤色泽、湿润度和弹性，如有皮肤溃疡、破损应及时处理。

4. 一般护理

（1）休息及饮食 急性中毒者应卧床休息、保暖。病情允许时，鼓励患者进食。

（2）口腔护理 吞服腐蚀性毒物者应特别注意口腔护理，密切观察口腔黏膜的变化。

（3）对症护理 昏迷者保持呼吸道通畅，维持呼吸循环功能，定时翻身；惊厥时应保护患者避免受伤，应用抗惊厥药物；尿潴留者给予导尿等。

（4）心理护理 仔细评估患者的心理状况，尤其对服毒自杀者，要做好心理护理。

5. 健康教育

（1）加强防毒宣传 因时、因地制宜地进行防毒宣传。

（2）预防生活中毒 预防食用有毒或变质的食物。

（3）加强管理 ①加强环境保护措施：预防大气和水资源污染，改善生产环境条件，预防职业中毒和地方病发生。②加强药物的管理：医院和家庭用药一定要严格管理，特别是麻醉药品、精神药品等，以免误服或过量使用中毒。③加强毒物管理：毒物的贮存、运输或使用等过程均应严格按规定管理，以确保安全。

第二节 急性有机磷农药、中毒患者的救护

有机磷杀虫药属于有机磷脂或硫代磷酸酯类化合物，是我国目前使用最广泛的一类高效杀虫剂，多呈油状或结晶状，色泽由淡黄至棕色，有大蒜样臭味，一般难溶于水，易溶于有机溶剂，故易经皮肤吸收中毒。有机磷杀虫药稍有挥发性，易经过呼吸道吸入中毒。在酸性条件下稳定，碱性条件下易分解失效，但敌百虫遇碱变为毒性更强的敌敌畏。

一、病因与发病机制

（一）病因

1. 职业性中毒 见于农药生产、包装、保管、运输及使用过程中防护不当或生产设备密闭不严，用手直接接触杀虫药原液等导致农药经皮肤或呼吸道中毒。

2. 生活性中毒 由于自服、误服或摄入被药物污染的蔬菜、水源或食物所致；滥用有机磷杀虫药治疗皮肤病或作为驱虫药也可发生中毒。

（二）毒物在体内的过程

有机磷杀虫药可经消化道、呼吸道、皮肤黏膜吸收。吸收后迅速分布于全身各器官，尤其以肝脏浓度最高，其次是肾、肺、脾等，肌肉和脑最少。肝脏对毒物进行氧化和水解，一般氧化后毒性增强，之后经水解毒性降低。有机磷杀虫药的代谢产物主要经肾脏排泄，少量通过粪便、肺脏等排出。

（三）中毒机制

主要中毒机制是抑制体内胆碱酯酶的活性。正常情况下，胆碱能神经兴奋所释放的递质乙酰胆碱在胆碱酯酶的作用下水解为乙酰和胆碱而失去活性。有机磷杀虫药进入体后，迅速与体内胆碱酯酶结合，形成磷酰化胆碱酯酶，从而失去水解乙酰胆碱的能力，导致组织中的乙酰胆碱大量蓄积，引起胆碱能神经先兴奋后抑制的一系列毒蕈碱样、烟碱样和中枢神经系统症状，严重者可昏迷甚至呼吸衰竭而死亡。

二、护理评估

（一）健康史

有口服、喷洒或其他方式与有机磷杀虫药的接触史，应了解毒物种类、剂量、中毒途径、中毒时间和中毒经过等。患者身体污染部位或呼出气、呕吐物中闻及有机磷杀虫药所特有的大蒜臭味。

（二）临床表现 微课

有机磷中毒的临床表现与毒物品种、剂量、侵入途径等密切相关。经皮肤吸收中毒者一般在2～6h发病，口服中毒者多在10min至2h内发作，吸入中毒者在30min内发病。

1. 毒蕈碱样症状 又称M样症状，出现最早。主要是副交感神经兴奋所致的平滑肌痉挛和腺体分泌增多。①平滑肌痉挛：瞳孔缩小（严重时呈针尖样瞳孔）、恶心、呕吐、腹痛、腹泻、大小便失禁、气管及支气管痉挛致呼吸困难等。②腺体分泌增加：多汗、流涎、流泪、流涕、肺水肿等。③心血管系统：表现为心动过缓、血压下降等。

2. 烟碱样症状 又称N样症状。由于乙酰胆碱在横纹肌神经肌肉接头处大量蓄积，持续刺激突触后膜上烟碱受体，引起横纹肌运动神经兴奋，表现为肌纤维颤动，常表现为先从小肌群如面、舌、眼睑肌开始，逐渐发展至四肢、全身横纹肌抽搐，患者常有全身紧缩和压迫感，继而发生肌力减退和瘫痪，甚至出现呼吸肌麻痹，引起呼吸衰竭。交感神经节后纤维兴奋释放儿茶酚胺使血管收缩，导致血压升高、心动过速。

3. 中枢神经系统症状 中枢神经系统受乙酰胆碱刺激后，出现头晕、头痛、乏力、烦躁不安、抽搐、意识不清、谵妄、昏迷。部分患者可出现呼吸、循环衰竭死亡。

4. 其他表现

（1）中毒后“反跳” 某些有机磷杀虫药如乐果和马拉硫磷口服中毒者，经急救后临床症状好转，但在数日至1周后突然出现病情反复，甚至发生昏迷、肺水肿或突然死亡，此为中毒后“反跳”现象。这种现象可能与残留在皮肤、毛发和胃肠道的有机磷杀虫药重新吸收或解毒药停用过早有关。

（2）迟发性多发性神经病 少数患者（如甲胺磷、敌敌畏、乐果中毒）在急性中毒症状消失后2～3周，出现感觉型和运动型多发性神经病变，主要表现为四肢末端烧灼、疼痛、麻木以及下肢无力、瘫痪、四肢肌肉萎缩等表现。

（3）中间型综合征 指急性重度有机磷杀虫药（如甲胺磷、敌敌畏、乐果等）中毒引起的一组以肌无力为突出表现的综合征。因其发生在急性中毒急性症状缓解后、迟发性脑病发生前，故称为中间型综合征。中间型综合征常发生在急性中毒后1～4天，主要表现为屈颈肌、四肢近端肌肉、第Ⅲ～Ⅶ对和第Ⅸ～Ⅻ对脑神经所支配的部分肌肉肌力减退，表现为眼睑下垂、眼外展障碍和面瘫；病变累及呼吸肌时，呼吸肌麻痹，可迅速进展为呼吸衰竭，甚至死亡。

（三）辅助检查

1. 全血胆碱酯酶活力测定 是诊断有机磷杀虫药中毒的特异性指标。正常人全血胆碱酯酶活力为100%，降至70%以下即有临床意义，全血胆碱酯酶活力的测定对判断中毒程度、疗效和预后有重要意义，但其下降程度与病情严重程度并不完全一致。

2. 尿中有机磷杀虫药分解产物测定 如对硫磷和甲基对硫磷在体内氧化分解生成对硝基酚由尿排出，敌百虫中毒后，敌百虫分解转化为三氯乙醇，检测尿中的对硝基酚或三氯乙醇的含量，有助于有机磷杀虫药中毒的诊断。

（四）病情判断

1. 轻度中毒 以毒蕈碱样症状为主，可有头痛、头晕、乏力、视物模糊等症状。胆碱酯酶活性

50% ~70%。

2. 中度中毒 出现典型的毒蕈碱样症状和烟碱样症状，表现为说话困难、不能行走、流涎、腹痛、腹泻等症状。胆碱酯酶活性 30% ~50%。

3. 重度中毒 除毒蕈碱样症状和烟碱样症状外，出现中枢神经系统受累和呼吸衰竭表现，少数患者有脑水肿。胆碱酯酶活性 <30%。

三、护理诊断

1. 气体交换受损 与有机磷农药中毒引起的换气功能障碍、肺水肿等有关。

2. 急性意识障碍 与有机磷杀虫药中毒后中枢神经系统抑制有关。

3. 有窒息的危险 与有机磷杀虫药中毒后流涎、呕吐等导致误吸有关。

4. 潜在并发症 脑水肿、肺水肿、呼吸衰竭等。

四、救治与护理

（一）救治原则

1. 紧急复苏 急性有机磷中毒常因肺水肿、呼吸肌麻痹、呼吸衰竭等死亡，一旦发生上述情况，应立即采取复苏措施。清除气道内分泌物，保持气道通畅并给氧，必要时气管插管或气管切开。心搏骤停者应立即行心肺复苏，建立呼吸、循环功能支持。

2. 迅速清除毒物 立即将患者撤离中毒现场，彻底清除未被吸收的毒物。脱去污染衣服，用清水或肥皂水反复清洗污染皮肤、头发、指甲等；口服中毒者可用清水、2% 碳酸氢钠溶液（敌百虫禁忌）或 1∶5000 高锰酸钾溶液（对硫磷禁忌）反复洗胃，直至洗出液清亮为止，然后再用硫酸钠导泻。

3. 解毒剂的应用 解毒剂的应用原则为早期、足量、联合、重复用药，解毒剂包括：①抗胆碱药，代表性药物为阿托品和盐酸戊乙奎醚；②胆碱酯酶复能剂，常用药物有碘解磷定、氯解磷定等，主要作用为使被抑制的胆碱酯酶恢复活力；③解磷注射液，是含有抗胆碱剂和复能剂的复方注射液，起效快，作用时间较长。

4. 对症治疗 重度有机磷杀虫药中毒患者会出现酸中毒、低钾血症、休克等并发症，应及时给予对症支持治疗。

（二）护理措施

1. 即刻护理措施 维持有效的通气功能，及时有效地清除呼吸道分泌物、做好气管插管和气管切开的护理、正确应用机械通气等。

2. 洗胃护理 ①洗胃要及早、彻底和反复进行，直到洗出液澄清无味为止；②若不能确定有机磷杀虫药的种类，则用清水或 0.45% 盐水洗胃；③敌百虫中毒时应选用清水洗胃，忌用碳酸氢钠溶液和肥皂水洗胃；④洗胃过程中应密切观察患者的生命体征变化，若发生呼吸、心搏骤停，立即停止洗胃并进行抢救。

3. 用药护理

（1）阿托品 可与乙酰胆碱争夺胆碱能受体，阻断乙酰胆碱作用，能有效解除或减轻毒蕈碱样症状和中枢神经系统症状，改善呼吸中枢抑制，但对烟碱样症状和呼吸肌麻痹所致的周围性呼吸衰竭无效，对胆碱酯酶复活也无帮助。根据病情每 10 ~30min 或 1 ~2h 给药一次，直至毒蕈碱样症状消失或出现“阿托品化”表现，再逐渐减量或延长间隔时间。

“阿托品化”表现：①瞳孔较前扩大；②颜面潮红；③皮肤干燥、腺体分泌物减少、无汗、口干；④肺部湿啰音消失；⑤心率加快。

护理上应注意：①“阿托品化”和阿托品中毒的剂量较接近，使用过程中应密切观察病情变化，区别“阿托品化”与阿托品中毒指征（表9-1）；②阿托品中毒时可导致室颤，应有效预防，给予充分吸氧，使血氧饱和度保持在正常水平；③注意观察并遵医嘱及时有效地纠正酸中毒，因胆碱酯酶在酸性环境中作用减弱；④大量使用低浓度阿托品输液时，可发生血液低渗致红细胞破坏，发生溶血性黄疸。

表9-1 阿托品化与阿托品中毒的表现

	阿托品化	阿托品中毒
神经系统	意识清楚或模糊	谵妄、幻觉、昏迷等
瞳孔	由小扩大后不再缩小	极度扩大
心率	加快≤120次/分，脉搏快而有力	心动过速甚至发生室颤
颜面	潮红	干燥
体温	正常或轻度升高	高热（40℃以上）
皮肤	干燥	紫红
肺部	湿啰音消失	

（2）盐酸戊乙奎醚 是一种新型长效抗胆碱药，主要选择性作用于脑、腺体、平滑肌等部位的M_1、M_3型受体，对心脏和神经元突触前膜的M_2型受体无明显作用，因此对心率影响较小。该药在抢救急性有机磷杀虫药中毒时与阿托品的区别为：①拮抗腺体分泌、平滑肌痉挛等M样症状的效应更强；②除拮抗M受体外，还有较强的拮抗N受体作用；③中枢和外周双重抗胆碱效应，且其中枢作用强于外周；④不引起心动过速，避免药物诱发或加重心肌缺血；⑤半衰期长，无需频繁给药；⑥每次给药剂量小，中毒发生率低。该药应用时同样要求达到“阿托品化”，其判定标准与阿托品治疗相似，但不包括心率加快。

（3）胆碱酯酶复能剂 能使被抑制的胆碱酯酶恢复活力，对解除烟碱样症状明显，但对毒蕈碱样症状作用较差，亦不能对抗呼吸中枢的抑制，因此常选择一种复能剂与阿托品合用，可取得协同效果。中毒后应尽早应用复能剂，因被抑制的胆碱酯酶将在数小时至2~3天内变为不可逆性，即所谓的“老化酶”，最后被破坏。复能剂对“老化酶”无效，故应早期、足量应用。

护理上应注意：①早期遵医嘱给药，边洗胃边应用特效解毒剂，首次应足量给药；②用药时应稀释后缓慢静推或静滴为宜，若应用过量、注射过快或未经稀释，可发生中毒，抑制胆碱酯酶，发生呼吸抑制；③在碱性溶液中不稳定，易水解成有剧毒的氰化物，禁忌与碱性药物配伍使用；④碘解磷定药液刺激性较强，漏到皮下可引起剧痛及麻木感，应确定针头在血管内方可注射给药，不宜肌内注射用药。

4. 病情观察

（1）密切观察生命体征的变化 有机磷杀虫药中毒所致呼吸困难较常见，在抢救过程中应严密观察患者的体温、脉搏、呼吸、血压等，即使在“阿托品化”后也不应忽视。

（2）严密观察神志、瞳孔的变化 多数患者中毒后即出现意识障碍，有些患者入院时神志清楚，但随着毒物的吸收很快陷入昏迷。瞳孔缩小为有机磷杀虫药中毒的体征之一，瞳孔扩大则为达到“阿托品化”的判断指标之一。

（3）严密观察药物的不良反应和有机磷中毒“反跳”现象。

5. 心理护理 了解患者服毒或染毒的原因，根据患者的心理特点进行心理疏导，为患者提供情感支持。

6. 健康教育 普及预防有机磷杀虫药中毒相关知识，提高人们对有机磷杀虫药中毒的防护意识。

第三节 急性一氧化碳中毒患者的救护

一氧化碳（CO）为无色、无味、无刺激性的气体，几乎不溶于水。急性一氧化碳中毒是指吸入过量 CO 所致的急性缺氧性疾病，俗称煤气中毒。

一、病因与中毒机制

（一）病因

1. 生活性中毒 CO 生活性中毒的主要原因为环境通风不良或防护不当。

2. 职业性中毒 在炼钢、炼焦、烧窑等工业生产中，由于设备质量差、老化等问题出现关闭不严，导致煤气管道泄漏及煤矿瓦斯爆炸等均可产生大量 CO 而发生中毒。

（二）中毒机制

一氧化碳经呼吸道进入血液后，大部分与血红蛋白（Hb）结合形成稳定的碳氧血红蛋白（COHb），COHb 不能携带氧，进而导致组织缺氧。CO 与血红蛋白的亲和力比氧气与血红蛋白的亲和力大 240 倍，同时碳氧血红蛋白的解离速度较氧合血红蛋白的解离速度慢 3600 倍，易造成碳氧血红蛋白在体内的蓄积。且 COHb 还可使血红蛋白氧解离曲线左移，使氧不易释放到组织中，从而导致组织和细胞的缺氧。此外，一氧化碳还可影响细胞内氧的弥散，抑制细胞呼吸。对缺氧最为敏感的大脑缺氧后，脑血管麻痹扩张，脑容积增大。缺氧和脑血液循环障碍，导致血栓形成、缺血性坏死或广泛的脱髓鞘病变，致使一部分急性一氧化碳中毒患者经假愈期后，又出现迟发性脑病。

二、护理评估

（一）健康史

患者有较高浓度 CO 接触史，注意患者中毒时所处环境、停留时间及突发昏迷情况等。

（二）临床表现

1. 神经系统

（1）中毒性脑病 表现为大脑弥漫性功能和器质性损害，不同程度的意识障碍、精神症状、抽搐、震颤、偏瘫等。

（2）脑水肿 呕吐、昏迷、视神经盘水肿等。

（3）脑疝 昏迷加深、呼吸不规则、瞳孔不等圆等。

2. 呼吸系统 可出现急性肺水肿、急性呼吸窘迫综合征（ARDS）的表现等。

3. 循环系统 少数患者可发生休克、心律失常等。

4. 泌尿系统 由于呕吐、摄入量不足、脱水、尿量减少和血压降低等因素可引起急性肾小管坏死和急性肾衰竭。

5. 急性一氧化碳中毒迟发性脑病 指患者神志清醒后，经过一段看似正常的假愈期（2～3 周）后发生以痴呆、精神症状和锥体外系异常为主的神经系统疾病，表现为：①精神异常或意识障碍，如幻视、幻听、烦躁等精神异常，甚至出现谵妄、痴呆或去大脑皮质状态；②锥体外系神经障碍，出现震颤麻痹综合征，表现为四肢肌张力增高、表情淡漠、静止性震颤等；③锥体系神经损害，如偏瘫、病理征阳性或大小便失禁等；④大脑皮质局灶性功能障碍，表现为失明、失语、不能站立或继发性癫痫等；⑤脑神经及周围神经损害，如视神经萎缩、听神经损害等。

（三）辅助检查

1. 血液 COHb 定性法和定量法 是诊断 CO 中毒的特异性指标，其中定量检测可信度更高。

2. 动脉血气分析 抽动脉血做血气分析，急性 CO 中毒患者 PaO_2 和 SaO_2 降低，中毒时间较长者常呈代谢性酸中毒，血 pH 值和剩余碱降低。

3. 脑电图检查 可见弥漫性低波幅慢波。

4. 头部 CT 脑水肿时显示病理性密度减低区。

（四）病情判断

1. 轻度中毒 血液 COHb 浓度 10% ~20%。患者表现为头痛、头晕、心悸、恶心、呕吐、乏力、意识模糊、嗜睡、谵妄、幻觉、抽搐等。脱离中毒环境并吸入新鲜空气或氧气后，症状很快可以消失。

2. 中度中毒 血液 COHb 浓度 30% ~40%。除上述症状加重外，可出现口唇黏膜呈“樱桃红色”，多汗，血压、脉搏异常，甚至出现幻觉、意识模糊或浅昏迷。若能及时脱离中毒环境，积极抢救，可恢复正常且无明显并发症。

3. 重度中毒 血液 COHb 浓度 40% ~60%。患者出现深昏迷、抽搐、呼吸困难、脉搏微弱、血压下降、四肢湿冷、全身大汗等。长时间昏迷者常有心律失常、肺炎、肺水肿等并发症，最后可因脑水肿、呼吸循环衰竭而危及生命。

三、护理诊断

1. 气体交换受损 与血红蛋白失去携氧能力有关。

2. 急性意识障碍 与一氧化碳中毒引起的脑缺氧有关。

3. 潜在并发症 脑水肿、肺水肿等。

四、救治与护理

（一）救治原则

1. 现场急救 立即将中毒患者转移至空气新鲜处，松开衣领，保持呼吸道通畅。昏迷患者安置侧卧位或平卧位，头偏向一侧，预防呕吐物误吸。若现场有条件，及时给予患者高流量、高浓度氧疗。

2. 急诊科救治 ①高流量、高浓度氧疗：如患者持续低氧血症，经吸痰、吸氧等积极处理后仍不能改善时，及时行气管插管或气管切开。②积极支持治疗：包括气道管理、稳定心血管系统、纠正酸碱平衡和水、电解质平衡紊乱等。③改善全身缺氧所致重要脏器（心、肺、脑等）功能失调。

（二）护理措施

1. 即刻护理措施 保持呼吸道通畅，立即氧疗；昏迷伴有高热和抽搐患者，降温和解痉的同时注意保暖；及时开放静脉通路，遵医嘱给予输液和药物治疗。

2. 氧疗 是治疗一氧化碳中毒最有效的方法，包括常规氧疗和高压氧治疗。迅速给予高浓度（>60%）高流量（8 ~10L/min）氧疗，可选用鼻导管或面罩吸氧等。高压氧治疗能有效纠正组织缺氧，减轻组织水肿，还可以减少神经、精神后遗症，降低病死率。

3. 用药护理 ①重度中毒后可出现脑水肿，应及早进行脱水、激素治疗及降温等措施；②促进脑细胞功能恢复，应用能量合剂，如辅酶 A、ATP、细胞色素 C 等，促进脑细胞代谢。

4. 对症治疗 呼吸障碍者应用呼吸兴奋剂，必要时气管切开，进行机械通气。定时翻身拍背以防发生肺炎和压疮，必要时给予抗生素抗感染等。

5. 病情观察 ①基本生命体征，尤其是呼吸和体温；②瞳孔大小、液体出入量及静脉滴速等，防治脑水肿、肺水肿及水、电解质代谢紊乱等并发症的发生；③神经系统表现，如有无急性痴呆性木僵、癫痫、失语、惊厥等；④皮肤、肢体受压部位情况，如有无压疮、皮肤水疱及破溃，防止受伤和皮肤损害。

6. 健康教育 加强预防一氧化碳中毒的宣传教育，提高防止一氧化碳中毒的安全意识。留有后遗症的患者出院后家属要继续予以心理疏导，指导患者进行语言和肢体的康复训练。

第四节　急性乙醇中毒患者的救护

乙醇为无色、易燃、易挥发，具有醇香味。急性乙醇中毒是指一次过量饮入乙醇或酒类饮料后所引起的中枢神经系统兴奋继而抑制的状态。严重者可引起呼吸衰竭和循环衰竭。

一、病因与中毒机制

（一）病因

急性中毒主要是经消化道大量饮酒或含高浓度酒精类饮料。

（二）乙醇的吸收与代谢

机体摄入的酒精在胃、十二指肠、空肠吸收后，迅速分布于全身，10%以原型从肺、肾排出，90%在肝脏代谢、分解。在肝脏内先后被转化为乙醛、乙酸后，最终代谢为二氧化碳和水。当过量乙醇进入人体时，超过了肝脏的氧化代谢能力，即在体内蓄积并进入大脑。

（三）中毒机制

1. 中枢神经系统抑制作用 乙醇具有脂溶性，进入体内通过脑神经细胞膜，对中枢神经系统产生抑制作用。血中乙醇浓度升高，作用于小脑，引起共济失调；作用于网状结构，引起昏睡和昏迷；作用于延髓，引起呼吸、循环功能衰竭。

2. 干扰代谢 乙醇经肝脏代谢生成的代谢产物可影响体内多种代谢过程，使乳酸增多、酮体蓄积，导致代谢性酸中毒以及糖异生受阻，引起低血糖。

二、护理评估

（一）健康史

注意询问饮酒的种类、饮用量及饮用时间，患者当时心情、平素酒量，有无长期酗酒史，并注意有无服用其他药物或醒酒物质。

（二）临床表现

急性酒精中毒主要表现为中枢神经系统症状，与饮酒量、血乙醇浓度及个体耐受性有关，常分为3期。

1. 兴奋期 血乙醇浓度 >50mg/dl。表现为不同程度的欣快感、兴奋、躁狂、情绪不稳定、面色潮红或苍白、可有攻击行为或粗鲁行为。

2. 共济失调期 血乙醇浓度 >150mg/dl。表现为视物模糊、言语不清、眼球震颤，出现动作笨拙，步态不稳，精神错乱；出现明显共济失调，并伴有恶心、呕吐、嗜睡等。

3. 昏迷期 血乙醇浓度 >250mg/dl。患者进入昏睡或昏迷状态，伴有皮肤湿冷、体温降低、瞳孔可散大。血乙醇浓度 >400mg/dl 时，患者陷入深昏迷，心率快、血压下降，呼吸慢且有鼾音，可出现呼吸、循环衰竭危及生命。

（三）辅助检查

1. 血清乙醇浓度 呼出气体中乙醇浓度与血清乙醇浓度相当。

2. 动脉血气分析 可见轻度代谢性酸中毒。

3. 血清电解质浓度 可见低血钾、低血镁和低血钙。

4. 血清葡萄糖浓度 可见低血糖。

5. 心电图检查 可见心律失常和心肌损害。

三、护理诊断

1. 急性意识障碍 与酒精中毒抑制中枢神经系统功能有关。

2. 低效性呼吸形态 与酒精中毒抑制呼吸中枢引起的呼吸功能障碍有关。

3. 潜在并发症 窒息、心肌损害等。

四、救治与护理

（一）救治要点

轻症患者无需特殊治疗，昏迷患者应注意是否同时服用了其他药物，酒精中毒患者重点是维持生命脏器的功能，严重酒精中毒患者可用血液透析促进体内乙醇排出。

（二）护理措施

1. 即刻护理措施 ①保持呼吸道通畅：患者饮酒后有不同程度的恶心、呕吐、意识障碍。应将患者置于平卧位头偏向一侧，及时清除呕吐物及呼吸道分泌物，防止窒息。必要时配合气管插管、气管切开或机械通气等。②注意保暖，维持正常体温：乙醇中毒患者全身血管扩张，散发大量热量，应及时给予保暖并补充能量。③保障患者安全：兴奋躁动患者应给予适当约束，共济失调者应限制其活动，以免发生意外伤害。

2. 催吐或洗胃护理 乙醇经胃肠道吸收极快，一般不需要催吐或洗胃，如果患者摄入酒精量极大或同时服用其他药物时，应尽早洗胃。

3. 血液透析 当血乙醇浓度 >500mg/dl，同时服用其他可疑药物，伴有酸中毒患者，应及早行血液透析治疗。透析过程中应密切观察患者的生命体征及反应。

4. 用药护理 ①纳洛酮：阿片受体拮抗剂具有兴奋呼吸和催醒的作用。其作用持续时间较短，用药时需注意维持药效，尽量减少中断。心功能不全和高血压患者慎用。②地西泮：对烦躁不安或过度兴奋者，禁用吗啡、氯丙嗪及苯巴比妥类镇静药，以免引起呼吸抑制。可遵医嘱给予小剂量地西泮，使用时推注速度宜慢，不宜与其他药物或溶液混合。

5. 病情观察 密切监测患者的生命体征、意识、瞳孔的变化；观察心律失常、心肌损害的表现；维持水、电解质和酸碱平衡；监测血糖水平。

6. 健康教育 对公众进行酗酒的宣传教育，如长期酗酒引起脏器损害，酒后驾车导致的公共安全问题，造成人员和财产损失。对嗜酒者应取得家属的配合，监督患者尽早戒酒。

素质提升

珍爱生命，远离酒驾

《车辆驾驶人员血液、呼气酒精含量阈值与检验》规定，车辆驾驶人员血液中的酒精含量大于或等于200mg/L且小于800mg/L的驾驶行为即为饮酒驾车（酒驾）；车辆驾驶人员血液中的酒精含量大于或等于800mg/L的驾驶行为即为醉酒驾车（醉驾）。当驾驶者血液中酒精含量达800mg/L时，发生交通事故的概率是血液中不含酒精时的2.5倍；达到1000mg/L时，发生交通事故的概率是血液中不含酒精时的4.7倍。每年由于酒后驾车引发的交通事故达数万起，酒后驾车的危害触目惊心，已经成为交通事故的第一大“杀手”，给社会带来极大危害，造成了医疗资源的极大浪费。因此，对公众进行拒绝酒驾宣教刻不容缓。引导他们深刻认识酒驾的严重违法性和社会危害性，呼吁广大群众的社会责任感，遵守法律、杜绝酒驾，安全文明出行，远离交通事故。

第五节 急性镇静催眠药中毒患者的救护

镇静催眠药是中枢神经系统抑制药物，治疗剂量下有镇静催眠作用，大剂量产生麻醉作用，麻醉全身包括延髓中枢。一次服用大剂量可引起急性镇静催眠药中毒，主要表现为中枢神经系统受抑制。如果长期应用突然停药或减量可引起戒断综合征，常用的镇静催眠药如下（表9-2）。

表9-2 常用镇静催眠药

类别	常用药物
苯二氮䓬类	地西泮（安定）、氟西泮（氟安定）、奥沙西泮（去甲烃安定）
巴比妥类	长效类：巴比妥、苯巴比妥；中效类：异茂巴比妥 短效类：司可巴比妥 超短效：硫喷妥
非巴比妥与非苯二氮䓬类	水合氯醛、格鲁米特、甲喹酮
吩噻嗪类	氯丙嗪、奋乃静

一、病因与中毒机制

（一）病因

过量使用镇静催眠药是中毒的主要原因。

（二）中毒机制

1. 苯二氮䓬类 苯二氮䓬类与苯二氮䓬受体结合后，可加强γ-氨基丁酸（GABA）与GABA受体结合的亲和力，使与GABA受体偶联的氯离子通道开放，增强GABA对突触后的抑制功能。

2. 巴比妥类 与苯二氮䓬类作用机制相似，但两者的作用部位不同。苯二氮䓬类主要选择性作用于边缘系统，影响患者的情绪和记忆力。巴比妥类主要作用于网状结构上行激活系统引起意识障碍。

3. 非巴比妥与非苯二氮䓬类 对中枢神经系统作用与巴比妥类相似。

4. 吩噻嗪类 主要作用于网状结构，抑制中枢神经系统多巴胺受体，进而减少邻苯二酚胺的生成。此外，吩噻嗪类药物还具有抑制脑干血管运动和呕吐反射、抗组胺及抗胆碱能等作用。

二、护理评估

（一）健康史

有明确的服用镇静催眠药史，注意了解药物种类、剂量、用药时间，服药前后是否饮酒，患者近来精神状况等。

（二）临床表现

主要为中枢神经系统、呼吸及心血管受抑制的表现。

1. 苯二氮䓬类中毒 中枢神经系统抑制较轻，表现为嗜睡、头晕、言语含糊不清、意识模糊、共济失调等。

2. 巴比妥类中毒 ①轻度中毒：表现为嗜睡、发音不清、记忆力减退，有判断及定向力障碍等。②中度中毒：表现为昏睡或浅昏迷，腱反射消失，不能言语，呼吸变慢，眼球震颤等，强刺激可有反应。③重度中毒：表现为中枢神经系统抑制、逐渐进入深昏迷，出现潮式呼吸、脉搏细速、血压下降、少尿、昏迷等。

3. 非巴比妥与非苯二氮䓬类中毒 症状与巴比妥类中毒相似，但也有各自特点。

（1）水合氯醛中毒　心律失常、局部刺激性，口服胃部烧灼感。心、肝、肾功能损害。

（2）格鲁米特中毒　意识障碍有周期性波动。有抗胆碱能神经的症状，如瞳孔散大等。

（3）甲喹酮中毒　可有明显的呼吸抑制，出现锥体束征，如肌张力增高、腱反射亢进、抽搐等。

（4）甲丙氨酯中毒　常有血压下降。

4. 吩噻嗪类中毒 椎体外系反应最常见，包括震颤麻痹、不能静坐、吞咽困难、牙关紧闭、喉痉挛等，严重者可有昏迷、休克、心律失常、呼吸抑制等。

（三）辅助检查

1. 药物浓度测定 对胃内容物、尿、血样做定性或定量检测，有助于确诊。

2. 其他检查 对严重中毒者，应检查动脉血气、血糖、电解质和肝肾功能等。

（四）病情判断

患者出现昏迷、呼吸衰竭、休克、急性肾衰竭、合并感染等情况提示病情危重。

三、护理诊断

1. 低效性呼吸形态 与药物抑制呼吸中枢引起的呼吸功能障碍有关。

2. 清理呼吸道无效 与咳嗽反射减弱、药物对呼吸中枢的抑制有关。

3. 急性意识障碍 与镇静催眠药中毒抑制中枢神经系统功能有关。

4. 潜在并发症 呼吸衰竭、循环衰竭等。

四、救治与护理

（一）救治原则

1. 迅速清除未吸收毒物

（1）洗胃　口服中毒者早期用1∶5000高锰酸钾溶液或清水或淡盐水洗胃，服药量大者超过6h仍需洗胃。

（2）活性炭及泻剂的应用　活性炭对吸附各种镇静催眠药均有效，首次活性炭剂量为50～100g，可用2倍的水制成混悬液口服或胃管内注入，应用活性炭同时常给予硫酸钠250mg/kg导泻，一般不用硫酸镁导泻。

（3）碱化尿液、利尿 减少毒物在肾小管中的重吸收，可用5%的碳酸氢钠碱化尿液，呋塞米利尿。但对吩噻嗪类中毒无效。

（4）血液透析、血液灌流 对苯巴比妥有效，危重患者可考虑应用，对苯二氮䓬类无效。

2. 特效解毒剂的应用 巴比妥类、吩噻嗪类中毒目前尚无特效解毒药。氟马西尼是苯二氮䓬类拮抗剂，用法为0.2mg缓慢静脉注射，需要时重复注射，总量可达2mg。

3. 对症支持治疗 主要针对吩噻嗪类中毒。如昏迷、震颤麻痹综合征、肌肉痉挛及肌张力障碍等。对昏迷者加强监护，利用利尿剂和脱水剂，以减轻脑水肿，及时发现并处理各种并发症，如肺炎、胃肠道出血、肾衰竭等。震颤麻痹综合征可选用盐酸苯海索（安坦）等。若有肌肉痉挛及肌张力障碍，可用苯海拉明。

（二）护理措施

1. 即刻护理措施 保持呼吸道通畅、给氧，必要时行气管内插管或气管切开，并行机械通气。呕吐患者头偏向一侧，防止呕吐物或痰液阻塞气道，及时吸出痰液。

2. 病情观察 密切监测生命体征，观察意识状态、瞳孔大小、对光反射、角膜反射，若瞳孔散大、血压下降、呼吸变浅或不规则，常提示病情恶化，应及时向医生报告并采取救护措施。

3. 一般护理 昏迷时间超过3～5天，患者营养不易维持者，可由鼻饲补充营养及水分，必要时静脉补充营养物质，提高机体抵抗力。指导患者有效咳嗽，经常更换体位，多饮水以促进排痰，预防肺部感染。

4. 心理护理 对服药自杀者，应加强看护，防止再度自杀。

5. 健康教育 向失眠者宣教导致睡眠紊乱的原因及避免失眠的常识，必须用药时要预防产生药物依赖性；长期服用大量催眠药的人，包括长期服用苯巴比妥的癫痫患者，不能突然停药，应在医生指导下逐渐减量后停药。严格管理镇静药、催眠药处方的使用，加强药物的保管，特别是家庭中有情绪不稳定或精神不正常的人员。

目标检测

答案解析

一、选择题

（一）单选题

1. 急性有机磷杀虫药中毒的发病机制最主要是（ ）

A. 高铁血红蛋白蓄积 B. 交感神经过度兴奋 C. 抑制胆碱酯酶活性
D. 迷走神经过度兴奋 E. 碳氧血红蛋白蓄积

2. “阿托品化”的指征不包括（ ）

A. 瞳孔散大 B. 面色潮红 C. 皮肤干燥
D. 肺部湿啰音消失 E. 心率减慢

3. CO中毒时最先受损的脏器是（ ）

A. 肺 B. 肝 C. 脑
D. 心 E. 肾

4. CO 中毒患者首要的处理措施是（　）
   A. 将患者转移到空气新鲜处　B. 高流量吸氧　C. 控制高热
   D. 防治脑水肿　E. 促进脑细胞功能恢复

5. 急性有机磷杀虫药中毒最先出现的症状是（　）
   A. 毒蕈碱样症状　B. 烟碱样症状　C. 中间型综合征
   D. 神经系统症状如肢体瘫痪　E. 肺水肿

（二）多选题

6. 有机磷中毒 M 样症状有（　）
   A. 瞳孔缩小　B. 面色潮红、心率加快　C. 恶心、呕吐、腹痛
   D. 肌肉震颤　E. 流涎、大汗淋漓

7. 催吐的禁忌证是（　）
   A. 敌百虫中毒　B. 昏迷患者　C. 食入汽油等易燃者
   D. 休克脱水者　E. 门脉高压症患者

二、简答题

简述急性中毒的急救原则。

（车小雯）

书网融合……

本章小结　微课　题库

第十章　常见急症护理

PPT

学习目标

1. 通过本章学习，重点把握各种常见急症的救治原则和护理措施。
2. 学会运用所学知识，对常见急症进行正确的施救，具备正确处理突发情况的能力。

第一节　呼吸困难

情境导入

情境描述　患者，女，32岁，因“1h前突然胸闷，呼吸费力，不能平卧”急诊入院。查体：体温37.5℃，血压130/80mmHg，脉搏104次/分，呼吸25次/分，意识清楚，说话断续，呼气时间延长伴哮鸣音。主诉2天前在新厂房工作后出现过胸闷、气喘。

讨论　1. 作为急诊科护士，应采取哪些紧急护理措施？

2. 为明确诊断应协助进行哪些检查？

3. 该患者的护理重点是什么？

呼吸困难（dyspnea）是指各种原因引起的患者主观上感觉呼吸气量不足或呼吸费力，客观上表现为呼吸频率、深度、节律的异常。严重时可出现鼻翼扇动、发绀、端坐呼吸，可见辅助呼吸肌参与呼吸运动。

一、病因与发病机制 微课

引起呼吸困难的原因主要是呼吸系统疾病和心血管系统疾病所致。

（一）呼吸系统疾病

1. 气道阻塞　喉部疾病，如急性喉炎、喉水肿、喉癌、白喉、喉与气管异物、气管肿瘤、气管受压（甲状腺肿大、纵隔肿瘤等）；气管疾病，如支气管哮喘、慢性支气管炎、支气管肺癌等。

2. 肺疾病　肺实质疾病，如大叶性或支气管肺炎、肺脓肿、肺水肿、肺不张、肺尘埃沉着病、弥漫性肺间质纤维化及急性呼吸窘迫综合征等。

3. 胸廓、胸膜疾病　如气胸、大量胸腔积液、广泛显著胸膜增厚、胸廓外伤和严重胸廓、脊柱畸形等。

4. 神经－肌肉疾病　如脊髓灰质炎和运动神经元疾病累及颈髓、急性多发性神经根神经炎、重症肌无力、药物（肌肉松弛药、氨基苷类等）致呼吸肌麻痹等。

5. 膈运动障碍　如膈麻痹、高度鼓肠、大量腹水、腹腔巨大肿瘤、胃扩张和妊娠末期。

上述疾病由于上、下气道阻塞，胸廓与膈运动障碍，呼吸肌力减弱与活动受限，致肺通气量降低、肺泡氧分压（PaO_2）降低等而引起呼吸困难。

（二）心血管系统疾病

各种原因所致心力衰竭、心脏压塞、原发性肺动脉高压和肺栓塞（血栓栓塞、羊水栓塞、脂肪栓塞最常见）等。左心衰竭常见于高血压性心脏病（高心病）、冠状动脉硬化性心脏病（冠心病）、风湿性心瓣膜病（风心病）、心肌炎、心肌病及输血、输液过多或过快等。

上述疾病由于心肌收缩力减退或心室负荷（收缩期、舒张期）增加，心功能减退，左心搏出量减少，致舒张末期压升高（二尖瓣狭窄缺少这一过程），相继引起左房压、肺静脉和毛细血管压升高，引起肺淤血，血浆成分漏出，导致间质性肺水肿、血管壁增厚，弥散功能障碍；因输血、输液过多或过快所致者，尚有血容量过多致肺血管静水压增高的因素参与。

右心衰竭发生呼吸困难的主要机制为：①右心房与上腔静脉压升高，刺激压力感受器反射性兴奋呼吸中枢；②血氧含量减少及乳酸、丙酮酸等酸性代谢产物增多，刺激呼吸中枢；③淤血性肝肿大、腹水和胸腔积液，使呼吸运动受限，肺受压气体交换面积减少。

（三）中毒性呼吸困难

1. 各种原因引起的酸中毒 如急（慢）性肾衰竭、糖尿病酮症酸中毒、肾小管酸中毒等。

2. 急性感染与传染病 体温升高及毒性产物刺激呼吸中枢，使呼吸频率增加。如急性肺炎、乙脑等。

3. 药物和化学物质中毒 如吗啡类、巴比妥类、苯二氮䓬类、有机磷杀虫药中毒和一氧化碳、亚硝酸盐类、苯胺类、氰化物（包括含氰化物较多的苦杏仁、木薯）中毒等。

其呼吸困难的主要发生机制略有不同，可分为：①呼吸中枢受刺激兴奋性增高，酸中毒间接通过刺激颈动脉窦和主动脉体化学感受器或直接作用于呼吸中枢，增加肺泡通气排出 CO_2；②各种中毒所致呼吸困难对呼吸中枢的影响有所不同，一氧化碳与血红蛋白（Hb）形成碳氧血红蛋白和亚硝酸盐、苯胺类，使 Hb 转变为高铁血红蛋白，致 Hb 失去氧合功能；而氰化物中毒会抑制细胞色素氧化酶活性，致细胞呼吸受抑制（内窒息），导致组织缺氧而引起呼吸困难。

上述几种呼吸困难不伴有低氧血症，但因肺泡通气过度会引起 CO_2 大量排出致 $PaCO_2$ 降低。而吗啡、镇静安眠药类中毒时，呼吸中枢受到直接抑制，致呼吸减弱，肺泡通气减少，严重时不仅会引起低氧血症，且有 CO_2 潴留。

（四）神经精神性呼吸困难

1. 器质性颅脑疾病 如颅脑外伤、脑血管病、脑炎、脑膜炎、脑脓肿及脑肿瘤等。

2. 精神或心理疾病 如癔症等。呼吸困难发生的主要机制在前者是因呼吸中枢兴奋性受颅内压增高和供血减少的影响而降低；后者是由于受到精神或心理因素影响致呼吸频率明显增快。

（五）血液病

血液病见于重度贫血因红细胞携氧减少，血氧含量降低，组织氧供不足所致。大出血或休克时，呼吸加快，则与缺血和血压下降刺激呼吸中枢有关。

二、护理评估

1. 健康史 评估患者病史、发生时间、起病缓急、诱因、伴随症状、活动情况、心理反应和用药情况等。发病前有无异物吸入及外伤史、过敏史、与感染相关的肺部疾病病史以及心脏病史等。

2. 临床表现 评估患者神志，面容与表情，口唇、指（趾）端皮肤颜色，呼吸的频率、节律、深浅度，体位，胸部体征，心率、心律等。呼吸困难伴发的特有症状包括：夜间阵发性呼吸困难常提示左心功能不全；剧烈胸痛常提示心脏或胸膜病变；肢体软弱无力或行为改变提示神经、精神疾病；贫血常提示血液系统疾病、恶性肿瘤等。

3. 心理－社会支持情况 呼吸困难患者在发作时由于自觉空气不足，常有紧张、恐惧、惊慌等情绪反应，甚至出现濒死感；患者夜间也常出现呼吸困难而影响休息，可产生焦虑情绪，担心生活、工作会受到影响；此外，因患者在呼吸困难严重时生活难自理，也给家庭、亲属带来较大的心理和经济压力。

4. 辅助检查 评估血氧饱和度、动脉血气分析、胸部X线检查、CT、肺功能检查等。

5. 病情判断 通过观察患者的胸廓外形及呼吸肌活动情况、有无三凹征（吸气时胸骨上窝、锁骨上窝、肋间隙出现明显凹陷）和颈静脉充盈，触摸脉率、叩诊胸廓和听诊呼吸音评估呼吸困难患者的体征。肺栓塞患者可有颈静脉充盈，肺部可闻及局部湿啰音及哮鸣音，肺动脉瓣区第二心音亢进或分裂，严重时血压下降甚至出现休克。支气管哮喘急性发作时胸部呈过度充气状态，吸气性“三凹征”，双肺可闻及广泛的呼气相哮鸣音，但非常严重的哮喘发作可无哮鸣音（寂静胸）。呼吸浅快、桶状胸，叩诊呈过清音，辅助呼吸肌参与呼吸运动甚至出现胸腹矛盾运动常见于COPD。患侧胸廓饱满、叩诊呈鼓音、听诊呼吸音减弱或消失应考虑气胸。

三、护理诊断

1. 气体交换受损 与支气管痉挛、气道炎症、气道阻塞有关。

2. 恐惧 与呼吸困难反复发作伴濒死感有关。

3. 知识缺乏 缺乏对疾病过程及病情变化的相关知识。

4. 潜在并发症 窒息。

四、救治与护理

（一）救治原则

保持呼吸道通畅，给氧，积极治疗原发病，去除病因，控制感染。

（二）护理措施

1. 院前急救 协助患者取半坐卧位或端坐卧位，保持气道通畅、吸氧。保持呼吸道通畅是呼吸困难治疗和护理最重要的措施之一。建立静脉通路、心电监护、监测血氧饱和度等，注意生命体征变化。

2. 院内救护

（1）给氧 在没有判断出呼吸困难的原因之前，先给予低浓度低流量吸氧，吸氧浓度一般不超过30%，保持呼吸道通畅。

（2）病情观察 密切观察患者生命体征及神志变化。观察呼吸困难的改善情况，根据呼吸困难（缺氧）的程度调整，使 $PaO_2>60mmHg$ 或血氧饱和度（SpO_2）>90%。根据各项监护参数分析呼吸困难及缺氧改善情况，及时调整。

（3）配合治疗 建立静脉通道，按医嘱及时给予各种药物。①控制感染：呼吸困难伴有呼吸道和肺部感染，遵医嘱给予广谱抗生素静脉滴注。②解痉平喘：如肾上腺素受体激动剂、糖皮质激素、茶碱类药物等。

（4）心理护理 尊重关心患者，了解患者的心理感受，当患者呼吸困难引起烦躁不安、恐惧时，医护人员应陪伴身边，适当安慰，使患者保持情绪稳定和增强安全感；告知患者积极配合治疗，呼吸困难会得到缓解，减轻患者的焦虑情绪。

（5）健康指导 ①指导患者及家属认识本病的病因，做好预防，避免再次发生；②按医嘱正确合理用药，积极配合治疗；③合理安排休息，避免精神及体力过劳，指导患者进行呼吸肌锻炼和全身运动锻炼，改善呼吸功能，防止并发症的发生；④合理饮食，戒烟戒酒，保持情绪稳定；⑤配合氧疗或机械通气。

素质提升

铁肺与脊髓灰质炎

20世纪中叶，脊髓灰质炎在欧洲、美国等地暴发流行。脊髓灰质炎病毒可破坏神经细胞，使与之有关的肌肉失去神经的调节作用而发生萎缩，部分患者会因呼吸肌无力而致呼吸困难，甚至死亡。面对如此惨状，1928年，哈佛公共卫生学院的Philip Drinker和Louie Shaw发明了一种称为“铁肺”的呼吸装置，以治疗脊髓灰质炎引起的呼吸肌麻痹。

后来，由于脊髓灰质炎疫苗的发明，很多国家已经消灭了这种疾病，铁肺也因为其体型巨大而被逐渐淘汰。虽然铁肺的应用时间很短，但在脊髓灰质炎流行期间，铁肺挽救了无数人的生命，其工作原理也为现代呼吸机的发明提供了依据。Philip教授为我们所有医务工作者树立了维护人类健康的光辉榜样。

第二节　窒　息

窒息（asphyxia）是指人的呼吸过程由于某种原因受阻或异常所产生的全身各器官组织缺氧，二氧化碳潴留而引起的组织细胞代谢障碍、功能紊乱和形态结构损伤的病理状态。当人体严重缺氧时，器官和组织会因为缺氧而广泛损伤、坏死，尤其是大脑。气道完全阻塞造成不能呼吸1min，心跳就会停止，窒息是危重症患者最重要的死亡原因之一。

一、病因与发病机制

（一）病因

1. 气道阻塞　呼吸道分泌物部分或完全堵塞呼吸道或人工气道管腔、气道异物、喉阻塞、淹溺、颈部被缠或被捏、食物（如流食）或出血等阻塞气道。

2. 低氧呼吸　如CO中毒等。

3. 其他　接触氰化物，闭气过久，被沙、山泥或雪活埋等。甲亢术后、老人和儿童（特别是1～4岁婴幼儿）是窒息的高危人群。本节主要讨论气道阻塞引起的窒息。

（二）发病机制

由于机体的通气受限或吸入气体缺氧导致肺部气体交换障碍，引起全身组织、器官缺氧进而导致体内酸碱失衡，各脏器功能不全、衰竭而死亡。

二、护理评估

1. 健康史　详细询问病史，了解有无异物吸入及外伤、手术史、有无CO中毒及接触氰化物等病史。

2. 临床表现

（1）气道不完全阻塞　患者张口瞪目，有咳嗽、喘气或咳嗽微弱无力，呼吸困难，烦躁不安。皮肤、甲床和口腔黏膜、面色青紫、发绀。如异物吸入气管，患者感觉极度不适，常常不由自主以一手呈

"V"字状紧贴于颈前喉部。

（2）气道完全阻塞 患者面色灰暗青紫，不能说话及呼吸，很快失去知觉，陷入呼吸停止状态。如不紧急解除窒息，将很快导致死亡。

3. 辅助检查 通过血气分析、胸部平片、纤维支气管镜等检查，可判断引起窒息的原因。

4. 心理－社会支持情况 患者窒息经过抢救大多能恢复，但严重窒息可遗留后遗症，甚至死亡，患者及家属常有紧张、恐惧、惊慌等情绪反应。

5. 病情判断 当窒息发生时，病情危急，及时救治是关键。气道被异物阻塞时，患者可表现为突感胸闷、张口瞪目、呼吸急促、烦躁不安、严重发绀，吸气时锁骨上窝、肋间隙和上腹部凹陷，呼吸音减弱或消失。

三、护理诊断

1. 气体交换受损 与呼吸、循环障碍等有关。

2. 潜在并发症 多器官功能受损。

3. 焦虑 与病情严重、预后不良有关。

四、救治与护理

（一）救治原则

当窒息发生时，保持呼吸道通畅是关键，其次是采取病因治疗。对于气道不完全阻塞的患者，应查明原因，采取病因治疗和对症治疗；对于异物阻塞大气道，有危及生命可能的患者，应尽早配合取出异物，可采用 Heimlich 手法急救或经内镜（直接喉镜、纤维支气管镜）取出异物。

（二）护理措施

1. 即刻护理 ①迅速解除窒息因素，保持呼吸道通畅；②给予高流量吸氧，使血氧饱和度恢复至90% 以上，必要时建立或重新建立人工气道，给予人工呼吸支持或机械通气；③保证静脉通路畅通，遵医嘱给予药物治疗；④监测生命体征，给予心电、血压、呼吸、血氧饱和度监护，遵医嘱采动脉血做血气分析；⑤备好急救物品如吸引器、呼吸机气管插管、喉镜等开放气道用物。

2. 病情观察 随时注意患者呼吸、咳嗽及全身情况，如窒息后呼吸急促、口唇发绀、烦躁不安等症状仍不能改善或逐渐加重，应准备继续抢救。

3. 治疗配合

（1）气道异物 有危及生命的可能，应尽早配合取出异物，以保持呼吸道通畅，防止窒息及其他并发症的发生。可使用 Heimlich 手法排除异物，或经内镜（直接喉镜、支气管镜、纤维支气管镜）取出异物。如确实难以取出的异物，应做好开胸手术、气管切开的准备。对明显气道阻塞的患者，紧急情况下可用粗针或剪刀行环甲膜穿刺或切开术，以开放气道。

（2）喉阻塞 重点是保持呼吸道通畅。对舌后坠及喉阻塞者可使用口咽通气管开放气道。如气管狭窄、下呼吸道梗阻所致的窒息，应立即做好施行气管插管或气管切开术的准备，必要时行人工机械通气。

（3）大咯血 如为肺部疾病所致的大咯血，有窒息前兆症状时，应该：①立即将患者取头低足高45°的俯卧位，轻拍背部以利引流；②保证呼吸道通畅，及时吸出口腔内的血块；③在解除呼吸道阻塞后按医嘱给予吸氧、呼吸兴奋剂，以改善缺氧。

4. 心理护理 嘱患者安静休息，避免剧烈活动，对精神紧张、恐惧的患者进行安慰和解释工作。

5. 健康指导 强调疾病预防的重要性，防范淹溺、误吸、煤气中毒等意外事故发生。指导患者及家属掌握气道畅通技术，紧急情况下能开展自救与互救。

第三节 急性胸痛

急性胸痛（acute chest pain）是急诊患者就诊常见的主诉，约占急诊总数的5%。急性胸痛是一些致命性疾病的主要临床表现，如急性冠状动脉综合征（ACS）、主动脉夹层、急性肺栓塞、气胸等。急诊处理的关键是快速识别可能致命的疾病，及时给予正确的急诊处理。

一、病因与发病机制

急性冠状动脉综合征是急性胸痛中最常见的病因。ACS是在冠心病发展过程中以冠状动脉粥样硬化为病理基础，以粥样硬化斑块不稳定为基本病理生理特点，以急性心肌缺血为共同特征的一组疾病，包括不稳定型心绞痛、非ST段抬高心肌梗死和ST段抬高心肌梗死。其中每种疾病由于心肌缺血损伤程度不同而表现为不同严重程度的胸痛。

主动脉夹层是指主动脉内的血液经内膜撕裂口流入囊样变性的主动脉中层，形成夹层血肿，并随血流压力的驱动，沿主动脉壁纵轴延伸剥离导致的严重心血管急症。由于机械压迫、刺激和损伤导致突发撕裂样的胸部疼痛。

急性肺栓塞引起的胸痛与低氧血症、冠状动脉灌注减少、肺动脉高压时的机械扩张和波及壁层胸膜有关。胸痛的病因见表10-1。

表10-1 胸痛的病因

	危重症	重症	非急症
心血管系统	急性心肌梗死 急性冠状动脉缺血 变异性心绞痛 心脏压塞	不稳定型心绞痛 冠状动脉痉挛 二尖瓣脱垂 心肌炎	心脏瓣膜病 主动脉夹层 肥厚型心肌病
呼吸系统	肺栓塞 张力性气胸	气胸 纵膈炎	肺炎 胸膜炎、肿瘤
消化系统	食管破裂	食管贲门撕裂 胆囊炎 胰腺炎	食管痉挛 食管反流 消化性溃疡
肌肉骨骼			肋骨骨折 肿瘤 肋软骨炎 非特异性胸壁痛
神经系统			神经根压迫 胸廓出口综合征 带状疱疹

二、护理评估

1. 健康史 详细询问病史，了解患者有无心血管疾病、有无异物或腐蚀剂吞服等；了解患者的工作性质、劳动强度，是否有过度紧张、过度疲劳以及用药情况，判断胸痛的病因及诱发因素。

2. 临床表现

（1）症状评估 急性胸痛的临床表现各异，可有不同程度、不同性质的胸部疼痛，凡表现面色苍白、出汗、发绀、呼吸困难及生命体征异常，无论病因如何一般均属危急状态。①起病：急性冠脉综合征多在10min内胸痛发展到高峰，而主动脉夹层是突然起病，发病时疼痛最严重。②疼痛部位及放射：心绞痛或心肌梗死的疼痛常位于胸骨后或心前区，向左肩和左臂内侧放射，也可向左颈或面颊部放射而被误诊为牙痛。主动脉夹层引起的疼痛在前胸、颈、喉提示升主动脉受累，降主动脉夹层疼痛以肩胛区、背部、腹部、腰部或下肢为主。肺栓塞、气胸常呈剧烈的患侧胸痛伴有呼吸困难等症状。③性质：疼痛的性质多种多样，程度可呈剧烈、轻微或隐痛。心绞痛和心肌梗死呈压榨样痛并伴有压迫窒息感；主动脉夹层为突然发生的胸背部撕裂样剧痛；肺栓塞有胸膜炎性胸痛或心绞痛样疼痛。

（2）影响因素 心绞痛可在劳累或情绪激动时诱发，休息或含服硝酸酯类药物于几分钟之内缓解；心肌梗死所致的胸痛用上述方法疼痛缓解不显著；食管、纵隔及心包疾病所致的胸痛因吞咽而加重。

3. 心理－社会支持状况 评估患者有无焦虑、恐惧、濒死感。急性冠脉综合征的胸痛呈压榨样痛伴窒息感，患者多有恐惧情绪，且缺乏有效的应对措施。

4. 辅助检查 心肌肌钙蛋白、磷酸肌酸同工酶等生化检查是心肌损伤最敏感和特异的指标。另外，心电图、超声心动图可协助判断疼痛的原因。

5. 病情判断 两侧上肢血压及脉搏明显不对称提示主动脉夹层，脉压减小或奇脉提示心脏压塞，单侧或双侧不对称性下肢肿胀、疼痛同时伴有呼吸困难等症状提示肺栓塞。胸痛伴有血流动力学异常，如大汗、颈静脉怒张、血压下降或休克时，多见于急性心肌梗死、主动脉夹层、心脏压塞等致命性胸痛。胸痛伴有腰背痛亦见于主动脉夹层。较剧烈而持续的心前区疼痛伴发热，呼吸、咳嗽时加重可能为急性非特异性心包炎。

三、护理诊断

1. 疼痛 与心肌血供急剧减少或中断，发生缺血性坏死有关。

2. 恐惧 与突然发生的剧烈胸痛，并惧怕再发作有关。

3. 潜在并发症 心律失常、心力衰竭、心源性休克。

四、救治与护理

（一）救治原则

急性胸痛的处理原则是首先集中精力迅速判断是否属于致命性胸痛，给予积极救治，然后针对病因进行治疗。

1. 急性冠脉综合征 对潜在ACS患者进行有针对性的评估，对可能出现ACS的患者给予氧气、阿司匹林、硝酸甘油，必要时给予吗啡；对非ST段抬高心肌梗死进行恰当的检查评估，并积极抗心肌缺血治疗、抗凝（抗栓）治疗，对ST段抬高心肌梗死，应尽快恢复心肌的血液灌注，保护和维持心脏功能，并及时处理严重心律失常、心源性休克和急性心力衰竭等并发症。

2. 急性主动脉夹层 积极给予镇静与镇痛治疗，给予控制血压负性心率与负性心肌收缩力的药物，必要时介入或外科手术治疗。

3. 急性肺栓塞 在呼吸循环支持治疗的基础上以抗凝治疗为主，伴有明显呼吸困难、胸痛、低氧血症的大面积肺栓塞病例，给予溶栓、外科手术取栓或介入导管碎栓治疗。

（二）护理措施

1. 即刻护理 胸痛在没有明确病因前应给予：①立即停止活动，卧床休息；②当有低氧血症时，给予双鼻道或面罩吸氧，使血氧饱和度≥94%；③连接心电、血压、呼吸和血氧饱和度监测；④对于致命的并发症，如室颤、无脉性室速等，做好除颤和CPR的准备。

2. 病情观察 密切观察血压、呼吸，尤其是胸痛时的心律和心电图变化；观察胸痛的部位、性质、严重程度、有无放射、持续时间和缓解因素。及时向医生报告患者出现的症状。

3. 治疗配合

（1）针对病因用药 按医嘱使用改善心肌供血的药物，如硝酸酯类或溶栓剂。

（2）使用镇痛药 如吗啡或哌替啶，以缓解患者的疼痛和紧张情绪，使用中注意观察药物对呼吸功能的抑制。

（3）配合再灌注心肌的护理 心肌缺血再灌注的最佳时间为起病3～6h内，最多不应超过12h，做好使闭塞冠状动脉再通的准备，使心肌得到再灌注，减小心肌坏死的范围。溶栓疗法一般要求在起病后6h内使用纤溶酶激活剂（如尿激酶），经静脉给药或冠脉内给药。一般冠脉内给药的溶栓效果比静脉内给药好，但需先行冠状动脉造影。此外，近年来，也常采用经皮冠状动脉介入治疗以紧急扩张病变血管。协助医生向患者及家属介绍介入治疗的目的、方法，按医嘱做好介入治疗的术前准备。

（4）主动脉夹层的护理 ①按医嘱给予降压药物，降压可以减轻或缓解患者胸痛，防止主动脉破裂，争取手术机会。降压药首选硝普钠，使用过程中注意监测患者的血压，随时调整硝普钠的滴注速度。血压不高的患者不宜进行降压。②按医嘱为患者做好接受介入或外科手术治疗的准备。

4. 心理护理 在胸痛发作时，护士应关心体贴患者，守护在身旁，有针对性地进行耐心解释、安慰和鼓励，以增强患者康复的信息，积极配合救治。

5. 健康指导 指导患者认识胸痛的原因和诱因，强调防范的重要性。对ACS患者，要改变生活方式，应合理膳食、适当运动、控制体重、戒烟，平时注意休息，不可过于劳累，避免情绪激动，减轻精神压力。

第四节 急性腹痛

急性腹痛是指发生在1周内，由各种原因引起的腹腔内外脏器急性病变而表现为腹部不适的症状，是急诊科常见的临床症状之一，也是患者就诊的重要原因之一。其共同特点是突然发生、变化快、病情重。内科、外科、妇科、儿科，甚至神经、精神等多个学科的疾病均可引起急性腹痛。临床上其病因复杂、表现多样，若延误诊治极易发生严重后果，甚至死亡。

一、病因与发病机制

1. 腹腔脏器病变引起的腹痛

（1）腹腔脏器的急性炎症 如急性胃炎、急性胃肠炎、急性肠系膜淋巴结炎、急性肾盂肾炎、急性回肠或结肠憩室炎、自发性腹膜炎等；急性胰腺炎、阑尾炎、胆囊炎、急性化脓性胆管炎、腹腔内各种脓肿以及急性盆腔炎等。

（2）腹腔脏器阻塞或扭转 常见的有急性肠梗阻（包括肠套叠、肠扭转）、腹内/外疝、胆囊或胆道结石、胆道蛔虫病、尿路结石梗阻、肠系膜或大网膜扭转、急性胃或脾扭转、胃黏膜脱垂症及卵巢囊肿蒂扭转等。

（3）胃肠道急性穿孔 消化性溃疡急性穿孔、胃肠道癌或肠炎症性疾病急性穿孔。

（4）腹腔脏器破裂出血 如腹部外伤所致肝、脾、肾等实质脏器破裂，肝癌等破裂；异位妊娠卵巢或黄体破裂。

（5）腹腔血管病变或血栓形成　见于腹主动脉瘤、肾梗死、肠系膜动脉急性栓塞或血栓形成、肠系膜静脉血栓形成、急性门静脉或肝静脉血栓形成、脾梗死、夹层动脉瘤等。

（6）腹壁疾病　如腹壁皮肤带状疱疹。

（7）腹腔其他疾病　如急性胃扩张和痛经等。

2. 腹腔外脏器或全身性疾病引起腹痛　以胸部疾病所致的放射性腹痛和中毒、代谢疾病所致的痉挛性腹痛为多，常伴有腹外其他脏器病症，而无急性腹膜炎征象。

（1）胸部疾病　如急性心肌梗死、急性心包炎、肋间神经痛等。

（2）代谢及中毒疾病　如铅中毒、尿毒症、糖尿病酮症酸中毒、低钙血症等。

（3）变态反应性疾病　如腹型过敏性紫癜、腹型风湿热。

（4）神经源性疾病　如脊柱结核、带状疱疹、末梢神经炎、腹型癫痫、胃肠功能紊乱、神经功能性腹痛等。

二、护理评估

（一）健康史

幼年时期以先天性畸形、肠道寄生虫、肠套叠及嵌顿疝为多见。青壮年以急性胃穿孔、阑尾炎等多见。中老年以胆囊炎、肿瘤、胆石症等多见。了解既往有无溃疡病、阑尾炎等病史，有无腹部外伤及手术史，有无心肺等胸部疾病和糖尿病、高血压史等。女性应了解月经史。

应重点询问腹痛病史。

1. 腹痛的诱因　有无进食油腻食物、脂肪餐或饮酒，有无剧烈活动或突然改变体位，腹部外伤后发生的腹痛应考虑内出血或胃肠道破裂。

2. 发病情况　腹痛发生时轻，以后逐渐加重并扩大范围，多为炎症性疾病。突然剧烈腹痛，迅速加重，多见于空腔脏器穿孔或急性梗阻、扭转以及实质脏器破裂等。

3. 腹痛性质　腹痛性质不同往往表示病变性质不同，大致分为三种：①持续性钝痛、胀痛或隐痛，一般是炎症性或出血性病变，如阑尾炎、胰腺炎、脾破裂出血等；②阵发性绞痛，往往提示空腔脏器发生梗阻或痉挛，如肠梗阻或尿路结石等；③持续性腹痛伴阵发性加剧，常表示炎症与梗阻并存，如肠梗阻伴绞窄、胆道结石伴感染。

4. 腹痛程度　可反映腹内病变的轻重，但疼痛的个体敏感性和耐受程度差异较大，影响其评价。刀割样剧痛可能由化学刺激引起，如空腔脏器急性穿孔；梗阻性疾病为剧烈疼痛，如肠扭转、卵巢囊肿蒂扭转、肾绞痛等；脏器破裂出血性疾病引起的腹痛略次之，如宫外孕、脾破裂、肝破裂等；炎症性疾病引起的腹痛较轻，如阑尾炎、肠系膜淋巴结炎等。

5. 腹痛部位　对判断病变部位有重要意义，一般来说，最早出现腹痛的部位或腹痛最显著的部位往往就是病变所在位置。①突发剧烈腹痛从一处开始，迅速扩散至全腹者，常为空腔脏器穿孔，腹痛程度较轻的常为实质脏器破裂。始于上中腹部者，一般是胃十二指肠溃疡穿孔；而始于中下腹部者应疑为肠穿孔。外伤性内出血患者最初疼痛在左季肋部者首先考虑脾破裂；疼痛在右上腹部者可能是肝破裂；转移性右下腹痛者应首先考虑阑尾炎。②一般腹痛的部位多与腹腔内脏器所在的部位一致，如胃十二指肠病变腹痛常位于中上腹；小肠病变腹痛多位于脐周；肝胆病变腹痛常位于右上腹；胰腺病变腹痛位于中上腹或中上腹偏左；泌尿系统病变腹痛位于病侧的侧腹部或后腰部；妇产科病变腹痛位于下腹部；腹壁病变腹痛常局限于患病处；弥漫性腹膜炎常为全腹部疼痛。

6. 放射痛　腹痛伴有特殊部位的放射痛对疾病很有诊断价值，如右肩部放射痛者常为胆囊炎，腰背部或左肩放射痛者可能为胰腺炎，而放射到腹股沟的阵发绞痛常为输尿管结石。需注意腹腔外脏器病变有时也可产生放射性腹痛，如胸主动脉夹层、心肌梗死时产生的上腹部疼痛等。

7. 伴随症状 对诊断有参考价值。①恶心、呕吐：常发生于腹痛后，可由严重腹痛引起。急性胆囊炎、溃疡病穿孔均可伴有恶心、呕吐；急性胃肠炎、胰腺炎发病早期呕吐频繁；高位肠梗阻呕吐出现早而频繁，低位肠梗阻或结肠梗阻呕吐出现晚或不出现。呕吐物的性质及量与梗阻部位有关，如呕吐宿食不含胆汁则为幽门梗阻，呕吐粪水样物常为低位肠梗阻。②排便情况：腹痛伴有呕吐，肛门停止排气、排便多见于肠梗阻；腹痛伴有腹泻，多见于急性肠炎、痢疾、炎症性肠病、肠结核等；伴有果酱样便是肠套叠的特征；伴有黑便，多见于溃疡病、胆道疾病、胃肠道肿瘤等。③腹痛同时伴有贫血者可能是腹腔脏器破裂（如肝、脾或异位妊娠破裂）；不伴贫血者可能是急性胆管炎、胃肠穿孔、绞窄性肠梗阻、肠扭转、急性胰腺炎等。④黄疸：多见于急性胆管炎、胆总管结石、壶腹部癌或胰头癌。⑤发热：外科疾病一般是先有腹痛后发热；而内科疾病多先有发热后腹痛。如伴发热、寒战者，多见于胆道感染、肝脓肿等。⑥血尿、排尿困难：多见于尿路结石、膀胱炎等。⑦盆腔炎症或积液、积血时可有排便次数增多、里急后重感。

（二）全身情况快速评估

应先评估患者的总体情况，初步判断病情的轻、重、缓、急，以决定是否需要做急救处理，如输液、备血输血、给氧、解痉、镇痛等，对危重患者，应重点体检（包括神志、回答问题能力、表情、血压、脉搏、体位、疼痛程度等），之后迅速进行急救处理，待情况允许再做详细检查。腹部体检时应嘱患者取仰卧位，双腿屈曲充分暴露全腹，然后对腹部进行视、触、叩、听四个方面的检查。

（三）心理－社会支持状况

腹痛患者伴随的情绪反应与腹痛的程度及患者对疼痛的感受有关，如急性起病的剧烈腹痛常使患者紧张、恐惧，迫切寻求缓解腹痛的方法，而反复发作的腹痛患者常会因担心疾病迁延不愈引起焦虑不安。尤其是当诊断未明确时，应注意了解患者的情绪状态及对疼痛的耐受程度。

（四）辅助检查

根据不同病因进行相应的检查，如三大常规、血生化、X 线检查、心电图、消化内镜、超声、CT 等。另外，诊断性腹腔穿刺或灌洗腹腔穿刺有助于判断急腹症的病因。如抽出不凝血，说明有内出血；如抽出腹水，可根据其颜色、混浊度、气味、涂片革兰染色镜检等帮助鉴别。当疑有盆腔积脓、积血时，女性患者可做阴道后穹隆穿刺检查。

（五）病情判断

根据问诊病史、临床症状体征、实验室检查等进行判断，全腹膨胀是肠梗阻、腹膜炎晚期表现；不对称性腹胀可见于肠扭转和闭袢性肠梗阻。急性腹膜炎时腹式呼吸运动减弱或消失。炎症早期或腹腔内出血表现为轻度腹肌紧张，较重的感染性病变如化脓性阑尾炎、肠穿孔表现为明显肌紧张。胃十二指肠、胆道穿孔时，腹壁可呈“板状腹”。肝浊音界消失提示腹腔内有游离气体，往往是由胃肠道穿孔导致。移动性浊音表示腹腔积液或积血。肠鸣音活跃、音调高、有气过水音提示机械性肠梗阻。肠鸣音消失或减弱多见于急性腹膜炎、血运性肠梗阻和肠麻痹。上腹部振水音可能提示幽门梗阻或胃扩张。直肠指检：盆位阑尾炎可有右侧直肠壁触痛，盆腔脓肿或积血可使直肠膀胱陷凹呈饱满感、触痛。表情痛苦、面色苍白，脉搏细速、呼吸急促、大汗淋漓、仰卧不动或蜷曲侧卧、明显脱水等提示病情较重。如脉搏细速伴低血压，提示血容量低。食物中毒引起的急性肠炎，黏液脓血提示痢疾；血便提示有消化道出血；大便隐血阳性提示消化道肿瘤。血、尿或腹水淀粉酶增高常是急性胰腺炎；人绒毛膜促性腺激素有助于异位妊娠诊断。腹水常规或腹水涂片细菌学检查，腹水含胃肠道内容物、胆汁提示胃肠道穿孔，混浊血性液可能是坏死性胰腺炎，脓性腹水或腹水涂片见粒细胞常是化脓性腺膜炎。腹水涂片镜检见革兰阴性杆菌常提示继发性腹膜炎，而革兰阳性菌常提示原发性腹膜炎。

三、护理诊断

1. 疼痛　与腹膜受刺激有关。

2. 焦虑　与躯体不适，担心预后有关。

3. 潜在并发症　内出血、腹腔脓肿等。

四、救治与护理

（一）救治原则

急性腹痛的病因虽然不同，但救治原则基本相似，即挽救生命、减轻痛苦、积极的对因治疗和预防并发症。治疗分手术治疗与非手术治疗。

1. 手术治疗　手术是急腹症的重要治疗手段，当急性腹痛患者有下列情况时应积极进行剖腹探查的准备：①腹腔内病变严重，如腹内脏器破裂出血、穿孔，绞窄性肠梗阻，胃肠道炎症性坏死，严重胆道感染等引起的腹膜炎；②有进行性腹腔内出血征象，经积极抗休克和止血等治疗，病情无好转，或一度好转后迅即恶化；③腹腔内炎症较重，有大量积液或胃肠道内容物，出现严重的肠麻痹或中毒症状，特别是出现休克者；④腹膜炎病因未明，且无局限趋势者；⑤经积极的非手术治疗 6～12h 后，症状与体征反而加重，腹膜刺激征范围扩大者。

2. 非手术治疗　对于病因未明而腹膜炎症状不严重，发病早期尚未并发急性弥漫性腹膜炎，炎症已局限、临床症状有好转者，或年老体弱、合并其他严重疾病不能耐受手术或病情较轻而无手术指征的急性腹痛患者，可先采用非手术治疗进行观察治疗，再根据病情进展情况决定是否实施手术。

（二）护理措施

1. 即刻护理　应首先处理可能威胁生命的情况，如腹痛伴有休克应及时配合抢救，迅速建立静脉通路，及时补液纠正休克。如有呕吐头应偏向一侧，以防误吸。对于病因明确者，遵医嘱积极做好术前准备。对于病因未明者，遵医嘱暂时实施非手术治疗措施。

2. 控制饮食及胃肠减压　对于病情较轻且无禁忌证者，可给予少量流质或半流质饮食。病因未明或病情严重者，必须禁食、禁水。疑有空腔脏器穿孔、破裂腹胀明显或肠梗阻患者须行胃肠减压，应注意保持引流通畅，观察与记录引流液的量和性状，及时更换减压器。对于病情严重，预计较长时间不能进食者，按医嘱应尽早给予肠外营养。

3. 病情观察　观察期间要注意病情演变，综合分析，特别是对病因未明的急性腹痛患者，严密观察是极为重要的护理措施。观察内容包括：①意识状态及生命体征；②腹痛部位、性质、程度、持续时间及伴随症状（呕吐、腹胀、排便、发热、黄疸等）与体征的变化；③全身情况及重要脏器功能；④动态辅助检查结果；⑤治疗效果等。

4. 治疗配合　①遵医嘱给予抗生素控制感染，急腹症多为腹腔内炎症和脏器穿孔引起，多有感染，是抗生素治疗的确定指征。一般首先给予经验性用药，宜采用广谱抗生素，且主张联合用药。待细菌培养，明确病原菌及药敏试验后，尽早采用针对性用药。②如腹痛病因明确者，遵医嘱及时给予解痉镇痛药物。但使用止痛药物后应严密观察腹痛等病情变化，病因未明时禁用镇痛剂。③高热者可给予物理降温或药物降温。

5. 心理护理　急性腹痛往往给患者造成较大的恐惧。因此，应注意对患者及家属做好解释安慰工作，对患者的主诉采取同情性倾听，减轻焦虑，降低患者的不适感。

6. 健康指导 指导患者及亲属认识腹痛的原因和诱因，强调防范的重要性。指导患者及亲属掌握饮食卫生知识，避免暴饮暴食，忌食刺激性食物，戒烟酒等。

第五节 急性消化道出血

急性消化道出血（以下简称消化道出血）是指从食管到肛管的消化道及胆、胰等疾病引起的出血，主要表现为呕血和便血，是急诊科常见的疾病之一。消化道出血根据其出血的部位可分为上消化道出血与下消化道出血。上消化道出血是指屈氏（Treitz）韧带以上包括食管、胃十二指肠、胰腺、胆道和吻合口的出血，表现为呕血，血色鲜红（新近出血）或呈棕褐色（稍前的出血），黑便并有恶臭。而下消化道出血则为 Treitz 韧带以下的消化道出血，表现为便血，即鲜血自直肠排出，95% 来自结肠。成年短时间内一次失血量达 1000ml 或占总循环血量的 20% 以上，出现低血压等周围循环衰竭表现者，称为急性消化道大出血。大出血可危及生命，死亡率为 6% ~12% 。

一、病因与发病机制

1. 上消化道出血 病因大多为消化道疾病，少数是全身疾病的局部表现。最常见的有消化性溃疡、食管胃底静脉曲张破裂、急性出血性胃炎、胃癌、食管贲门黏膜撕裂综合征和胆道出血，占80% ~90% 。

（1）上消化道疾病 ①食管疾病，如食管贲门黏膜撕裂综合征、食管炎症、损伤、溃疡和肿瘤；②胃十二指肠疾病，如消化性溃疡（最常见，约占 50%）、急性出血性胃炎（国内 5% 左右，国外 10% ~20%）、胃癌（2% ~4%）、胃泌素瘤、胃血管畸形等；③胃术后吻合口溃疡等；④肝硬化所致的食管 - 胃底静脉曲张破裂（第 2 位病因，10% ~25%）。

（2）上消化道邻近脏器疾病 如胆道出血、胰腺疾病累及十二指肠、主动脉瘤破入消化道、肝癌或肝脓肿破裂、纵隔肿瘤或脓肿破入食管等。

（3）全身性疾病 如血管性疾病（过敏性紫癜、动脉粥样硬化等）、血液病、尿毒症、急性感染（如流行性出血热）。

2. 下消化道出血 80% ~90% 发生在结肠，50% 左右为大肠癌出血引起，小肠出血少见。

（1）肠道新生物 肠管息肉、良（恶）性肿瘤等，常为隐匿性失血或间歇性便血。

（2）血管疾病 肠系膜动脉栓塞、肠系膜血管血栓形成、血管发育异常或血管扩张等。

（3）炎性肠疾病 慢性溃疡性结肠炎、克罗恩病、放射性肠炎、肠结核、急性坏死性小肠炎等。

（4）医源性出血 内镜取活检、息肉切除或肠道术后、放射性直肠炎等。

（5）其他 缺血性结肠炎、痔疮、肛裂、直肠和肛管脓肿、肠套叠、肠扭转、腹部外伤等。

二、护理评估

消化道大出血的临床表现取决于出血的速度和出血量，以及患者出血前的全身情况、有无贫血和心肺等功能障碍，而出血的部位高低则是次要。

1. 健康史 询问出血前有无腹痛，详细询问既往有无容易引起消化道出血的相关病史，以判断病因。如规律性上腹痛、进食和服用制酸药可缓解的上腹痛提示消化性溃疡。大量嗜酒、肝炎或血吸虫病史提示肝硬化、门静脉高压症。进行性体重下降和厌食应考虑消化道癌肿。有服用阿司匹林、类固醇类药物史者应怀疑出血性胃炎。此外，询问患者以前是否做过内镜或 X 线钡剂造影等检查及其结果。

2. 临床表现 主要是通过询问患者的自我感受、直接观察呕吐物和粪便，以及检查患者身体情况等进行评估。

（1）呕血和便血情况　①发病以来呕血和（或）便血的量、性状、颜色和次数；②有无周围循环衰竭、休克等血容量不足表现；③出血早期可无贫血，出血后3～4h出现不同程度的贫血；④发热，消化道大量出血后3～5天内，多数患者出现<38.5℃的吸收热。

（2）出血严重程度的估计　①休克指数：即为脉率/收缩压，正常值为0.54±0.02。0.5为正常，1为轻度休克，失血量20%～30%；>1为休克，1.5为严重休克，失血量30%～50%；>2为重度休克，失血量>50%。②一般成人每日消化道出血>5～10ml，大便隐血试验即可呈阳性，出血50～100ml，可出现黑便；胃内积血达250～300ml，可引起呕血。一次出血量<400ml时，一般不引起全身症状；超过400ml～500ml时，可出现头晕、心悸、乏力等全身症状；短时间内出血超过1000ml时，可致低血压等周围循环衰竭，表现为视物模糊、头晕、手足湿冷、冷汗、直立位晕厥、脉搏加快、血压下降等。血压和脉搏是估计急性大出血严重程度的关键指标，其次是尿量和血常规，需动态观察，并综合其他指标加以判断。

（3）出血原因及部位确定　根据临床表现和有关检查，初步估计出血病因与部位。如有黄疸、蜘蛛痣、脾大、腹壁静脉曲张和腹水等，应考虑肝硬化引起食管－胃底静脉曲张破裂出血。有溃疡病史者，考虑消化性溃疡出血。40岁以上患者近期有排便习惯或大便性状改变，大便带血或呈黏液血便，应考虑到结肠癌的可能。

3. 心理－社会支持状况　多为急性起病，患者常表现出烦躁不安，病情严重时会出现死亡的危险感，常使患者及家属产生不良的心理反应。故应注意评估患者及家属的心理状况，是否存在紧张、恐惧、焦虑等。

4. 辅助检查　①血常规、肾功能；②内镜检查可判断出血病变的部位、病因及出血情况，是目前诊断消化道出血病因的首选检查方法；③超声、CT等影像学检查，了解有无肝硬化、肿瘤、腹水、结石等病变，有助于判断出血原因；④选择性腹腔动脉或肠系膜动脉造影；⑤核素检查，出血速度>0.1ml/min时即能显示出血灶，特别适合于活动性小肠出血时使用，阳性率75%；⑥X线钡餐或钡灌肠造影，主要适用有内镜检查禁忌证或拒绝内镜检查者，但诊断阳性率和准确性不如内镜。

5. 病情判断　根据病史与体征、辅助检查可以判断消化道出血的量、性质、部位和原因，亦可根据病变的特征判断是否继续出血或估计再出血的危险性。判断消化道出血，呕血与便血常提示消化道出血，但在诊断消化道出血时应首先要排除咯血，口、鼻、咽喉部出血等消化道以外的出血，以及进食动物血、铁剂、铋剂等引起的黑便，后者大便隐血试验阴性，判断上消化道还是下消化道出血，黑便大多为上消化道出血，血便大多为下消化道出血。呕血和黑便是上消化道出血的特征性表现。

三、护理诊断

1. 组织灌注量改变　与上消化道大量出血有关。

2. 有窒息的危险　与大量呕血、血液误吸入气管或阻塞气道有关。

四、救治与护理

（一）救治原则

正确评估失血程度，充分补液、输血以保证重要脏器的血流灌注，防止休克及脏器功能衰竭，控制活动性出血。明确出血原因与部位，防治并发症。病因和部位不明的消化道大出血经积极非手术疗法后仍有出血，且血压、脉搏不稳定，或出血控制后又反复出血者，要尽早采用手术或介入止血治疗。

（二）护理措施

1. 即刻护理 卧床休息，头偏向一侧，避免误吸，保持呼吸道通畅。低氧血症时给予吸氧。

2. 饮食护理 对于有大出血休克、呕血、便血者应禁食。少量便血或仅有少量黑便而无呕血者应给予清淡无刺激性流质饮食。对消化性溃疡无呕血者给予少食多餐流质饮食，可中和胃酸，促进蠕动，缓解疼痛，有利于溃疡愈合。呕血停止 12～24h 后一般即可进流质饮食，如为食管－胃底静脉曲张破裂出血需在出血停止 2～3 天后进食流质。病情稳定后可由半流质饮食改为软食，软食要有营养且容易消化，忌食生冷、硬、刺激性食物。

3. 病情观察 密切观察生命体征、神志变化；出血严重程度的监测；记录呕血、便血的次数、量和性状及伴随症状的变化，及时留取标本。注意休克的早期表现。

4. 治疗配合 ①迅速补充血容量：对急性大出血患者需迅速建立 2～3 条静脉通路，立即按医嘱查血型与配血，尽早输入平衡液或右旋糖酐等，补足血容量，改善急性出血性周围循环衰竭。补液与输血量应视患者周围循环动力学、尿量及贫血改善情况而定，并根据病情正确掌握输液速度。②止血：血管升压素、生长抑素对食管－胃底静脉曲张破裂出血疗效较好，也可用于其他胃肠道出血。H_2受体阻滞剂或奥美拉唑等质子泵抑制剂对消化性溃疡和出血性胃炎所致出血有效。按医嘱给予保护胃黏膜和可预防应激性出血的药物。严重消化道出血患者常伴有各种凝血因子缺乏，按医嘱补充维生素 K，并根据血液检查情况及时补充各种凝血因子、纤维蛋白原、血浆、血小板等。消化性溃疡出血可用去甲肾上腺素加生理盐水经胃管灌注或直接口服；食管－胃底静脉曲张破裂出血可应用三腔二囊管压迫止血；协助内镜直视下止血。对危重患者应做好抢救的各项准备，及时执行抢救措施。止血效果不好考虑手术者，应积极做好术前准备。

5. 心理护理 消化道出血患者常有恐惧不安、紧张等，导致出血加重或再出血。因此，应及时清除血迹，对患者及家属传授消化道出血相关知识，消除其恐惧和紧张心理。除严重肝病外，必要时可适当使用镇静剂。对悲观患者应鼓励其振作精神。

6. 健康指导 合理饮食是避免上消化道出血的重要环节，戒烟禁酒，避免食用辛辣刺激、生硬粗纤维食品，合理安排作息时间，生活要有规律。出院后定期检查，不随便停药。避免口服损伤胃黏膜药物。

目标检测

答案解析

一、选择题

（一）单选题

1. 夜间阵发性呼吸困难常提示（　）

A. 左心功能不全　　B. 右心功能不全　　C. 肺炎

D. 肺结核　　E. 肺脓肿

2. 三凹征除了胸骨上窝、锁骨上窝凹陷，还包括（　）

A. 颅前窝　　B. 颅中窝　　C. 腹上角

D. 肋间隙　　E. 肋膈角

3. 心肌缺血再灌注的最佳时间为（　）

A. 发病后 3～6h 内　　B. 发病后 8h 内　　C. 发病后 12h 内

D. 发病后 24h 内　　E. 发病后 48h 内

4. 转移性右下腹痛者应首先考虑（ ）

A. 十二指肠溃疡　　B. 肠穿孔　　C. 脾破裂

D. 阑尾炎　　E. 胃溃疡

（二）多选题

5. 任何原因引起的胸痛在没有明确病因前应（ ）

A. 立即停止活动，卧床休息

B. 当有低氧血症时，给予双鼻道或面罩吸氧

C. 连接心电、血压、呼吸和血氧饱和度监测

D. 对于致命的并发症，如室颤等，做好除颤和 CPR 的准备

E. 使用止痛药

6. 上消化道出血的常见原因包括（ ）

A. 食管疾病，如食管贲门黏膜撕裂综合征、食管炎症、损伤、溃疡和肿瘤

B. 胃十二指肠疾病，如消化性溃疡、急性出血性胃炎、胃癌等

C. 胃术后吻合口溃疡等

D. 肝硬化所致的食管 - 胃底静脉曲张破裂

E. 直肠肛管周围脓肿

二、简答题

1. 简述急性腹痛的常见伴随症状。

2. 简述消化道大出血的救治原则。

（蒋林麟）

书网融合……

本章小结　　微课　　题库

第三篇　危重症护理

第十一章　危重症患者评估与系统功能检测

PPT

学习目标

1. 通过本章学习，重点把握危重症患者评估方法、系统功能检测指标的主要内容和方法。
2. 学会危重症患者评估工具，具有运用评估工具进行系统功能检测指标的能力。

危重症患者的系统功能评估与监测是指应用评估技术与监测手段，针对危重症患者循环系统、呼吸系统、神经系统、血液系统、消化系统、泌尿系统等状况进行动态评估，以便及时有效地反映患者全身功能状态、精神心理反应与疾病严重程度，及时发现病情变化与预测转归等。

情境导入

情境描述　患者，男，27 岁，因车祸入院，诊断为脑出血，术后患者被送入 ICU，患者双眼紧闭；刺痛能睁眼，压眶不能躲避；经口气管插管，呼吸机辅助通气；心率 95 次/分，体温 38.1°C，血压 90/50mmHg，上肢无自主活动，刺痛有躲避反应。

讨论　1. 护士应对该患者进行哪些护理评估？

2. 护士运用哪些评估工具协助评估该患者？

第一节　危重症患者的评估

对危重症患者的护理评估通常包含病情危重程度评估、意识障碍评估、疼痛评估、营养风险评估、镇静评估、护理风险评估等方面。由于危重症患者病情复杂、多变、涉及多个系统，故临床上除传统的评估方法外，需要借助评估工具来提高评估的准确性。本节主要介绍目前 ICU 常用的护理评估工具。

一、病情危重程度的评估

危重症患者病情危重程度的评估工具包括急性生理与慢性健康评分Ⅱ（acute physiology and chronic health evaluation Ⅱ，APACHE Ⅱ）、改良早期预警评分（modified early warning score，MEWS）、治疗干预评分系统（therapeutic intervention scoring system，ISS）等。

APACHE Ⅱ是评价危重症患者病死率的独立而可靠的因素，由急性生理评分（acute physiology score，APS）（表 11－1）、慢性健康状况评分（chronic health score，CHS）（表 11－2）及年龄评分（表 11－3）三部分组成，评分范围为 0～71 分，得分越高，患者病情危重程度越重。APACHE Ⅱ评估指标客观，适于动态观察患者病情发展。

表 11 - 1 急性生理评分（APS）

监测指标	异常升高值					异常降低值			
	4 分	3 分	2 分	1 分	0 分	1 分	2 分	3 分	4 分
肛温（℃）	≥41.0	39.0 ~ 40.9		38.5 ~ 38.9	36.0 ~ 38.4	34.0 ~ 35.9	32.0 ~ 33.9	30.0 ~ 31.9	≤29.9
MAP（mmHg）	≥160	130 ~ 159	110 ~ 129		70 ~ 109		50 ~ 69		≤49
HR（次/分）	≥180	140 ~ 179	110 ~ 139		70 ~ 109		55 ~ 69	40 ~ 54	≤39
RR（次/分）	≥50	35 ~ 49		25 ~ 34	12 ~ 24	10 ~ 11	6 ~ 9		≤5
PaO_2（mmHg）（FiO_2 < 0.5）					> 70	61 ~ 70		55 ~ 60	< 55
(A - a) DO_2（mmHg）（FiO_2 > 0.5）	≥500	350 ~ 499	200 ~ 349		< 200				
pH	≥7.7	7.60 ~ 7.69		7.50 ~ 7.59	7.33 ~ 7.49		7.25 ~ 7.32	7.15 ~ 7.24	< 7.15
HCO_3^-（mmol/L）	≥52.0	41.0 ~ 51.9		32.0 ~ 40.9	22.0 ~ 31.9		18.0 ~ 21.9	15.0 ~ 17.9	< 15.0
Na^+（mmol/L）	≥180	160 ~ 179	155 ~ 159	150 ~ 154	130 ~ 149		120 ~ 129	111 ~ 119	≤110
K^+（mmol/L）	≥7	6.0 ~ 6.9		5.5 ~ 5.9	3.5 ~ 5.4	3.0 ~ 3.4	2.5 ~ 2.9		< 2.5
Cr（mg/dl）	≥3.5	2.0 ~ 3.4	1.5 ~ 1.9		0.6 ~ 1.4		< 0.6		
Hct（%）	≥60.0		50.0 ~ 59.9	46.0 ~ 49.9	30.0 ~ 45.9		20.0 ~ 29.9		< 20.0
WBC（$\times 10^9$/L）	≥40.0		20.0 ~ 39.9	15.0 ~ 19.9	3.0 ~ 14.9		1.0 ~ 2.9		< 1.0
GCS 评分	分值等于 15 减去实际 GCS 分值								

注：当 $FiO_2 < 0.5$ 用 PaO_2，当 $FiO_2 \geq 0.5$ 时用 $(A-a)DO_2$；$(A-a)DO_2$（mmHg）$= (713 \times FiO_2) - (PaO_2/0.8777) - PaO_2$。

表 11 - 2 慢性健康状况评分（CHS）

慢性健康评估要点	无器官衰竭	常规手术前存在器官衰竭或免疫抑制	急诊手术前后不能手术，但存在器官衰竭或免疫抑制
分数	0	2	5

表 11 - 3 年龄评分

年龄（岁）	≤44	45 ~ 54	55 ~ 64	65 ~ 74	≥75
分数	0	2	3	5	6

二、意识障碍的评估

ICU 患者常因各种原因出现不同程度的意识障碍，意识改变通常提示患者病情发生变化，医护人员需要对患者的意识状态进行评估。现主要针对 ICU 常见的昏迷及谵妄两种意识障碍评估方法进行介绍。

（一）昏迷的评估

ICU 最常使用的昏迷评估方法是格拉斯哥昏迷量表（GCS）（表 11 - 4）。其评估内容包括运动能力、语言能力和睁眼能力，通过三方面的完成状况来判断患者的昏迷程度。总分为 15 分，分值越高，表示意识状态越好。13 ~ 14 分为轻度障碍，9 ~ 12 分为中度障碍，3 ~ 8 分为重度障碍（昏迷状态）。

表 11 - 4 格拉斯哥昏迷评分法（GCS）

睁眼反应	得分	语言反应	得分	运动反应	得分
自主睁眼	4	正常交谈	5	遵嘱运动	6
呼唤睁眼	3	回答错误	4	刺痛定位	5

续表

睁眼反应	得分	语言反应	得分	运动反应	得分
刺痛睁眼	2	胡言乱语	3	刺痛躲避	4
刺痛无反应	1	只能发声	2	刺痛屈曲	3
		不能发声	1	刺痛伸直	2
				刺痛无反应	1

（二）谵妄的评估

目前 ICU 常用的谵妄评估量表为 ICU 意识模糊评估法（confusion assessment method for the ICU, CAM－ICU），CAM－ICU 是 ICU 成年患者谵妄监测最有效、最可靠的评估工具（表 11－5）。

表 11－5　ICU 意识模糊评估表（CAM－ICU）

CAM－ICU	
特征 1：意识状态急性改变或波动	阳性标准
患者的意识状态是否与其基线状况不同？或在过去的 24h 内，患者的意识状态是否有任何波动？表现为镇静量表（如 RASS）、GCS 或既往谵妄评估得分的波动。	任何问题答案为“是”
特征 2：注意力障碍	
数字法检查注意力 指导语：跟患者说：“我要给您读 10 个数字，任何时候当您听到数字“8”，就捏一下我的手表示。”然后用正常的语调朗读下列数字，每个数字间隔 3s。 6859838847 当读到数字“8”患者没有捏手或读到其他数字时患者做出捏手动作，均计为错误	错误数 >2
特征 3：意识水平改变	
如果 RASS 的实际得分不足 0 分（清醒且平静）为阳性。	RASS 不为“0”
特征 4：思维混乱	
是非题 （1）石头是否能浮在水面上？ （2）海里是否有鱼？ （3）1 斤是否比 2 斤重？ （4）您是否能用榔头钉钉子？ 当患者回答错误时记录错误的个数 执行指令 跟患者说：“伸出这几根手指”（检查者在患者面前伸出 2 根手指），然后说：“现在用另一只手伸出同样多的手指”（这次检查者不做示范）。 如果患者只有一只手能动，第二个指令改为要求患者“再增加一个手指”。 如果患者不能成功执行全部指令，记录 1 个错误。	错误总数 >1
CAM－ICU 总体评估：特征 1 和特征 2 同时为阳性，再加上特征 3 或特征 4 其中一项为阳性即为 CAM－ICU 阳性 符合标准：阳性（谵妄存在）；不符合标准：阴性（谵妄不存在）	

三、疼痛的评估

疼痛评估是疼痛管理的第一步，患者的主诉是疼痛评估的金标准。基于患者主诉进行的疼痛评估方法有数字评分法、脸谱法等。ICU 患者由于意识障碍、镇静等原因，不能对疼痛进行主观表达，可用重症监护疼痛观察工具（critical care pain observation toll, CPOT）（表 11－6）进行疼痛评估。该量表适用于气管插管和非气管插管患者，共有 4 个测量项目，前 3 个项目两类患者共用；第 4 个项目，对于气管插管患者观察其通气依从性，对于非气管插管患者观察其发声。每个项目计分为 0～2 分，总分为 0（无痛）～8 分（最痛）。分值越高，患者的疼痛程度越高。

表 11-6　重症监护疼痛观察工具（CPOT）

指标	条目	描述	得分
面部表情	放松、自然	无肌肉紧张表现	0
	表情紧张	皱眉、眉毛下垂、眼窝紧缩、轻微的面肌收缩，或其他改变（如侵入性操作中睁眼或流泪）	1
	脸部扭曲、表情痛苦	出现上述所有面部运动，并有眼睑紧闭（可以表现出张口或紧咬气管插管）	2
身体活动	没有活动或正常体位	根本不动或正常体位	0
	防卫活动	缓慢、小心地活动，触摸或摩擦痛处，通过活动寻求关注	1
	躁动不安	拔管，试图坐起，肢体乱动/翻滚，不听指令，攻击医务人员，试图爬离床	2
肌肉紧张度	放松	被动运动时无抵抗	0
	紧张、僵硬	被动运动时有抵抗	1
	非常紧张或僵硬	强烈抵抗，无法完成被动运动	2
机械通气顺应性（插管患者）或发声（无插管患者）	耐受呼吸机或活动	无报警，通气顺畅	0
	咳嗽但可耐受	咳嗽，可触发报警但自动停止报警	1
	人机对抗	不同步：人机对抗，频繁引起报警	2
	言语正常或不发声	说话音调正常或不发声	0
	叹息，呻吟	叹息，呻吟	1
	喊叫，哭泣	喊叫，哭泣	2

四、营养风险的评估

对入住 ICU 且预计摄入营养不足的患者应进行营养风险评估。常用的营养风险评估工具有营养风险评分（nutritional risk screening，NRS-2002）（表 11-7）及危重症营养风险评分（NUTRIC 评分）。

表 11-7　营养风险评分（NRS-2002）

营养不良状况		疾病严重程度（营养需求增加程度）	
0 分	营养状况正常	0 分	营养需求正常
1 分（轻度）	3 个月内体重丢失 >5% 或前一周饮食正常需求的 50%～75%	1 分	慢性疾病急性加重、慢性疾病发生骨折、肿瘤、糖尿病、肝硬化、血液透析患者、COPD
2 分（中度）	2 个月内体重丢失 >5% 或 BMI 为 18.5～20.5kg/m^2 一般状况差或前一周饮食正常需求的 25%～60%	2 分	比较大的腹部手术、脑卒中、严重肺炎、恶性血液肿瘤
3 分（重度）	1 个月内体重丢失 >5% 或 BMI <18.5kg/m^2 一般状况差或前 1 周饮食正常需求的 0～25%	3 分	脑损伤、骨髓移植、ICU 患者（APACHE >10 分）
分：	+	分：	=总分：
年龄：	年龄≥70 岁加 1 分		=总分：

NUTRIC 评分（表 11-8）进行营养风险评估，识别高营养风险（NRS-2002≥5 分，NUTRIC >5 分）的重症患者，因为他们才是最有可能从早期积极的营养治疗中获益的群体。对于低营养风险及疾病较轻、基础营养状况正常的患者（NRS-2002≤3 分或 NUTRIC≤5 分），住 ICU 的第 1 周内不需要特别给予营养治疗。这一推荐意见的目的在于合理提供能量与营养，避免营养供给不足与过度营养。

表 11-8 危重症营养风险评分（NUTRIC 评分）

参数	范围	评分值
年龄（岁）	<50	0
	50~74	1
	≥75	2
APACHE Ⅱ评分（分）	<15	0
	15~19	1
	20~27	2
	≥28	3
SOFA 评分（分）	<6	0
	6~9	1
	≥10	2
引发器官功能不全（个）	0~1	0
	≥2	1
入 ICU 前的住院天数（天）	0	0
	≥1	1
白细胞介素-6（IF-6）（pg/ml）	<400	0
	≥400	1

五、镇静的评估

合理的镇静治疗可以提高机械通气患者的舒适度和人-机同步性，提高特殊疾病的诊断和治疗效果。通过镇静程度的评估掌握患者的镇静状态，指导镇静药物的调整，实现最佳的镇静目标。目前 ICU 常用的镇静评估工具有 Ramsay 评分、Richmond 烦躁-镇静评分（Richmond agitation sedation scale，RASS）等。RASS（表 11-9）是目前评估 ICU 成年患者镇静深度最可靠的评估工具。RASS 的评分范围为-5~+4 分，最佳镇静目标为-2~0 分，即浅镇静。

表 11-9 Richmond 烦躁-镇静评分（RASS）

分数	状态	描述
4	有攻击性	有暴力行为
3	非常躁动	试着拔除呼吸管、鼻胃管或静脉点滴
2	躁动焦虑	身体激烈移动，无法配合呼吸机
1	不安焦虑	焦虑紧张，但身体只有轻微的移动
0	清醒平静	清醒自然状态
-1	昏昏欲睡	没有完全清醒，唤醒后可维持清醒状态超过 10s
-2	轻度镇静	没有完全清醒，唤醒后无法维持清醒状态超过 10s
-3	中度镇静	对声音有反应
-4	重度镇静	对身体刺激有反应
-5	昏迷	对声音及身体刺激都没有反应

六、护理风险的评估

危重患者的病情复杂多变，涉及到许多护理风险评估工具。在此主要介绍深静脉血栓和压疮两项风险评估工具。

（一）深静脉血栓风险的评估

近年来，深静脉血栓形成的发病率逐年上升，往往给患者带来严重后果，已成为猝死的重要原因之一。静脉血栓栓塞（venous thromboembolism，VTE）风险评估工具为患者的 VTE 危险分层提供了评估标准。针对不同的危险分层采取相应预防措施，不仅降低 VTE 发生率，还可减少资源浪费。我国目前普遍使用的是 VTE 风险评估（Caprini 模型）及预防方案（表 11－10）。

表 11－10 VTE 风险评估（Caprini 模型）及预防方案

高危评分	病史	实验室检查	手术
5 分/项	脑卒中（1 个月内）		选择性下肢关节置换术
	急性脊髓损伤（瘫痪）（1 个月内）		髋关节、骨盆或下肢骨折
	多发性创伤（1 个月内）		大手术（超过 3h）*
3 分/项	年龄≥75 岁	抗心磷脂抗体阳性	大手术持续 2～3h*
	浅静脉、深静脉血栓或肺栓塞病史	蛋白 C 阳性	
	血栓家族史	蛋白 S 阳性	
	肝素引起的血小板减少	YJJ	
	现患恶性肿瘤或化疗	狼疮抗凝物阳性	
	未列出的先天或后天血栓形成	血清同型半胱氨酸酶升高	
2 分/项	年龄 60～74 岁		关节镜手术（>60min）*
	既往恶性肿瘤		腹腔镜手术（>60min）*
			大手术（<60min）*
1 分/项	年龄 40～59 岁		计划小手术
	肥胖（BMI>25kg/m^2）		近期大手术（1～3 个月）
	口服避孕药或激素替代治疗		下肢石膏或肢具固定
	妊娠期或者产后（1 个月内）		中心静脉置管
	原因不明的死胎史，复发性自然流产（≥3 次），有毒血症或发育受限原因早产		
	卧床的内科患者		
	炎症性肠病史		
	下肢水肿		
	静脉曲张		
	严重的肺部疾病、含肺炎（1 个月内）		
	肺功能异常（慢性阻塞性肺疾病）		
	急性心肌梗死（1 个月内）		
	充血性心力衰竭（1 个月内）		
	败血症（1 个月内）		
	输血（1 个月内）		
	其他高危因素		

注：①每个危险因素的权重取决于引起血栓事件的可能性。如癌症的评分是 3 分，卧床的评分是 1 分，前者比后者更容易引起血栓。
②* 只能选择一个手术因素。
③干预方案：0～1 分为低危，尽早活动＋物理预防；2 分为中危，药物预防＋物理预防；3～4 分为高危，药物预防＋物理预防；≥5 分为极高危，药物预防＋物理预防，不能单用物理预防；>9 分为有肺栓塞危险；>11 分为有易栓塞风险。

（二）压疮风险评估

评估患者压疮风险是预防压疮的关键，评估工具通常用于量化压疮的相关因素和筛查高危人群。目前 ICU 常用的压疮风险评估工具有：Braden 量表、Waterlow 压疮危险因素评估表、Cubbin 和 Jackson 量表、Norton 量表等。

Waterlow 压疮危险因素评估表（表 11－10）对危重患者的压疮风险评估具有最高特异性，适用于危重患者的压疮风险评估。当评分 >10 分，则表明患者存在压疮风险，应当采取压疮预防措施。

表 11－10　Waterlow 压疮危险因素评估表

体重指数 BMI		皮肤类型		性别和年龄		营养状况评估工具			
中等（BMI = 20 ~ 24.9 kg/m^2）	0	健康	0	男	1	A－近期体重下降		B－体重下降评分	
高于中等（BMI = 25 ~ 29.9 kg/m^2）	1	薄如纸	1	女	2	是 到 B		0.5 ~ 5kg = 1	
肥胖(BMI≥30kg/m^2)	2	干燥	1	14 ~ 49 岁	1	否 到 C		5.1 ~ 10kg = 2	
低于中等（BMI ≤ 20 kg/m^2）	3	水肿	1	50 ~ 64 岁	2	不确定到 C 并计 2 分		10.1 ~ 15kg = 3	
		潮湿	2	65 ~ 74 岁	3	C－患者进食少或食欲差		>15kg = 4	
		颜色异常	2	75 ~ 80 岁	4	否 = 0 是 = 1		不确定 = 2	
		破溃	3	>81 岁	5				
失禁		运动能力		特殊因素					
完全控制/导尿	0	完全	0	组织营养状况		神经系统缺陷		大手术或创伤	
偶尔失禁	1	躁动不安	1	恶病质	8	糖尿病	4 ~ 6	骨/脊柱手术	5
大/小便失禁	2	冷漠的	2	多器官衰竭	8	运动/感觉异常	4 ~ 6	手术时间 >2h	5
大小便失禁	3	限制的	3	单器官衰竭	5				
		卧床	4	外周血管病	5	截瘫	4 ~ 6	手术时间 >6h	8
		轮椅	5	贫血（Hb <80g/L）	2				
评分结果：				吸烟	1				
总分 10 ~ 15 分：危险				药物					
总分 15 ~ 20 分：高度危险				长期应用细胞毒性药物/大剂量类固醇、抗生素					4
总分 >20 分：非常危险									

第二节　危重症患者的系统功能监测

一、监护方法

根据危重症患者不同的情况，采用不同的监护方法。对于血流动力学不稳定的患者可采用动脉压监测（有创、无创）、CPV 监测、Swan 漂浮导管、混合静脉血氧浓度监测、经食管超声等；呼吸功能监测方法包括肺功能监测、呼吸运动监测；脑功能监测方法包括颅内压、脑电图、脑血流图等。应根据不同的疾病和病情的严重程度选择适宜的监测指标，对节约医疗成本和减轻患者经济负担都十分必要。

二、监护内容和分级

ICU 主要监护内容包括心电监护、血压监护、血氧饱和度监护、血气分析、呼吸监测、血流动力学监测等。临床上人为将监测分为三级，监测项目要依据患者病情变化随时调整，不能一成不变。危重症患者常涉及多脏器功能变化，但主要是呼吸和循环功能。因此，对呼吸、循环两大功能的监测更为重要。

1. 一级监测

（1）心电图持续监测，动脉血压监测，每 2～4h 测一次中心静脉压（central venous pressure，CVP）和（或）肺毛细血管楔压（pulmonary capillary wedge pressure，PCWP），每 8h 监测心排血量。

（2）每小时监测呼吸频率，每 4～6h 查动脉血气，连续监测 SpO_2。行机械通气治疗时，应显示潮气量（tidal volume，VT）、肺活量（vital capacity，VC）、吸入氧浓度（fraction of inspired oxygen，FiO_2）及气管内压力等。

（3）测每小时尿量及尿比重，每 4～6h 总结 1 次出入量是否平衡。

（4）每 12h 查血浆电解质、血糖和血细胞比容，每日查血肌酐、血常规和血尿素氮（BUN）。

（5）每 4～6h 测 1 次体温，必要时可连续监测。

（6）根据情况随时采用胸部 X 线。

2. 二级监测

（1）连续监测心电图，每 1～2h 测血压 1 次，每 2～4h 测 1 次 CVP。

（2）每小时测呼吸频率，每 8h 测动脉血气，呼吸机治疗者，应随时进行检查。连续监测潮气量、肺活量及气管内压力。

（3）测 2h 尿量及比重，每 8h 总结 1 次出入量是否平衡。

（4）每 8h 测体温 1 次。

（5）每日查血电解质、血尿素氮、血糖和尿常规。胸部 X 线片据情况随时选用。

3. 三级监测

（1）连续监测心电图，每 1～2h 测血压 1 次。

（2）每 1～2h 测呼吸频率，每日测动脉血气。

（3）监测尿量，每小时测尿量及尿比重，每 24h 总结出入量是否平衡。

（4）每 8h 测体温。

（5）每天测血、尿常规，血浆电解质及血糖，必要时查肝、肾功能及胸部 X 线片。

三、心血管系统功能监测

心血管系统功能监测（monitoring of cardiovascular function）包括心率、动脉压、中心静脉压、肺动脉压、心电图等一系列项目。分为有创监测和无创监测，有创监测包括 CVP、PCWP 等，是通过体表将各种导管或监测探头插入到心脏和（或）血管腔内，利用各种监测装置直接测定心血管功能参数；无创监测是一种对机体没有损伤的方法，经体表获得相关参数，如临床上最为常用的无创动脉血压监测。

（一）心率监测

1. 正常值 正常成年人的静息心率为 60～100 次/分，儿童较快，老年人较慢，随年龄增长而变化。床旁心电监护仪屏幕上可显示患者的心率和节律，还可根据患者病情设置心率报警的上限和下限。

2. 临床意义

（1）判断心排血量 心排血量（CO）＝每搏排出量（SV）×心率（HR）。在一定的范围内，心率增快，心排血量也会相应增加。但是当心率超过 160 次/分时，由于心室舒张期缩短，心室充盈不足，因而每搏输出量降低，故心排血量减少。心率低于 50 次/分，尽管心室充盈时间增加，每搏输出量可能正常、降低甚至增加，但由于心率过慢，心排血量仍然降低。

（2）计算休克指数（shock index，SI） 失血性休克时，心率的变化快于血压的变化，SI = 心率（HR）/收缩压（SBP）。SI = 0.5 时，表明无休克；SI = 1 时，表明失血量占总血容量的 20% ~ 30%；SI > 1 时，提示失血量占总血容量的 30% ~ 50%。

（3）估计心肌耗氧量（MVO_2） 心肌耗氧与心率快慢密切相关。心率的快慢与 MVO_2 呈正相关。心率与收缩压的乘积（rate pressure product，Rpp）反映了心肌耗氧情况。Rpp = 收缩压（SBP）× 心率（HR）。正常值 < 12000，若 > 12000 提示心肌负荷增加，心肌氧耗增加。

（二）动脉压监测

动脉压即血压，其影响因素主要包括心排血量、循环血容量、周围血管阻力、血管壁的弹性和血液黏滞度等。虽然血压可以反映循环功能，但不是唯一的指标，组织灌注取决于多个方面，在判断循环功能时，应结合多个指标进行综合分析。

1. 测量方法

（1）无创血压监测法 手动测压法不能连续监测动脉血压及设定报警限，且可因听诊等因素产生误差，在急危重症患者监测中并不适宜。因此在急诊与 ICU 广泛应用的是自动测压法。自动间断测压法又称自动无创伤性测压（automated noninvasive blood pressure，ANIBP 或 NIBP），是临床应用最为广泛的一种动脉血压监测方法，主要采用振荡技术，通过充气泵定时使袖带充气和放气来测定血压，能自动定时显示收缩压、舒张压、平均动脉压和脉率。当血压超过预设的报警上限或低于报警下限自动报警，其对伪差的检出较可靠，如肢体抖动时袖带充气即暂停，继而自动重新开始进行充气测压。

1）优点 无创、可重复；易于操作和学习；有广泛的适应证，几乎适用于所有危重患者；根据情况及时测压，节省人力；

2）缺点 不能连续监测和反映每个心动周期的血压变化，也不能显示动脉波形；低温、低血压、血容量不足会影响测量结果；自动测压如测压时间长，会导致上肢神经缺血、麻木等并发症。

（2）有创血压监测法 是一种经动脉穿刺后插管测血压的方法，也是 ICU 常用的测压方法之一，可反映每一心动周期血压的数值变化，通过显示器显示波形，有助于初步判断心功能。

1）测压方法和途径 桡动脉位置表浅、相对固定，穿刺易成功，管理较为方便，因此测量首选桡动脉。穿刺置管后，接测压管，用肝素冲管防止血凝堵管，保持管路畅通，将压力监测仪和管道连接，可显示动脉压力的数值和波形。

2）注意事项 直接测压法数值较间接测压法高 5 ~ 20mmHg；必须用肝素稀释液冲管防止血液堵塞；换能器高度需与心脏保持同一水平；身体不同部位存在动脉压力差，机体处于仰卧位时，从近心端的主动脉到远心端的周围动脉，收缩压依次升高，舒张压依次下降，足背动脉收缩压较桡动脉高，而舒张压则低。

3）优点 测量结果可靠，尤其对血管痉挛、休克、体外循环手术患者；可连续监测动脉血压。

4）缺点 有创，穿刺过程中有可能发生局部血肿、血栓形成等并发症。

3. 临床意义

（1）收缩压（SBP） 反映心肌收缩力和心排血量，其重要性在于克服各脏器的临界关闭压，保证重要脏器的供血。

（2）舒张压（DBP） 主要与冠脉血流有关，重要性在于维持冠状动脉灌注压。

（3）平均动脉压（MAP） 反映心动周期中的平均血压，与心排血量和体循环血管阻力有关。

（三）中心静脉压监测

中心静脉压（central venous pressure，CVP）指胸腔内上下腔静脉的压力，反映右心前负荷和血容量情况，其与静脉张力和右心功能有关。穿刺路径可选颈内或锁骨下静脉，将穿刺导管最终置于上腔静脉内测压。CVP 分别由 4 种压力组成：①右心室充盈压；②静脉内壁压力即静脉内血容量；③作用于静脉外壁的压力，即静脉收缩压和张力；④静脉毛细血管压。

1. 正常值及临床意义 正常数值为 5～12cmH_2O。<5cmH_2O，提示右心房充盈不佳或血容量不足，需快速补液；>15cmH_2O，提示右心功能不全或血容量超负荷，需采取强心、利尿等措施。CVP 监测在临床上有重要意义，可结合其他血流动力学指标综合分析，对治疗疾病有重要的参考价值。

2. 适应证

（1）各类大、中手术，尤其是心血管、颅脑和胸腔等大而复杂的手术。

（2）各种类型的休克患者。

（3）严重创伤及急性循环功能衰竭等危重患者。

（4）需要接受大量、快速输血及补液的患者。

（5）心功能不全的患者。

（6）需长期输液或全胃肠外营养治疗的患者。

3. 测量方法 目前多采用经皮穿刺的方法，放置导管至中心静脉部位。常用的穿刺部位有锁骨下静脉和颈内静脉，在某些特殊情况下也可用贵要静脉或股静脉，但应该将导管的顶端置入上腔静脉。用三通接头连接好测压装置，三通的前端与导管相连，侧道连接测压管，并将测压管垂直固定在有刻度的标尺上，或连接压力传感器，通过监测仪测压，同时可以观察到中心静脉的波形变化。三通的尾端与输液器相连，不测压时可作输液用。将测压管刻度上的“0”调到与右心房平行（相当于平卧时腋中线第 4 肋间）水平处。确定管道通畅，转动三通，使输液管与测压管相通，液面在测压管内上升，液面要高于患者实际的 CVP 值，同时不能从上端管口流出。调节三通，关闭输液通路，使测压管与静脉导管相通，测压管内液面下降，当液面不再下降时读数。调节三通，关闭测压管，开放输液通路。如采用压力传感器测压，则应将压力换能器的高度调到与心脏同一水平后，按调零钮，监护仪自动调定零后，调节三通，关闭输液通路，使测压管与静脉导管相通，随时观察 CVP 曲线变化和 CVP 值。

4. 注意事项

（1）中心静脉置管可作为输液途径，因此不测压时可持续输液，保持通畅。

（2）只能通过液面下降测压，不可让静脉血回入测压管使液面上升来测压，以免影响测量值。

（3）咳嗽、吸痰、呕吐、躁动、抽搐均影响 CVP 值，应在安静后 10～15min 测量。

（4）为了防止感染，穿刺部位每日消毒并更换敷料 1 次，测压管每日更换，有污染时随时更换。以平卧位测压为宜，患者改变体位要重新调节零点。

（5）使用呼吸机正压通气，PEEP 治疗，吸气压 >25cmH_2O 时胸膜腔内压增加，影响 CVP 值，测压时应充分考虑并结合临床，尽量减少这些影响。

（6）为了防止管道进入气体，管道系统连接紧密，测压时操作者不要离开，因为当 CVP 为负值时，很容易吸入空气。

（7）疑有管腔堵塞时不能强行灌注，只能拔除，预防血栓。

5. 影响 CVP 的因素 外周血管舒张和低血容量导致腔静脉回流减少和 CVP 降低；高血容量、右心衰竭、三尖瓣关闭不全、肺动脉狭窄和肺动脉高压等均可导致 CVP 增加。此外，其他因素也影响 CVP 的可靠性和准确性：一是机械通气导致的胸内压增加，影响静脉回流减少，降低右心前负荷；二是透壁压（心内压和胸内压之差）可能导致 CVP 读数增加，可能影响透壁压的因素包括多浆膜腔积液、心脏压塞和腹内压增加。

6. 中心静脉压变化的意义 CVP 的高低取决于血容量、心功能、静脉血管张力、胸膜腔内压、静脉血回流量和肺循环阻力等因素。在液体输注过程中，CVP 不高，表明右心室能排出回心血量，可作为判断心脏对液体负荷的安全指标。临床中常依据动脉压的高低、脉压大小、尿量、临床症状和体征，结合 CVP 变化对病情做出判断，指导治疗。CVP 变化的原因及处理原则见表 11－11。

表 11－11　CVP 变化的原因及处理原则

CVP	动脉压	原因	处理
低	低	血容量不足	补充血容量
低	正常	心功能良好，血容量轻度不足	适当补充血容量
高	低	心功能差，心排血量少	强心、给氧、利尿、纠正酸中毒、适当控制补液，慎用血管扩张剂
高	正常	容量血管过度收缩，肺循环阻力升高	控制补液，使用血管扩张剂
正常	低	心功能差，容量血管过度收缩，血容量可能不足	容量反应评估，据情况适当补液，强心

7. 并发症及防治

（1）感染　中心静脉置管感染率为 2%～10%。严格遵循无菌操作原则，每天用 75% 乙醇溶液擦拭创口，更换敷料，用肝素溶液冲管，保持导管通畅。

（2）出血和血肿　颈内静脉穿刺，当穿刺点或进针方向偏内侧时，容易穿破颈动脉，进针太深则可能穿破椎动脉和锁骨下动脉，在颈部形成血肿，在使用肝素或凝血功能障碍的患者中更易发生。因此，穿刺前应熟悉局部解剖，掌握穿刺要领，一旦误穿入动脉，应做局部压迫，对使用肝素的患者，应延长局部压迫时间。

（3）其他　注重预防气胸、血胸、血栓、空气栓塞、神经和淋巴管损伤等并发症。熟悉血管、神经解剖，认真操作，一旦出现并发症，应积极治疗。

（四）肺动脉压监测

1. 基本原理　在心室舒张末期，主动脉瓣和肺动脉瓣关闭，二尖瓣开放，在肺动脉瓣和主动脉瓣之间会形成一个密闭的液流腔隙，如果肺血管阻力正常，则左心室舒张末压（LVEDP）、肺动脉舒张压（PADP）、肺动脉楔压（PAWP）和肺毛细血管楔压（PCWP）相当。LVEDP 可代表左心室前负荷，受其他因素影响较小，但临床上测量困难，而 PAWP 和 PCWP 在一定条件下近似等于 LVEDP，故监测 PAWP 即可间接反映左心功能。

2. 适应证

（1）急性呼吸窘迫综合征（ARDS）并发左心衰竭的诊治。

（2）低血容量性休克患者的扩容监测，循环功能不稳定患者运用强心药和血管扩张药的效果评价。

（3）判断心源性肺水肿　正常时血浆胶体渗透压（COP）与 PAWP 的差值（COP－PAWP）为 10～18mmHg。当差值为 4～8mmHg 时可能发生肺水肿；当 <4mmHg 时，难以避免地发生肺水肿。

3. 插管方法　插入 Swan－Ganz 导管途径的选择应注意到达右心房的距离、导管是否容易通过、是否容易调整导管位置、操作者的熟练程度、患者的耐受程度、体表固定是否容易以及局部受污染的可能性。常用的插管部位包括锁骨下静脉、颈内静脉、颈外静脉、股静脉和贵要静脉。常选用右侧颈内静脉，导管经过的路径较近，直接走向心脏，弯曲少，利于导管通过。导管进入右心房、右心室直至肺动脉的过程符合导管的自身弯曲。插管成功率高，且容易通过压迫的方法控制穿刺出血。术者左手示指与中指触摸到颈动脉表面，并将其推向内侧，使之离开胸锁乳突肌前缘。在其前缘的中点示指与中指之间与额平面呈 30°～45°进针，待穿刺针进入皮肤抽到静脉血后证明穿刺成功，放入引导钢丝拨出穿刺针。以钢丝引导方向，利用扩张器将外鞘管置入颈内静脉中，置入心导管，使导管以小距离快速进入心腔。

4. 注意事项

（1）并发症　导管进入右心室不慎触碰心内膜可引起心律失常；导管重复使用，气囊弹性消失易破裂。另外还有导管周围血栓形成和血管栓塞；肺栓塞；导管扭曲、打结、折断；肺出血、肺动脉破裂及感染等。注意操作过程中严密观察，发现异常及时处理。

（2）置管时间　一般导管留置 3 ~ 5 天，最佳时间为 48 ~ 72h。如果出现血栓性静脉炎或栓塞时应及早拔管。

（3）置管维护　置管期间保持导管通畅，每小时及每次测血流动力学数据时冲洗管腔 1 次。

5. 临床意义

（1）评估左右心室功能　正常情况下，肺及二尖瓣没有病变时，PAWP ≈ LAP（左房压） ≈ LVEDP，因此 PAWP 可反映左心室前负荷和右心室后负荷。

（2）指导治疗　临床上低血容量患者进行补液扩容，应用强心药及血管活性药提供依据，同时判断治疗效果和预后。

（3）为使用呼吸机治疗的患者选择最佳呼气末正压（PEEP），通过压力波形分析，帮助确定漂浮导管位置。

（五）心电图监测

心电图（electrocardiogram，ECG）监测是对危重症患者进行持续或间断的心肌电活动的监测，特征性的心电图改变和演变是诊断心肌梗死最可靠、最实用的方法，是反映心脏功能的重要指标，可为早期发现心电改变和心律失常提供可靠信息，在危重症患者的抢救中发挥着重要作用。

1. 临床意义

（1）及时发现、识别和诊断各种心律失常。

（2）观察心电波形变化，及时发现心肌缺血或心肌梗死。

（3）监测电解质变化，例如高钾血症。

（4）观察起搏器的功能。

2. 心电图监测的种类

（1）心电图　是利用心电图机进行描记而获得的心电图，包括 12 导联和 18 导联心电图。12 导联心电图有 3 个标准肢体导联为Ⅰ、Ⅱ及Ⅲ导联；3 个加压肢体导联为 aVR、aVL 和 aVF 导联；6 个胸导联为 V_1、V_2、V_3、V_4、V_5、V_6导联。18 导联心电图是在 12 导联心电图的基础上增加了 6 个胸导联，为 V_{3R}、V_{4R}、V_{5R}、V_7、V_8、V_9导联。

（2）心电监护仪　可同时监护心电图、无创或有创血压、脉搏血氧饱和度、呼吸和体温；可显示、打印、记录心电图波形和心率数值；可设置心率上下限报警的视听装置；图像冻结功能；数小时至 24h 的趋向显示和记录；计算机可分析多种类型的心律失常，识别 T 波改变，诊断心肌缺血。

（3）动态心电图　连续进行 24 ~ 48h 的动态心电图监测，常用于心肌缺血的诊断、评估和心律失常监测。但是心电异常只能通过回顾性分析，不能反映出及时的心电图变化，临床上不能用于危重症患者连续、实时的心电图监测。

四、呼吸系统功能监测

呼吸功能是人体最重要的生命功能之一。简单地说，呼吸过程就是给全身组织输送氧气，排出二氧化碳的过程。呼吸功能监测是重症患者监测的一个重要内容，有助于了解患者的呼吸功能状况、指导呼吸机参数的调节及撤机，指导临床预后的评估。

（一）呼吸运动观察

病理情况下，呼吸运动的频率和节律均可发生改变。因此，呼吸系统功能监测对诊断疾病的类型和严重程度有重要帮助，还能评价治疗效果。

1. 呼吸频率 是指每分钟的呼吸次数。正常成年人的呼吸频率为16～20次/分。小儿随年龄减少呼吸频率增快，1岁时呼吸频率为25次/分，新生儿40次/分。如成人呼吸<6次/分或>35次/分，均提示呼吸功能障碍。

2. 常见的异常呼吸类型

（1）紧促式呼吸 见于胸膜炎、胸腔肿瘤、肋骨骨折、胸背部剧烈扭伤、颈胸椎病引起的疼痛。特点是呼吸运动浅促，带有弹性。

（2）蝉鸣样呼吸 发生于会厌部的阻塞，为上呼吸道梗阻，空气吸入发生困难，吸气时发出高音调的啼鸣音，出现“三凹征”。常见于喉头水肿、痉挛、喉头异物等。

（3）鼾音呼吸 可闻及粗湿啰音，因上呼吸道大量分泌物潴留所致，见于昏迷或咳嗽反射无力患者。

（4）哮喘式呼吸 发生于哮喘、肺气肿及其他喉部以下阻塞患者。特点是呼气时间较吸气时间延长，伴哮鸣音。

（5）叹气式呼吸 多见于神经质、过度疲劳、周围循环衰竭患者。

（6）点头样呼吸 见于病情垂危患者，呼吸不规则，吸气时下颏上移，呼气时下颏回到原位，类似点头样。

（7）潮式呼吸 阵发性急促呼吸后，出现一段呼吸暂停，如此反复交替出现，一般每个周期历时30～70s。见于严重的心脏病、肾病、哮喘、脑炎、颅内压升高及巴比妥类药物中毒患者等。

（8）Biot呼吸 又称间歇呼吸，一次或多次的强呼吸后继之以长时间的呼吸暂停，之后又如此反复，周期持续时间变化为10～60s，多见于颅内病变或呼吸中枢衰竭患者，预后差。

（二）呼吸功能测定

1. 潮气量（tidal volume，VT） 即静息状态下每次吸入或呼出的气量，正常值为8～12ml/kg。VT反映的是静息状态下的通气功能。潮气量增大见于中枢神经系统病变、酸中毒所致的过度通气；潮气量减少见于间质性肺炎、肺纤维化、肺梗死、肺淤血等。

2. 肺活量（vital capacity，VC） 即最大吸气后缓慢呼出的最大气量。反映的是肺每次通气的最大能力，即肺和胸廓最大的扩张和收缩幅度。正常肺活量为30～70ml/kg。临床上VC<15ml/kg为使用呼吸机的指征，VC≥15ml/kg为撤离呼吸机指标之一。临床上只要是引起肺实质损害的疾病，胸廓活动度减低，膈肌动度减低或活动受限制，肺扩张受限的疾病均可使肺活量下降。

3. 每分通气量（minute ventilation，V） 是指在静止状态下，每分钟呼出或吸入的气体量，为潮气量（VT）与呼吸频率（f）的乘积，静息时正常值为6～8L/min，可用肺活量计测定。成人V>10～12L/min，为通气过度；<3～4L/min，为通气不足。

4. 肺泡通气量（alveolar ventilation，VA） 是指在静止状态下，每分钟吸入的气体量中真正能到达肺泡，进行气体交换的有效通气量。可反映肺真正的气体交换量，由潮气量（VT）减去生理死腔量（VD），再乘以呼吸频率，正常值为70ml/s。

5. 最大通气量（maximal voluntary ventilation，MVV） 在单位时间内患者尽力所能吸入或呼出的最大气量。取决于三个因素：①胸部的完整结构和呼吸肌的力量；②呼吸道的通畅程度；③肺组织弹性。正常成年男性为104L/min，女性为82.5L/min，反映通气功能较有价值的指标。

6. 时间肺活量（time vital capacity，TVC） 亦称用力呼气量（FEV）或用力肺活量（FVC），为深吸气后，以最短时间将全部肺活量气体呼尽，所能呼出的全部气体量。常用第1、2、3s的排气量和每秒钟排气量占肺活量的百分比作为评价指标。正常人的FEV1/FVC、FEV2/FVC、FEV3/FVC分别约为83%、96%、99%，在临床上鉴别阻塞性肺疾病和限制性肺疾病中具有重要意义。

7. 生理性无效腔（VD）　即解剖无效腔和肺泡无效腔。解剖无效腔是指口、鼻、气管和细支气管这一段呼吸道。肺泡无效腔是指肺泡中未参与气体交换的空间。健康人平卧时解剖无效腔与生理无效腔容积近似相等，疾病时生理无效腔容积可增大。

（三）脉搏氧饱和度（SpO_2）监测

SpO_2是利用脉搏氧饱和度仪器测患者的动脉血氧饱和度值。可判断患者有无缺氧，可持续无创经皮监测，正常值为95%～100%。通过SpO_2监测，间接了解PaO_2高低，了解组织的氧供情况，SpO_2<90%提示低氧血症。

（四）呼气末二氧化碳分压监测

监测呼气末二氧化碳分压（$P_{ET}CO_2$）可反映机体通气功能，正常值是35～45mmHg。在无明显心肺疾病的患者，$P_{ET}CO_2$的高低常与$PaCO_2$数值相近。因此，根据$P_{ET}CO_2$的监测结果来判断患者的通气功能状况，并可据此调节通气量，避免通气过度或通气不足。还可以反映循环功能，低血压、低血容量、休克及心力衰竭时，随着肺血流量减少，$P_{ET}CO_2$也降低，呼吸心跳停止时$P_{ET}CO_2$迅速降为零，复苏后逐步回升。

$P_{ET}CO_2$可以判断人工气道的位置与通畅情况，通过$P_{ET}CO_2$监测可以帮助判断气管插管是否在气管内及判断气管－食管导管（esophageal tracheal combitube，ETC）的正确位置。气管插管移位误入食管时，$P_{ET}CO_2$会突然降低接近于零；ETC双腔导管中随呼吸$P_{ET}CO_2$有明显变化的应为气管腔开口。另外，通过$P_{ET}CO_2$监测可了解气管与气管内导管的通畅情况，当发生阻塞时，$P_{ET}CO_2$与气道压力均升高。

五、脑功能的监测

中枢神经系统控制着人的意识行为，结构和功能极其复杂，脑功能的监测在临床上有重要意义，尤其是对昏迷的患者。

（一）昏迷程度的判断　微课

临床上判断昏迷程度常用GCS，以睁眼反应、语言反应和运动反应分别列表记分，最后三者分值相加，用于判断颅脑损伤的严重程度，GCS最低为3分，代表最差；最高为15分，代表最佳。见表11－4。

GCS简单、可重复性好，被广泛应用于脑损伤程度的评价。由于早期发现继发损伤是防止出现永久性神经损伤的最佳手段，并能为后续治疗提供指导。因此，对神经系统功能的评估应反复定时进行。

（二）颅内压监测

颅内压（intracranial pressure，ICP）是指颅内容物对颅腔壁产生的压力，是观察颅脑损伤患者的一项极其重要的指标。ICP监测是诊断颅内高压最快速、客观、准确的方法，同时也是观察危重症患者病情变化、指导临床治疗和预后判断等的重要手段。为了避免单一指标的局限性，往往需结合临床表现、神经系统检查、仪器监测结果进行综合分析，做出及时有效的判断。表11－12列出了常用监测手段的优、缺点。

表11－12　常用监测手段的优、缺点

监测手段	优点	缺点
脑室内置管	被认为是ICP监测的金标准	创伤性操作
	可作为脑脊液引流和采样的途径	感染发生率较其他方法为高
	可作为局部给药途径	并非所有患者均可穿刺到脑室
	可校正零点	导管可能被血块或组织堵塞
		头部位置变化时，需要重新校正零点

续表

监测手段	优点	缺点
蛛网膜下腔	感染发生率较低	准确性有限
空心注水螺栓或导管探头	操作简单快速 不损伤脑实质	管路堵塞，或肿胀的脑组织堵塞螺栓内表面，监测失败率较高
		需要反复冲洗管路
硬膜外或硬膜下导管	创伤性较小	准确性有限
	导管容易放置	
光纤/电－张力探头	可放置到脑室、脑实质、硬膜外、硬膜下、蛛网膜下腔等部位	监测参数随时间漂移
	易于固定和患者转运	探头置入后无法校正零点
	ICP 波形显示良好	有导管断裂的报道
	刺激性小，感染发生率较低	价格昂贵
	无须校正零点，便于患者体位改变	
间接监测手段包括鼓膜移位、经颅多普勒和视觉诱发电位	无创监测	准确性有待进一步验证

ICP 分级：正常成人平卧时 ICP 为 10～15mmHg，ICP 超过 15mmHg 称为颅内压增高。临床上认为，ICP 15～20mmHg 为轻度增高；21～40mmHg 为中度升高；＞40mmHg 为重度升高。国际上将 ICP 为 20mmHg 作为需要降颅压治疗的临界值。

（三）临床意义

发现颅内压变化，及时给予降颅压治疗，避免颅脑进一步受损；有助于观察降压效果，客观评价降压措施是否恰当，并做出针对性治疗；判断预后，ICP 持续大于 40mmHg，常提示预后不良。

六、肾功能及体液平衡的监测

1. 尿量 尿量变化是反映肾功能改变最直接的指标，临床上每小时及 24 小时尿量最常用。当尿量＜30ml/h 时，多为肾血流灌注不足，间接提示全身血容量不足。当尿量＜400ml/24h 时为少尿，表示有一定程度的肾功能损害；尿量＜100ml/24h 为无尿，尿量＞4000～5000ml/24h 为多尿。危重症患者病情变化快，建议观察每小时尿量变化。

2. 尿比重 肾脏的重要功能之一是浓缩尿液，危重症患者肾功能不全最常见于肾小管受损，测尿比重较测尿量更有意义，临床上常结合 24 小时尿量综合判断和分析患者的血容量及肾脏的浓缩功能。尿比重正常值为 1.015～1.025，＞1.025 为高比重尿，提示尿液浓缩，肾脏功能尚好；尿比重＜1.010 为低比重尿，提示肾脏浓缩功能下降，见于肾功能不全恢复期、尿崩症、慢性肾炎、利尿剂治疗后等。

3. 尿/血渗透压比值 尿渗透压是反映单位容积尿中溶质分子和离子颗粒数的一项监测指标。尿渗透压和尿比重均反映尿中溶质的含量，但蛋白质、葡萄糖等分子量较大，对尿比重的影响比尿渗透压大，故判断肾小管浓缩、稀释功能时，监测尿渗透压更有意义。尿渗透压正常值为 600～1000mOsm/L。临床上血渗透压、尿渗透压同时测量，计算两者的比值，也可反映肾小管的浓缩、稀释功能。血渗透压正常值为 280～310mOsm/L，尿/血渗透压正常比值为 2.5±0.8，若比值降低，提示肾小管浓缩功能障碍。

4. 血肌酐（Scr） 正常值为 83～177μmol/L（1～2mg/dl）。肌酐是肌肉的代谢产物，由肾小球滤过而排出体外，Scr 升高反映肾小球滤过功能减退。各种类型的肾功能不全时，血肌酐明显升高。

5. 血尿素氮（BUN） 是体内蛋白质的代谢产物，正常情况下主要经肾小球滤过随尿液排出体外。当肾实质受损时，肾小球滤过功能降低，血液中 BUN 升高。测定血中 BUN 浓度，可判断肾小球滤过功能。

BVN 的正常值为 2.9～6.4mmol/L（8～20mg/dl）。BUN 升高常见于：①肾脏本身疾病，如慢性肾炎、肾血管硬化症等，BUN 进行性升高是肾功能进行性恶化的重要指标之一；②肾前性或肾后性疾病引起尿量显著减少或无尿时，数值会升高；③当体内蛋白质分解过多时，如急性传染病、上消化道出血、大面积烧伤等，其数值升高。

6. 内生肌酐清除率（Ccr） 是指肾脏在单位时间内，把若干毫升血浆中的内生肌酐全部清除出去，称为内生肌酐清除率。它能够准确、可靠地反映肾小球的滤过功能，是临床常用的监测指标。成人正常值为 80～120ml/min，50～70ml/min 为肾小球功能轻度损害，30～50ml/min 为肾小球功能中度损害，<30ml/min 为肾小球功能重度损害。

七、消化系统功能监测

消化系统功能监测主要包括肝和胃肠功能的监测，当它们出现功能障碍时会导致机体全身功能状态的改变。因此，监测危重症患者消化系统功能具有积极意义。

（一）肝功能监测

肝脏除负责三大营养物质代谢外，还排泄胆红素，通过氧化、还原、分解、结合等作用实现解毒，同时合成凝血因子与纤溶因子等。

1. 意识状态监测 肝脏功能失调时可引发肝性脑病，患者会有意识障碍表现。可通过监测精神症状和意识状态来反映肝脏功能。

2. 黄疸监测 黄疸是肝功能障碍的主要表现之一，出现早，进展快。黄疸与血清总胆红素（STB）直接相关。STB 的正常值为 3.4～17.1μmol/L。黄疸时 STB 升高。

3. 血清酶学监测 肝脏含有大量参与机体代谢、解毒的酶，当肝功能受损时，某些酶从肝脏内逸出进入血液，可检测到相应数值升高。常用酶学监测指标有血清转氨酶、碱性磷酸酶及 γ 谷氨酰转移酶等。

4. 凝血功能监测 常用的指标有凝血酶原时间（PT）、活化部分凝血酶原时间（APTT）、凝血酶凝固时间及肝促凝血酶原激酶试验等。

5. 血清蛋白监测 血清总蛋白（total protein，TP）是血清白蛋白（ALB）与血清球蛋白（GLB）的总称。血清总蛋白的正常值是 60～80g/L；血清白蛋白的正常值是 40～50g/L；球蛋白的正常值是 20～30g/L；白蛋白的数量与肝细胞的数量成正比，白蛋白逐渐下降时预后多不佳，<25g/L 时易出现腹水。

6. 血氨监测 体内蛋白质代谢会产生具有毒性的氨，肝脏能够将氨合成为尿素，经肾脏排泄，避免对机体造成损害。血氨的正常值为 18～72μmol/L，肝功能严重受损时，血氨升高，容易诱发肝性脑病。

（二）胃肠黏膜内 pH 监测

胃肠道缺血引起的胃肠黏膜屏障功能受损，造成内毒素和细菌移位，是 MODS 的重要启动因素。胃肠黏膜内 pH（pHi）监测已成为判断危重症患者复苏程度的重要指标。pHi 的正常范围为 7.35～7.45。

1. 监测方法

（1）直接法 采用 pH 微电极直接进行监测，是一种有创性精确监测方法，但操作复杂，临床应用较少。

（2）间接法

1）生理盐水张力法　通过置入特殊的葡萄糖盐水导管至胃腔，并经X线拍片确认测压管水囊确实在胃腔内，向其前端半透膜囊内注入一定量的生理盐水，30～90min后抽出盐水，弃去前1.5ml无效腔内液体，保留余下的2.5ml做血气分析，同时抽取动脉血做血气分析，利用Henderson－Hasselbalch公式：

$$pHi = 6.1 + \log(HCO_3^- / PaO_2 \times 0.03 \times k)$$

公式中，0.03为CO_2的解离常数；k为不同平衡时间对应的矫正系数。

2）空气张力法　将胃黏膜的CO_2张力计插入胃腔并连接到胃张力监测仪，通过对张力仪器囊内空气进行自动采样，可直接测出PaO_2，同样要求抽取动脉血测血气，利用上述公式测得pHi。

2. pHi监测的临床意义

（1）休克患者器官灌注状态评估　机体在维持自身内环境和行使功能时需要的能量直接来源于ATP的分解，当机体受到创伤、失血及感染等因素发生休克后，组织细胞缺氧，ATP合成小于其分解，产生大量的H^+，主要存在于胃黏膜内，引起pHi下降，组织细胞缺氧越严重，pHi下降越明显。因此，可用来判断部分器官组织是否充分氧合。胃肠道是休克时最早、最明显出现缺血的器官，也是复苏后逆转最晚的器官。在休克早期单纯从临床表现与全身性的氧输送指标等难以发现局部或隐藏的器官低灌注状态。通过监测pHi能够早期预警，指导治疗，纠正缺氧、缺血，防止MODS。

（2）危重症患者预后评估　在评估危重症患者预后方面，pHi监测被认为较其他监测方法更敏感和可靠，成为临床早期预后评估的重要指标之一。

八、血液系统功能监测

（一）血液形态监测

1. 红细胞　正常值男性为（4.0～5.5）$\times 10^{12}$/L；女性为（3.5～5.0）$\times 10^{12}$/L；新生儿为（6.0～7.0）$\times 10^{12}$/L。

2. 血红蛋白浓度　男性为120～160g/L；女性为110～150g/L，新生儿为170～200g/L。

3. 白细胞　正常值（4～10）$\times 10^9$/L；新生儿为（1.5～2.0）$\times 10^9$/L。

4. 血小板　正常值（100～300）$\times 10^9$/L；新生儿为（100～300）$\times 10^9$/L。

5. 网织红细胞　成人正常值为0.5%～1.5%。

（二）骨髓监测

骨髓象见表11－13。

表11－13　骨髓象

正常骨髓象	异常骨髓象
骨髓增生活跃，粒、红比例适当（2～4）：1	缺铁性贫血：骨髓增生明显活跃，红系增生明显
两系均可见少量原始细胞，以中、晚幼阶段居多	再生障碍性贫血：骨髓增生不良，粒、红两系明显减少，淋巴细胞相对增多
各阶段为正常百分比，淋巴细胞占有核细胞的20%，巨核细胞以产血小板型为主	急性白血病：骨髓增生明显

（三）止血、凝血功能检查

1. 毛细血管抵抗力试验　Rumpel－Leede法：正常人<10出血点（阴性）。本试验阳性者可见于血管因素引起的出血，如遗传性出血性毛细血管扩张症、某些原因所引起的紫癜、维生素C缺乏病、糖尿

病、高血压等；血小板数量减少或功能缺陷引起的出血，如原发性或继发性血小板减少性紫癜、血管性假血友病、血小板无力症及血小板病等；亦可见于肝脏疾病、慢性肾炎、严重凝血障碍及传染病等。

2. 出血时间（BT）测定　正常1～3min，BT>4min为延长，见于血小板减少的疾病。

3. 凝血时间（CT）测定　试管法，4～12min为正常，>12min常见于各型血友病。

4. 血小板计数　$<50\times10^9/L$，即有出血症状。常见于再生障碍性贫血、原发性血小板减少性紫癜、急性白血病。

目标检测

答案解析

一、选择题

（一）单选题

1. ICU最常使用的昏迷评估方法是（　）

A. 格拉斯哥昏迷评分　B. 急性生理与慢性健康评分Ⅱ　C. 年龄评分
D. ICU意识模糊评估法　E. 重症监护疼痛观察工具

2. 重症监护疼痛观察工具进行疼痛评估。该量表适用于气管插管和非气管插管患者，共有（　）个测量项目

A. 3　B. 5　C. 6
D. 4　E. 8

3. 深静脉血栓风险的评估工具是（　）

A. Ramsay评分　B. VTE风险评估（Caprini模型）及预防方案
C. NUTRIC评分　D. NRS-2002
E. 重症监护疼痛观察工具

4. Waterlow压疮危险因素评估表，当评分为（　）时，则表明患者存在压疮风险，应当采取压疮预防措施

A. >4　B. >8　C. >10
D. >12　E. >14

5. 格拉斯哥昏迷量表评分（　）为轻度障碍

A. 15　B. 13～14　C. 9～12
D. 3～8　E. 1～2

6. Richmond烦躁-镇静评分中昏昏欲睡表现是（　）

A. 清醒自然状态
B. 没有完全清醒，唤醒后可维持清醒状态超过10s
C. 没有完全清醒，唤醒后无法维持清醒状态超过10s
D. 对声音有反应
E. 对身体刺激有反应

7. 心率监测正常成年人静息心率为（　）

A. 60～100次/分　B. 50～90次/分　C. 80～100次/分
D. 80～90次/分　E. 60～120次/分

8. SI = 1 时，表明（　）

A. 无休克
B. 失血量占总血容量的 20% ~30%
C. 失血量占总血容量的 30% ~50%
D. 失血量占总血容量的 40% ~50%
E. 失血量占总血容量的 40% ~60%

9. 收缩压可反映心肌收缩力和心排血量，其重要性是（　）

A. 克服各脏器的临界关闭压，保证重要脏器的供血
B. 维持冠状动脉灌注压
C. 与心排血量和体循环血管阻力有关
D. 提示血容量是否不足
E. 提示右心房充盈能力

10. 肺动脉压监测的置管时间为（　）

A. 3 ~5 天
B. 5 ~7 天
C. 4 ~5 天
D. 2 ~3 天
E. 3 ~6 天

11. SpO_2是利用脉搏氧饱和度仪器测患者的动脉血氧饱和度值。可判断患者有无缺氧，可持续无创经皮监测，正常值为（　）

A. 100%
B. 95% ~100%
C. 90% ~100%
D. 90% ~95%
E. 98% ~100%

12. 监测呼气末 CO_2可反映机体通气功能，正常值是（　）

A. 35 ~45mmHg
B. 30 ~40mmHg
C. 35 ~55mmHg
D. 45 ~50mmHg
E. 45 ~55mmHg

13. 尿量小于（　）时称少尿

A. 400ml/24h
B. 100ml/24h
C. 200ml/24h
D. 300ml/24h
E. 500ml/24h

14. ICU 常用的谵妄评估量表为（　）

A. 格拉斯哥昏迷量表评分
B. 慢性健康状况评分
C. ICU 意识模糊评估法
D. 重症监护疼痛观察工具
E. NRS - 2002

（二）多选题

15. ICU 主要监护内容包括（　）

A. 心电监护
B. 血压监护
C. 血氧饱和度监护
D. 呼吸监测
E. 血气分析

16. CVP 的组成包括（　）

A. 右心室充盈压
B. 静脉内壁压力即静脉内血容量
C. 作用于静脉外壁的压力，即静脉收缩压和张力
D. 静脉毛细血管压
E. 左心室充盈压

17. 心电图监测的种类包括（　）

A. 心电图
B. 心电监护仪
C. 动态心电图
D. 心动图
E. 心脏彩超

18. 格拉斯哥昏迷量表评分的评估内容包括（　）

A. 运动能力　　B. 思维能力　　C. 语言能力

D. 睁眼能力　　E. 反应能力

二、简答题

1. 简述中心静脉压（CVP）的适应证及临床意义。
2. 简述常见的异常呼吸类型。

（林　彬）

书网融合……

本章小结　　微课　　题库

第十二章　常见临床危象患者的救护

学习目标

1. 通过本章学习，重点把握超高热危象、高血糖危象、高血压危象、甲状腺功能亢进危象、低血糖危象患者的救治要点及护理措施。

2. 学会分析判断各种常见危象患者的病情并能进行现场急救和各种急救处理配合，具有尊重关心患者的职业素养，具备“敬佑生命、呵护健康、甘于奉献、服务社会”的良好职业道德。

常见临床危象是指某一种疾病在病程进展过程中所表现的病理性综合征，对机体重要器官尤其是对大脑构成的损伤极其严重，若不及时救治，死亡率和致残率较高。临床上常见的危象包括超高热危象、高血糖危象、高血压危象、甲状腺功能亢进危象、低血糖危象，大多数危象的发生是由于各种诱发因素导致基础疾病急剧恶化，导致危象的常见诱因是机体抵抗力差、过度疲劳、情绪激动、感染、创伤、手术、分娩、不恰当的用药等。多数临床危象是可逆的，若能够尽早发现，及时治疗和合理护理，可以得到满意而有效的控制。

情境导入

情境描述　患者，男，43 岁，4 天前自感咽喉部不适，流鼻涕，自服感冒药未好转，今晨出现头痛、头晕、口干、四肢乏力，急诊入医院。查体：体温 41.9℃，脉搏 134 次/分，血压 88/57mmHg，颜面潮红，全身皮肤干燥，双侧瞳孔等大等圆，对光反射灵敏，窦性心律齐，双肺呼吸音粗，咽部扁桃体肿大，有化脓点。

讨论　1. 根据以上表现，请判断患者发生了什么状况？

2. 值班护士如何配合医生对患者实施救护？

第一节　超高热危象患者的救护 微课

PPT

发热是许多疾病共有的病理过程。根据体温升高的程度分低热（37.3～38℃）、中度热（38.1～39℃）、高热（39.1～41℃）和超高热（41℃以上）。超高热危象是指体温升高至体温调节中枢所能控制的调定点以上（>41℃），同时伴有抽搐、昏迷、休克、出血等。

体温的升高可引起新陈代谢增强，使物质分解代谢加强，产热更多，从而使体温再次升高，造成恶性循环。体温超过 41℃，可造成全身实质性器官的细胞，特别是脑细胞变性，引起颅内压增高（脑部血流量增加所致）、惊厥、抽搐、昏迷，心力衰竭、呼吸衰竭。同时，肌肉细胞也处于高分解代谢状态，引起肌肉僵硬、横纹肌溶解、肠道黏膜屏障破坏、内分泌功能紊乱、代谢性酸中毒、多器官功能障碍，甚至衰竭等一系列病理生理改变。体温超过 42℃，可使一些酶的活力丧失，脑细胞不可逆性损害，甚至死亡。若抢救不及时，患者常于数小时内死亡。

一、病因与发病机制

1. 病因

（1）感染性发热　各种病毒、细菌、真菌、寄生虫、支原体、螺旋体、立克次体等病原体引起的全身各系统器官的感染。

（2）非感染性发热　病原体以外的各种物质引起的发热均属于非感染性发热。

2. 常见病因

（1）体温调节中枢功能异常　体温调节中枢受到损害，体温调定点上移，导致发热。常见于脑外伤、中暑、镇静催眠药中毒等。

（2）变态反应　变态反应时形成的抗原抗体复合物，激活自体细胞释放内源性致热原引起发热，如某些恶性肿瘤、输液反应、血清病等。

（3）内分泌与代谢疾病　如甲状腺功能亢进危象等。

3. 发病机制

（1）信息传递　各种激活物作用于产致热原的细胞，使后者产生和释放内生性致热原，内生性致热原作为“信使”，通过血液将其传递到下丘脑体温调节中枢。

（2）中枢调节　内生性致热源以某种方式改变下丘脑温敏神经元的化学环境，使体温调节中枢的调定点上移，正常血液温度则变为冷刺激，体温中枢发出神经冲动。引起调温效应器的反应。

（3）效应部分　通过运动神经引起骨骼肌紧张度增高或寒战，使产热增加；经交感神经系统引起皮肤黏膜血管收缩，使散热减少。导致产热大于散热，体温升至与调定点相适应的水平。

二、护理评估

1. 健康史　应向患者及其家属或相关人员详细询问患者既往健康状况，有无原发疾病。发病前的环境情况，是否去过流行病区，居住环境有无传染病的存在，有无注射疫苗。此次发热的持续时间及发热变化、是否进行过治疗、用药种类及疗效、有无其他伴随症状等。

2. 临床表现

（1）体温 >41℃　是诊断超高热危象首要和必备的临床表现。

（2）多脏器功能受损害的表现　①中枢神经系统：体温越高，对中枢神经系统的损害越重，症状出现越早。常表现嗜睡、抽搐、谵妄、昏迷、脑膜刺激征、脑疝、视盘水肿、瘫痪、大小便失禁等。②心血管系统：症状轻者，出现心律失常、心肌缺血、心功能不全等，症状严重者可并发休克、心搏骤停而导致死亡。③凝血机制障碍：早期即可出现血小板及纤维蛋白原减少，凝血酶原、出血及凝血时间延长；晚期常伴有广泛而严重的出血、DIC 形成，主要与超高热直接损害毛细血管壁使其渗透性增加、肝功能受损使凝血因子减少、骨髓受损使血小板减少等有关。④肾脏损害：可有管型尿、血尿、少尿、无尿、血肌酐及尿素氮升高等肾功能不全的表现。⑤肝脏损害：常有食欲缺乏、恶心呕吐、厌油腻、黄疸等肝功能异常的表现，严重时可出现急性肝衰竭而危及生命。

（3）原发病的表现　如乙脑，常出现抽搐、惊厥、昏迷等症状；中毒性菌痢，常有腹泻、脓血便、脱水等表现。

3. 辅助检查

（1）功能性检查　X 线检查、心电图检查、B 超、CT 检查等。

（2）实验室检查　根据患者的临床表现、体格检查结果有针对性地选择，如血常规、尿常规、大便常规、脑脊液常规、病原体显微镜检查、细菌学检查、血清学检查、红细胞沉降率、类风湿因子、自身抗体的检查及活体组织病理检查。

4. 心理－社会支持状况 患者由于超高热，情绪不稳定，烦躁不安，加之退热不佳、意识不清，可引起患者及家属的焦虑，甚至恐惧，担心病情恶化危及生命。

三、常见护理诊断/护理问题

1. 体温过高 与感染、组织细胞新陈代谢旺盛、环境改变、脱水或出汗能力降低、体温调节中枢功能障碍等因素有关。

2. 潜在并发症 抽搐、惊厥甚至休克。

3. 焦虑 与病情重、担心疾病预后有关。

四、救治与护理

（一）救治要点

1. 即刻处理 置患者于安静环境，专人护理，保持室内温度适宜，将室温调至20～25℃，绝对卧床休息，抬高床头30°；迅速建立静脉通路；吸氧2～4L/min，安置多参数监护仪；留取标本急查。

2. 降温 迅速而有效地将体温降至38.5℃是治疗的关键。根据病情的不同，选择适当的降温措施，及时降低体温，防止体温过高导致患者机体严重损害、甚至死亡或遗留后遗症。降温方法如下。

（1）物理降温 ①冷敷、冰敷：体温超过39℃，可在头部、腋下、腹股沟等大动脉处用冷毛巾或冰袋敷。②酒精擦浴：体温超过39.5℃，可用30%～50%酒精擦浴。③温水擦浴：体温超过39℃，患者有寒战、四肢厥冷，可用32～35℃温水擦浴。④冰水擦浴：体温超过39.5℃，患者烦躁、四肢末梢灼热，可用冰水擦浴降温。

注意事项：①不宜短时间内将体温降得过低，以防虚脱；②伴皮肤感染或有出血倾向者，不宜行皮肤擦浴；③擦浴方法是自上而下，从耳后、颈部开始，边擦边按摩至患者皮肤微红；④降温时注意补充液体，维持水、电解质及酸碱平衡；⑤降温效果不佳者或不适宜用物理降温者可辅以药物降温。

（2）药物降温 给予口服阿司匹林或对乙酰氨基酚等非甾体类抗炎药物，必要时予复方氨基比林肌内注射、赖氨酸阿司匹林静脉注射或人工冬眠疗法。

（3）人工冬眠降温 若上述措施不能使患者体温降至38.5℃以下，可在物理降温的基础上联合应用冬眠药物（哌替啶100mg、异丙嗪50mg、氯丙嗪50mg）全量或半量静脉滴注。使用该类药物，应注意观察血压，用药前补足血容量，纠正休克，用药后半小时内避免搬动患者，以防发生直立性低血压。

3. 补液，纠正水、电解质、酸碱平衡 根据患者发热程度、脱水及电解质情况，及时补液、补充电解质、纠正酸中毒等。

4. 对因治疗及护理 遵医嘱应用药物针对病因治疗。

（1）感染者应及时、足量选择敏感的抗生素，必要时可加用肾上腺皮质激素；抗生素使用后注意观察疗效，2～3天后疗效不佳，考虑改用其他药物。

（2）甲状腺功能亢进危象者应迅速使用抗甲状腺药物。

（3）对高度怀疑的疾病，可做诊断性治疗（试验性治疗）。

（4）对原因不明的发热，应进一步观察检查。若患者情况良好，热度不是很高，可暂不做退热处理而给予支持疗法，以便仔细观察热型并进一步做其他检查，待明确诊断后积极进行病因治疗。

5. 镇静、止痉　高热伴抽搐、惊厥者，可选用地西泮（首选）、苯妥英钠、苯巴比妥等药物静脉注射。

（二）护理要点

1. 动态监测与观察

（1）密切观察　评估患者的神志、瞳孔大小、对光反射、肢体运动和各种反射，以了解冬眠的深度，每隔 30min 评估 1 次；如患者有寒战或烦躁不安，提示冬眠药物量不足。

（2）密切注意体温、脉搏、呼吸、血压的变化　体温应以测量肛温为观察指标，如体温降至 38℃时应停止冬眠药；如患者血压下降过快，呼吸低于 12 次/分，应立即减慢冬眠药物的滴入速度或停止；如血压降至 12.0kPa（90mmHg）以下时，应加用升压药或采取其他升压措施。

（3）定时监测　尿量、尿色及有无寒战、头痛、呕吐、电解质等指标，准确记录出入量。

2. 一般护理

（1）躁动、抽搐、惊厥、昏迷者，加床挡保护，必要时使用约束具，防止坠床或自伤；退热期间，注意防止虚脱和受凉。

（2）清醒患者给予高热量、高蛋白、高维生素、清淡易消化饮食，鼓励多饮水；昏迷患者给予管饲肠内营养支持。

（3）加强口腔、呼吸道、泌尿道及皮肤等基础护理。

3. 心理护理　患者在发热期间有寒战、面色苍白、头痛、出汗等导致患者出现紧张、恐惧的心理，护士应经常巡视患者，耐心解答患者提出的问题，做好心理护理。鼓励患者战胜疾病，保持良好情绪，避免诱发因素。

五、健康指导

了解患者高热发生的原因，向患者及家属介绍预防的措施，指导患者及家属正确判断体温的升、降及降温的有效方法。高热期间应卧床休息，减少活动。鼓励患者多饮水，进食富含营养、清淡易消化的半流质食物，以果汁、菜汤、盐水为宜。保持病室温度于 20～25℃，室内应空气流通。告诫患者不随意用退热药以防掩盖患者疾病的真相或由于出汗过多造成虚脱，如患者出现面色苍白、皮肤湿冷和呼吸急促等症状，应及时呼叫护士。

第二节　高血糖危象患者的救护

PPT

高血糖危象指糖尿病昏迷，包括糖尿病酮症酸中毒、高血糖高渗综合征。糖尿病的基本病理生理为绝对或相对性胰岛素分泌不足所引起的糖代谢紊乱综合征，严重时酸碱平衡失调。特征性的病理改变为高血糖、高酮血症和代谢性酸中毒，甚至是酮症酸中毒昏迷和高渗性非酮症昏迷。

一、糖尿病酮症酸中毒患者的救护

糖尿病酮症酸中毒（diabetic ketoacidosis，DKA）是最常见的糖尿病急症。以高血糖、高酮血症和代谢性酸中毒为主要表现，是胰岛素缺乏和胰岛素拮抗激素增加，导致严重代谢紊乱综合征。血清酮体积聚超过肝外组织的氧化能力，出现血酮体升高，称酮血症，尿酮体排出增多称为酮尿，统称酮症（图 12－1）。

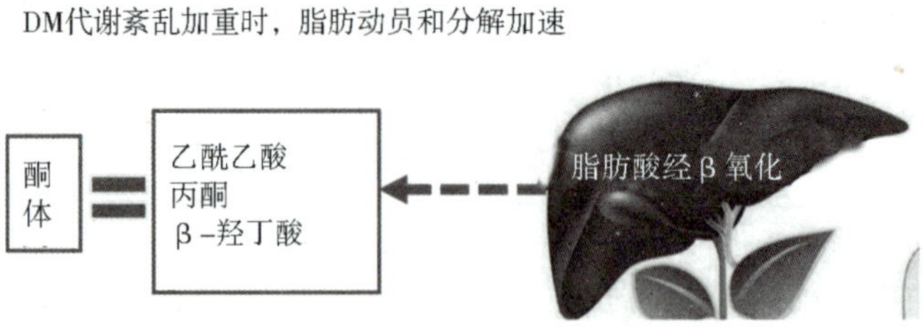

图 12-1　酮体形成过程

（一）病因与发病机制

1. 病因　1 型糖尿病患者有自发 DKA 的倾向，2 型糖尿病患者在一定的诱因下也可发生 DKA。常见诱因有：①感染，是最主要的诱因；②应激状态，如创伤、手术、妊娠和分娩、精神刺激、急性心脑血管疾病等；③胰岛素用量不足或治疗中断；④胰岛素拮抗激素增加，以大剂量应用糖皮质激素最常见；⑤饮食失调、胃肠疾病、暴饮暴食、过多进食高糖或高脂肪食物、酗酒等。

2. 发病机制　DKA 发病的基本环节是胰岛素缺乏和胰岛素拮抗激素增加，引起糖代谢紊乱，葡萄糖利用障碍，脂肪分解代谢加速，生成大量酮体。当酮体生成超过组织利用和排泄速度时，发展至酮症和酸中毒，严重者出现昏迷（图 12-2）。

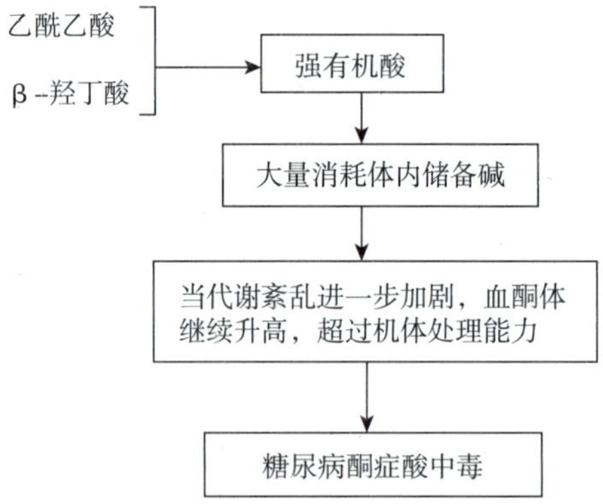

图 12-2　糖尿病酮症酸中毒的形成

（二）护理评估

1. 健康史

（1）评估患者近期有无呼吸道感染、胃肠道感染、尿路感染等情况。

（2）评估患者近期降糖药物服用情况以及胰岛素的使用情况。

（3）评估患者有无饮食不当、精神刺激、创伤、手术等诱因。

2. 临床表现

（1）早期口渴、多尿、多饮、乏力等原有“三多一少”症状加重。

（2）随着酮症情况的加重，酸中毒失代偿后，逐渐出现食欲减退、恶心、呕吐、极度口渴、多尿，呼吸深大且频率增快（Kussmaul 呼吸），呼气时有烂苹果味（丙酮）。

（3）病情加剧时出现严重失水、尿量减少、眼眶下陷、皮肤干燥、脉搏细数、血压下降。晚期严重时出现各种反射迟钝、消失，患者因而渐渐进入昏迷。少数患者可有腹痛、腹肌紧张、肠鸣音减弱或消失，易误诊为急腹症。

3. 辅助检查

（1）尿　尿糖、尿酮体强阳性，可有蛋白尿或管型尿。

（2）血 血糖明显升高，一般为16.7～33.3mmol/L，有时可达55.5mmol/L以上；血酮体升高，>1.0mmol/L为高血酮，>3.0mmol/L提示有酸中毒；血pH下降；CO－结合力（CO－CP）降低；血钾早期可正常、偏低或偏高；白细胞计数升高，且以中性粒细胞增多为主。

4. 心理－社会支持状况 评估患者近期有无精神压力过重，例如在工作、学习、家庭负担过重、人际关系紧张等情况。

（三）常见护理诊断/护理问题

1. 急性意识障碍 与代谢紊乱有关。

2. 体液不足 与呕吐、腹泻、高热、血糖过高引起的渗透性多尿有关。

3. 知识缺乏 与缺乏对糖尿病并发症的预防和自我保健的知识有关。

4. 潜在并发症 心律失常、脑水肿、肺水肿、肾功能不全。

（四）救治与护理

1. 急诊救护

（1）观察生命体征、瞳孔、尿量及神志的变化，并做好记录。及时发现有无心力衰竭、肾衰竭和脑水肿等并发症的发生。

（2）严密观察药物疗效，及时准确地采集血、尿标本，观察血糖、血酮体、尿糖、尿酮体及血电解质、血气分析的指标，在输液及使用胰岛素过程中，每1～2h检查血糖、血钾、血钠和尿糖、尿酮1次，及时了解用药效果，并准确记录24h的液体出入量。

2. 纠正水、电解质、酸碱失衡

（1）补液 是抢救DKA的首要措施，可以纠正机体的脱水状态，有利于降低血糖和消除酮体，迅速纠正失水以改善循环血容量与肾功能。①补液量及速度：根据患者体重和失水程度确定补液量及补液速度。输液总量一般按原体重的10%估计，补液原则是先快后慢，适时补钾，失水较重者可在入院第1h内滴入1000ml液体，以后6h内每1～2h滴入500～1000ml，可根据末梢血循环、血压、尿量而定。②补液种类：早期补液以生理盐水为主，若血糖下降至13.9mmol/L后，遵医嘱改为5%葡萄糖或糖盐水，并按每2～4g葡萄糖加1U胰岛素，治疗过程中必须避免血糖下降过快、过低，以免发生脑水肿；对老年心血管疾病患者输液速度不宜过快，以免发生急性肺水肿。③补液途径：以静脉为主，辅以胃肠道补液，清醒患者鼓励多饮水，昏迷者胃管灌注补液，但呕吐、胃肠胀气或上消化道出血者不宜补液。

（2）纠正电解质及酸碱失衡 轻症患者经补液及胰岛素治疗后，酸中毒可逐渐得到纠正，不必补碱。重症酸中毒，CO－CP<8.9mmol/L，pH<7.1，应根据血pH和CO－CP变化，给予适量碳酸氢钠溶液静脉输入。一般在开始用胰岛素及补液治疗后见尿补钾，根据血钾浓度与心电监护结果，遵医嘱采用口服和静脉滴注相结合的途径补钾，注意控制补钾速度，监测血钾浓度。酸中毒时细胞内缺钾，治疗前血钾水平不能真实反映体内缺钾程度，治疗后4～6h血钾常明显下降，故在静脉输注胰岛素及补液同时应补钾，最好在心电监护下，结合尿量和血钾水平，调整补钾量和速度。

（3）胰岛素治疗 常用小剂量胰岛素持续静脉滴注，给药途径以静脉滴注和静脉推注为首选。应用胰岛素治疗时，护理上应注意：①遵医嘱及时、准确、规范地使用胰岛素，注意药物的剂型、用量，静脉滴注5～15U/h；若采用间歇静脉滴注，每小时1次，剂量5～10U。当血糖降至13.9mmol/L时胰岛素可改为皮下注射，每4～6h 1次，根据血糖、尿糖调整剂量；②用药期间，应密切观察患者的血糖变化，每1～2h复查血糖1次，若出现异常情况，立即通知医生并积极配合处理。临床实践证明，小剂量胰岛素治疗的方法较安全，可有效减少发生低钾血症、脑水肿及后期低血糖等严重不良反应。

3. 一般护理

（1）饮食护理 饮食控制是糖尿病患者的基本治疗原则之一。做好饮食护理可控制血糖升高，对疾病的控制有益。应根据患者的体重、血糖计算糖类、蛋白质、脂肪的摄入量，补充水分和维生素。

（2）对症护理　昏迷患者应加强基础护理、昏迷常规护理。

（3）心理护理　患者可产生紧张、焦虑心理，对血糖的控制不利，应安慰患者，迅速纠正水、电解质、酸碱失衡及高血糖的状况，使患者病情趋于稳定。

（五）健康指导

1. 疾病防治指导　加强患者对疾病防治知识的宣教，了解发病的常见诱因及治疗方法，使患者有正确的认识。及时识别糖尿病酮症酸中毒的症状，如有不适，应及时就诊，以免延误病情。

2. 血糖监测指导　嘱患者多饮水，学会自我监测血糖，告知血糖监测的重要性。

3. 用药指导　告知每种药物的疗效、作用时间和用药方法，用药后观察有无药物不良反应。

4. 饮食指导　合理选择食物，给予足够的营养和水分，每日糖类、蛋白质、脂肪比例适当。

5. 出院指导　定期门诊随访，避免感染、劳累、精神刺激等诱发因素，戒烟、戒酒，保持全身皮肤及局部的清洁卫生。

二、高渗综合征患者的急诊救护

高渗综合征是指患者存在严重的高血糖、脱水、高血钠、血浆渗透压升高，但无明显的酮症酸中毒，患者常有不同程度的意识障碍或昏迷。血糖多高于 33.3mmol/L（600mg/dl），甚至可达 111.1mmol/L（2000mg/dl），血钠常升高，多大于 145mmol/L，血钾多正常或降低，少数可升高。血尿素氮与肌酐也常显著升高，反映有严重的脱水和肾功能不全。多发于老年人 2 型糖尿病，约 2/3 患者发病前无糖尿病病史或仅有轻度症状，男女发病率大致相同。

（一）病因与发病机制

患者可无糖尿病史，多见于老年人。常见诱因有应激和各种感染，尤其是上呼吸道感染、尿路感染等最常诱发。高热、急性心肌梗死、胃肠疾病、外伤、脑血管意外、血液或腹膜透析、静脉高营养、甲状腺功能亢进、噻嗪类或呋塞米等利尿药、普萘洛尔、苯妥英钠、氯丙嗪、西咪替丁、甘油、硫唑嘌呤及其他免疫抑制剂等，均可造成或加重机体的胰岛素抵抗而使血糖上升。

患者原有不同程度的糖代谢障碍，再加上高糖摄入和输入如大量含糖饮料、高糖食物，诊断不明时或漏诊时静脉输入大量葡萄糖液，完全性静脉高营养，以及使用含糖溶液进行血液透析或腹膜透析等情况。尤其在某些内分泌疾病合并糖代谢障碍的患者，如甲状腺功能亢进症、肢端肥大症、皮质醇增多症、嗜铬细胞瘤者等更易诱发，从而加重原有的糖代谢障碍，胰岛对糖刺激的反应减低，胰岛素分泌减少，结果组织对糖的利用减少，肝糖原增加，因而引起严重的高血糖；但由于患者的胰岛还能分泌一定量的胰岛素，而机体抑制脂肪分解所需的胰岛素远比糖代谢所需的胰岛素量小，因此高血糖高渗综合征患者自身的胰岛素量虽不能满足应激状态下对糖代谢的需要，却足以抑制脂肪的分解，因而表现出严重的高血糖，而血酮增加不明显。严重的高血糖使血液渗透压升高，造成细胞内脱水，渗透性利尿，同时伴随电解质丢失。

（二）护理评估

1. 健康史　询问患者既往有无糖尿病病史；近期有无呼吸道、胃肠道、泌尿系统等感染现象；有无手术、外伤、脑血管意外等；是否服用糖皮质激素、利尿剂等；是否有糖摄入过多，如静脉输注大量葡萄糖、静脉高营养；是否合并甲状腺功能亢进、肢端肥大症、皮质醇增多症等。

2. 临床表现　起病隐匿且缓慢，在出现神经系统症状至昏迷前多有前驱症状，表现为多饮、多尿，多食可不明显，倦怠无力，反应迟钝，表情淡漠，失水逐渐加重，随后渐渐出现重度脱水和神经精神症状，表现为口唇干燥、眼窝凹陷、皮肤无弹性、心率加快、血压下降，甚至休克。严重者出现意识模糊、烦躁、幻觉、嗜睡以至昏迷，一过性偏瘫、病理反射阳性和癫痫样发作。与DKA相比，无酸中毒样深而大的呼吸，但失水更为严重，晚期尿少甚至尿闭，神经精神症状更突出。可出现休克体征及昏迷，高渗性高血糖状态可出现偏瘫、病理反射阳性。

3. 辅助检查　特征性改变为高血糖、高血酮、高血浆渗透压，多数伴有高钠血症和氮质血症。血糖常高至33.3mmol/L以上，血钠可高达155mmol/L以上，血浆渗透压一般在350mmol/L以上。无或有轻度的酮症，血尿素氮、肌酐可升高。

4. 心理－社会支持状况　评估有无过重的精神压力，如工作、学习、人际关系、家庭负担的突然变化。

（三）常见护理诊断/护理问题

1. 急性意识障碍　与代谢紊乱有关。

2. 体液不足　与血糖过高引起的渗透性多尿有关。

3. 潜在并发症　心律失常、脑水肿、肺水肿、肾功能不全。

4. 知识缺乏　与缺乏对糖尿病危害性的认识有关。

（四）救治与护理

高渗性高血糖状态病情危重，并发症多，病死率高于DKA，一旦明确诊断，尽快收入ICU，给予急救处理。治疗原则与DKA基本相同，包括迅速补液、应用胰岛素、纠正电解质紊乱和防治并发症。

1. 急救护理

（1）严密观察病情　除与糖尿病酮症酸中毒病情的观察类似外，尚需注意以下情况：迅速大量输液不当时，可发生肺水肿等并发症。补充大量低渗溶液，有发生溶血、脑水肿及低血容量休克的危险。应随时观察患者的呼吸、脉搏、血压和神志变化，观察尿色和尿量，如发现患者咳嗽、呼吸困难、烦躁不安、脉搏加快，特别是在昏迷好转过程中出现上述情况，提示输液过量的可能，应立即减慢输液速度并及时报告医师。尿色变成不同程度的红色时提示发生溶血，也应及时报告医师并停止输入低渗溶液。

（2）补液　与DKA相比，患者失水更严重，补液应更积极以恢复血容量，纠正高渗和脱水状态。根据患者的脱水程度，静脉输入0.9%氯化钠，以便较快扩张微循环而补充血容量，迅速纠正血压，以防休克。待循环血容量稳定后酌情以低渗盐水（0.45%～0.6%氯化钠溶液）缓慢静脉滴注，补液量应视失水程度而定，静脉滴注速度须视全身及心血管、脑血管情况、尿量及有关的血化验指标而定，防止因输液过多、过速而发生脑水肿、肺水肿等并发症。补液的速度宜先快后慢，最初12h补给失液总量的1/2，其余在24～36h内补入，并加入当日的尿量。在静脉输液的同时，可通过口服或胃管灌入温开水等以加大补液量。

（3）纠正电解质紊乱　主要补充钾盐，若有低钙血症、低镁血症或低磷血症时，可酌情给予葡萄糖酸钙、硫酸镁或磷酸钾缓冲液。

（4）应用胰岛素　本病对胰岛素较DKA敏感，因而使用剂量较小，同时密切监测血糖、尿糖的变化。一般用普通胰岛素，用量要比糖尿病酮症酸中毒出现昏迷时要少，也可一开始采用小剂量胰岛素治疗方法，每2～4h测定血糖水平，血糖降至13.9mmol/L时停止注射胰岛素，改用5%葡萄糖溶液静脉滴注，防止因血糖下降太快、太低而发生脑水肿。病情改善、神志清醒后，根据血糖、尿糖及进食情况给予皮下注射胰岛素，然后再过渡到常规治疗。

（5）积极治疗诱因及伴随症状　包括控制感染，纠正休克，防止心力衰竭、肾衰竭、脑水肿的发生。

2. 一般护理　饮食护理、对症护理、心理护理同糖尿病酮症酸中毒护理。

素质提升

急诊救护的职业道德

作为一名急诊救护工作者应该具有“以患者为中心”“以人为本”的救护理念和目标，弘扬人道主义精神和救死扶伤的职业情怀，帮助学生掌握高血糖危象的急救知识和注意事项，将医学人文精神渗透到工作中，培养“有温度”的优秀急诊救护人才。与患者和家属及时沟通，掌握病史，形成高度职业认同感，养成爱岗敬业、甘于奉献、吃苦耐劳的职业品质，具有良好的人文关怀意识，尊重关心患者的职业素养，具备“敬佑生命、呵护健康、甘于奉献、服务社会”的良好职业道德。

第三节　高血压危象患者的救护

PPT

高血压危象（hypertensive crisis）是指原发性高血压或继发性高血压患者在某种诱因作用下，血压突然和明显升高，收缩压相应上升至260mmHg或更高，舒张压可达120mmHg或更高，可伴有进行性心、脑、肾等重要靶器官功能不全的一种特殊临床危象，常危及患者生命。

一、病因与发病机制

1. 病因　高血压危象病因复杂，病情变化多样，任何年龄均可发病，可见于原发性高血压和某些继发性高血压。最常见的是长期原发性高血压患者血压突然急剧升高，占40% ~50%，其他因素如嗜铬细胞瘤、肾功能损害、妊娠期高血压、颅脑损伤、烧伤等也可使血压在短时间内突然上升，发生高血压危象。在上述疾病基础上，如有下列诱发因素：寒冷刺激、情绪波动、精神创伤、用脑过度、突然停服降压药物、某些药物（单胺氧化酶抑制药）、经期和绝经期的内分泌功能紊乱和重体力劳动等可诱发或加重上述病情变化。

2. 发病机制　高血压危象的发生机制主要涉及交感神经系统活性物质，在某些诱因作用下，高血压患者血液循环中的肾素、血管紧张素Ⅱ、去甲肾上腺素和精氨酸加压素等缩血管活性物质急剧升高，引起全身小动脉痉挛，导致血压骤然升高。长期高血压可引起全身小动脉病变，表现为小动脉中层平滑肌细胞增殖和纤维化，管壁增厚和管腔狭窄，导致重要器官如心、脑、肾等缺血。

二、护理评估

1. 健康史　询问患者既往有无高血压病史，有无寒冷、过冷、精神刺激及内分泌功能紊乱，是否服用抗高血压药或其他药物，详细了解服药情况。此外，还应了解患者有无高血压的家族史。

2. 临床表现

（1）一般表现　高血压危象起病迅速，患者出现剧烈头痛、头晕，可有恶心、呕吐、胸闷、气促、心悸、视物模糊、暂时失明、腹痛、尿频、排尿困难等，有的伴有自主神经功能紊乱症状，如口干、发热、出汗、皮肤潮红或面色苍白、异常兴奋、手足发抖等。血压在原来基础上显著增高，一般超过260/120mmHg。

（2）靶器官功能障碍的表现　出现循环、消化、中枢神经、内分泌、泌尿系统缺血性损害的表现。此外，患者还可出现交感神经兴奋的症状，如剧烈的头痛、头晕、恶心、呕吐、心悸、面色苍白、大量出汗，同时患者血压继续升高。

3. 辅助检查　尿常规、肾功能检查、脑脊液检查、胸部X线、肾上腺CT、动态血压监测。

4. 心理－社会支持状况　因病情严重，患者常出现焦虑不安、恐惧，担心疾病的预后而影响日后的生活、工作，这些心理负担又会使血压产生波动从而影响治疗效果。

三、病情判断

根据病史、症状与体征或辅助检查，患者有进行性器官功能受损，即可诊断为高血压危象。

四、常见护理诊断/护理问题

1. 舒适的改变　与血压急剧升高、颅内压升高有关。

2. 有受伤的危险　与血压升高头晕、视物模糊、意识障碍等有关。

3. 焦虑、恐惧　与血压升高及担心疾病预后有关。

4. 知识缺乏　与不了解相关的检查、药物治疗、饮食及自我保健知识有关。

五、救治与护理

1. 急救护理

（1）休息和体位　患者需绝对卧床休息，将患者头抬高30°，使颅内压减低，以达到所需的体位性降压作用，抽搐者应防止坠床。

（2）环境　患者置于安静、避光的环境，减少对患者的精神刺激。

（3）吸氧、吸痰　一般采用鼻导管吸氧，以减轻缺氧和呼吸困难的症状。已出现昏迷的患者应及时吸痰，保持呼吸道通畅。可置其侧卧，以利于呼吸。

2. 药物护理

（1）降压药物选择　遵医嘱给予正确、有效、作用迅速的降压药物。选用的药物应既适用于高血压急症又适合慢性高血压的长期维持治疗，所选药物应对外周血管有扩张作用，并对心肌收缩、窦房结和房室结无明显抑制作用。硝普钠是快速降低血压的最有效药物，直接作用于血管平滑肌，扩张动脉和静脉。其他还有利血平、肼苯哒嗪、安血定、盐酸乌拉地尔注射液等，必要时可联合用药，既可提高疗效、减少药量及不良反应，又能延长作用时间。

（2）降压速度　降压速度宜快，迅速将血压降至安全范围，否则预后较差。待血压降至安全范围后，应放慢滴速，老年人尤其应注意。

（3）降压幅度　降压幅度应因人而异。如果肾功能正常，无脑血管或冠状动脉疾病史，亦非急性主动脉瘤或嗜铬细胞瘤伴急性血压增高的患者，血压可降至正常水平。否则因降压幅度过大，可能会导致心、脑、肾的功能进一步恶化。一般认为将血压控制在（160～180）/（100～110）mmHg较安全。

3. 严密观察病情　监测血压、脉搏、呼吸、神志、瞳孔及心肾功能的变化。对于持续抽搐或神志改变的患者应严密监视，取出义齿并安放牙垫，以防舌咬伤或误吸；头晕、意识障碍者，应加用床栏以防坠床。

4. 饮食护理　意识不清、抽搐者暂禁食，以防窒息、吸入性肺炎，待病情稳定后昏迷者可鼻饲。饮食可给予低盐、低脂、低胆固醇、富含维生素、钾、镁的饮食。

5. 对症护理

（1）高血压脑病　迅速静脉滴注甘露醇、山梨醇（250ml应在30min内滴完，以保证高渗性脱水作用）或快速利尿剂（呋塞米等）注射，以减轻脑水肿，降低颅内压。

（2）制止抽搐　躁动、抽搐者遵医嘱给予地西泮、巴比妥钠等肌内注射或给予水合氯醛保留灌肠。

（3）保持大便通畅　必要时遵医嘱给予缓泻剂。

6. 心理护理　焦虑、恐惧不利于血压的稳定，甚至加重病情，注意保持患者情绪稳定，增加心理支持，使患者积极配合治疗，使血压控制在一定的范围内，防止并发症。

六、健康指导

1. 饮食　指导患者坚持低盐、低脂、低胆固醇饮食，戒烟、戒酒，养成良好的生活习惯。

2. 作息　根据病情合理地安排工作、休息，保持心情舒畅，避免寒冷、过度劳累等诱因。

3. 用药　遵医嘱按时服用降压药物，保持血压稳定在安全范围内，定期门诊复查。如为嗜铬细胞瘤所致的高血压危象，在患者身体耐受的情况下，应劝导患者尽早手术治疗。

PPT

第四节　甲状腺危象患者的救护

甲状腺危象（thyroid storm）简称甲亢危象，是甲状腺功能亢进症患者在急性感染、精神创伤、高热、妊娠、甲状腺手术或放射碘治疗等诱因刺激下，病情突然恶化而发生的最严重的并发症。主要表现为高热、大汗、心动过速、呕吐、腹泻、烦躁不安、谵妄，甚至昏迷。患病率虽不高，但必须及时抢救，否则患者往往死于高热、心力衰竭、肺水肿及水、电解质紊乱。

一、病因与发病机制

病因尚未完全明确，目前认为主要和自身免疫反应密切相关。

1. 诱因

（1）严重感染　是临床上最常见的危象诱因，约占全部诱因的40%。危象发生一般与感染的严重程度成正比，且多发生于感染的高峰阶段。其中以呼吸道感染最为常见；其次为胃肠道、胆道及泌尿道；少数为败血症、腹膜炎、皮肤感染等。原虫、真菌、立克次体等全身性感染亦可诱发。

（2）应激　过度紧张、高温环境、过度疲劳、情绪激动等应激可导致甲状腺素突然大量释放。

（3）精神刺激　对诱发本症有明显作用。甲亢患者受精神刺激时，交感神经肾上腺兴奋性增强，机体对儿茶酚胺敏感性增加，很容易诱发危象的发生。

（4）突然停用抗甲状腺药物　致使甲状腺素大量释放，甲亢症状迅速加重。

（5）其他　手术前准备不充分及放射性碘^{131}I治疗以及过度挤压甲状腺，使大量甲状腺素释放入血。

2. 发病机制　甲状腺危象是由多因素综合作用引起的。其中血中甲状腺素含量的急骤增多是本危象发病的基本条件和中心环节，由此进一步加重了已经受损的肾上腺皮质及肝脏、心脏功能。再加上应激因素引起的血中儿茶酚胺增加，机体对儿茶酚胺的敏感性增强，最终导致机体丧失对甲状腺激素反应的调节能力，从而出现甲亢危象的各种症状和体征。

二、护理评估

1. 健康史　甲亢危象多由于甲亢患者血中甲状腺素骤然升高所致，因此需要详细了解患者危象发生以前的服药情况，包括服药的名称、剂量、方法、时间等；近期有无外科手术史；在进行甲状腺手术及放射性碘治疗前的准备情况；发病前是否有较强的精神刺激；有无过度挤压甲状腺等。对伴有严重心动过速的患者应了解既往心脏情况。此外，还应了解患者发病前的一般状况及家族史。

2. 临床表现　是甲亢危象患者病情评估最主要的依据。

（1）高热　体温骤然升高，可达39℃以上，甚至在24～48h内高达42℃，一般降温措施无效，患者面色潮红、大汗淋漓、呼吸急促，继而汗闭、皮肤黏膜干燥、苍白、明显脱水甚至休克。

（2）神经系统　患者可出现精神改变，烦躁不安、谵妄和（或）表情淡漠、嗜睡，甚至昏迷。

（3）心血管系统　心动过速，心率可达140～240次/分，心率越快，病情越危重，心率的增快与体温升高的程度不成比例，心脏搏动强烈、心音亢进，可闻及收缩期杂音，易出现一过性心律失常，常见的有房性及室性期前收缩、房颤等；血压升高，以收缩压升高明显，脉压增大，可有相应的周围血管体征，继而出现心功能急剧恶化，诱发心力衰竭。

（4）消化系统　患者可出现畏食、恶心、频繁呕吐、腹痛、腹泻、体重锐减，严重者可致水、电解质紊乱；肝功能损害明显者，可有肝大、黄疸，少数患者可发生腹水、肝昏迷。

（5）其他　少部分患者症状表现不典型，特点是表情淡漠、嗜睡、反射减弱、低热、乏力、心率减慢、血压下降、急性心力衰竭等，最后陷入昏迷而致死。临床上将此型称为“淡漠型甲亢危象”，多见于老年甲亢患者。

3. 辅助检查

（1）血清游离甲状腺激素测定（FT_3、FT_4）　甲亢患者血清中这两项水平明显增高，可直接反映甲状腺功能状态。其敏感性明显高于总T_3（TT_3）和总T_4（TT_4）。

（2）血清总甲状腺素测定（TT_3、TT_4）　注意老年淡漠型甲亢患者或久病者血清TT_3可不升高。

（3）血常规　由感染诱发的甲亢危象患者血中白细胞升高，有时可达5.0×10^9/L，特别是中性粒细胞升高。

4. 心理-社会支持状况　几乎所有患者都有情绪改变，患者因在原有甲亢基础上病情突然加重，表现为敏感、急躁易怒、焦虑，处理日常生活事件能力下降，家庭人际关系紧张。患者也可因甲亢致突眼、甲状腺肿大等外形改变，产生自卑心理。部分老年患者可表现为抑郁、淡漠，重者可有自杀行为。患者及家属常出现焦虑不安、恐惧、消极悲观的情绪。

三、病情判断

甲亢患者在感染、手术、创伤、精神刺激等诱因下出现高热（体温>39℃），大汗淋漓，心动过速，心率>140次/分，剧烈恶心、呕吐、腹泻、烦躁、谵妄、甚至昏迷，即可诊断为甲状腺功能亢进危象（表12-1）。

表12-1　甲状腺功能亢进危象的诊断依据

项目	危象前期	危象期
体温	<39℃	>39℃
心率	120～159次/分	>160次/分
出汗	多汗	大汗淋漓
神志	烦躁、嗜睡	躁动、谵妄、昏睡、昏迷
消化道症状	食欲减少、恶心	呕吐
大便	次数增多	腹泻显著
体重	降至45kg以下	降至45kg以下

四、常见护理诊断/护理问题

1. 体温过高　与血中甲状腺激素明显增高引起的高代谢综合征有关。

2. 体液不足　与出汗、腹泻等大量体液丢失有关。

3. 营养失调 低于机体需要量与基础代谢率增加、食欲减退有关。

4. 焦虑 与甲状腺激素明显增高引起的中枢神经系统功能紊乱有关。

5. 知识缺乏 与对疾病的认识有关。

五、救治与护理

1. 救治原则 对于怀疑及确诊的甲亢危象患者，应迅速采取有效措施降低循环血液中的甲状腺激素浓度，并降低周围组织对甲状腺激素和儿茶酚胺的反应，对高热患者实施物理降温、人工冬眠，及时使用肾上腺皮质激素，加强护理。

甲亢危象的关键是降低甲状腺激素的浓度，包括：①抑制甲状腺激素合成，首选丙硫氧嘧啶；②抑制甲状腺激素释放，选用复方碘口服液；③清除血浆内激素，采用血液透析、滤过或血浆置换。

降低组织对甲状腺素儿茶酚胺的反应性包括：①普萘洛尔，抑制外周组织 T_4 转换为 T_3；②利血平和胍乙啶，可以消耗组织中的儿茶酚胺，减轻甲亢在周围组织的表现；③氢化可的松，改善机体反应性，提高应激能力，还可抑制组织中 T_4 向 T_3 转化，与抗甲状腺药物有协同作用。

2. 护理措施

（1）严密观察病情变化 监测患者生命体征、神志等变化，发现异常情况及时报告医生，配合抢救。

（2）降温 以物理降温加镇静剂或物理降温加人工冬眠，使体温控制在 34 ~ 36℃，持续数日或更长，直至患者情况稳定为止。在应用人工冬眠时，注意体温的变化并以测肛温为准。

（3）用药护理 对于心动过速的患者应遵医嘱给予普萘洛尔等，但支气管哮喘或心功能不全的患者慎用。遵医嘱给予硫脲类药物、碘制剂用以抑制甲状腺素的合成与释放，从而降低血中甲状腺激素浓度。及早静脉滴注或静脉推注糖皮质激素，改善机体反应性，提高应激能力。对于精神极度紧张、烦躁不安、失眠者可遵医嘱给予镇静药。药物的使用中应注意不良反应。

（4）饮食护理 给予高热量、高蛋白、高维生素、忌碘饮食，适量补充钙、磷等（即“三高一禁一适量”饮食）。鼓励患者多饮水，每日饮水量不少于 2000ml。忌用咖啡、浓茶等兴奋性饮料；避免患者过饱，以防心脏负担加重；昏迷患者给予鼻饲；极度消瘦、进食困难或畏食者，遵医嘱予以静脉补充营养。

（5）对症护理 ①患者应绝对卧床休息，保持病房环境安静、舒适、通风良好、温湿度适宜，室温控制在 18℃左右；②纠正水、电解质、酸碱平衡紊乱，及时补充液体、钾、钙、镁、钠、碳酸氢钠等；③心功能不全及心律失常者做好心电监护；④有感染者及时应用抗生素并观察疗效；⑤采用鼻导管给氧，流量为 2 ~ 4L/min；⑥加强基础护理，给患者定时翻身、拍背、吸痰，防压疮、坠积性肺炎，做好口腔、皮肤的护理，防止感染。昏迷者按昏迷常规护理。

（6）心理护理 安慰患者及家属，稳定情绪，熟练运用抢救技术，以积极镇静的态度配合医生抢救，给予心理支持。

六、健康指导

1. 教育患者按时、正规服药，如有不适随时就诊。

2. 教育患者及家属知晓感染、严重精神刺激、创伤等是诱发甲亢危象的因素，应学会避免诱因，学会进行自我调节，增强应对能力，家属、亲友要理解患者现状，多关心、多爱护患者。

3. 教育患者有关甲亢的临床表现、诊断性试验、治疗原则和要求，以及突眼的防护方法。上衣宜宽松，严禁用手挤压甲状腺以免甲状腺受压后甲状腺素分泌增多，加重病情。强调抗甲状腺药物长期服用的重要性，服用抗甲状腺药物者应每周查血常规1次。每日清晨卧床时自测脉搏，定期测量体征。脉搏减慢、体重增加是治疗有效的重要标志。每1～2个月门诊随访1次。

PPT

第五节　低血糖危象患者的救护

低血糖危象（hypoglycemia）是指当某些病理和生理原因使血糖降低（低于2.8mmol/L）时，引起交感神经兴奋和中枢神经异常的症状。正常情况下，通过神经内分泌等调节，糖的分解代谢与合成代谢保持动态平衡，血糖浓度亦相对稳定。正常人血糖虽受进食、饥饿、劳动、运动、精神、生长发育等因素影响，但波动范围较窄，一般血糖浓度饱餐后很少超过8.96mmol/L，饥饿时很少低于3.36mmol/L，此为血糖内环境的稳定性。

一、病因与发病机制

1. 病因　引起低血糖的病因很多，根据低血糖发作的特点可分为空腹低血糖、餐后低血糖、药物引起的低血糖。

（1）空腹低血糖　①内分泌性：胰岛素或胰岛素样物质过多，如胰岛素瘤、胰外肿瘤；对抗胰岛素的内分泌激素不足，如垂体功能减退、肾上腺皮质功能低下、甲状腺功能减退。②肝源性：肝炎、肝硬化、肝淤血、先天性糖原代谢酶缺乏。③营养障碍：尿毒症、严重营养不良。

（2）餐后低血糖　①胃切除术后饮食性反应性低血糖：与胃排空加速，葡萄糖迅速吸收，刺激胰岛素过量分泌有关。②功能性餐后低血糖：多在餐后2～4h发作，特点是低血糖症状不经治疗可自行恢复。临床多见于伴有神经质的中年女性患者，这些人体内肾上腺素分泌较多或肾上腺的餐后反应异常，特别是含糖饮食会刺激交感神经引起过强反应。③晚期或迟发性餐后低血糖：为糖尿病的早期表现之一，由于进食后引起迟发胰岛素释放所致。

（3）药物引起的低血糖　①胰岛素：糖尿病患者因胰岛素应用不当而致低血糖是临床最常见的原因，如延迟进餐、剧烈运动、胰岛素用量过大等。②口服降糖药：如对初用降糖药的老年人，若用量不当容易发生低血糖，由于格列本脲代谢产物仍有部分活性，特别是当患者有肝、肾功能不良时，格列本脲引起的低血糖严重而持久，临床医师应特别注意。另外如磺丙脲，由于其半衰期长达36h，容易累积而引起低血糖。③其他药物：如乙醇、水杨酸、磺胺类、β受体阻滞剂等药物使用不当也可引起低血糖。

2. 发病机制　人体通过神经－体液调节机制来维持血糖的稳定，当血糖下降时，重要的反应是体内胰岛素分泌减少，而胰岛素的反调节激素如肾上腺素、胰高血糖素、皮质醇分泌增加，使肝糖原产生增加，糖的利用减少，从而保持血糖的稳定。其主要生理意义在于保证对大脑细胞的供能，脑细胞所需的能量几乎完全直接来自血糖，而且本身没有糖原储备，当血糖降到2.8mmol/L以下时，一方面引起交感神经兴奋，大量儿茶酚胺释放；另一方面，由于脑细胞所需要的能量几乎完全来自葡萄糖，血糖降低时导致能量供应不足、大脑皮质功能抑制，皮质下功能异常，即表现为交感神经兴奋和中枢神经低血糖症状。

二、护理评估

1. 健康史　询问患者有无内分泌系统疾病及家族史、进食情况、用药史，特别是否使用胰岛素、口服其他降糖药或水杨酸、磺胺类、β受体阻滞剂等。

2. 临床表现　血糖过低对机体的影响以神经系统为主，有两大类：一类是交感神经兴奋的表现，患者心动过速、心悸、烦躁、震颤、面色苍白、出冷汗、饥饿等；另一类是中枢神经功能障碍的表现，患者表现为意识模糊、头晕、头痛、焦虑、精神不安，以致错乱、癫痫发作，甚至昏迷、休克而死亡。这些症状的严重性与低血糖的程度、持续时间以及血糖下降速度有关。

3. 辅助检查 常规血糖测定，必要时可行血常规、肝肾功能、电解质、垂体激素检查、血浆胰岛素测定、B 超、心电图等。

4. 心理－社会支持状况 患者低血糖危象发生时，情绪紧张，有焦虑、恐惧感，唯恐病情恶化影响预后。

三、病情判断

根据患者表现，低血糖危象发作的临床表现为：即刻血糖低于2. 8 mmol/L；给予葡萄糖后低血糖症状迅速缓解，简称 Whipple 三联征，即可诊断为低血糖危象。轻度低血糖 <2. 8mmol/L，中度低血糖 <2. 2mmol/L，重度低血糖 <1. 11mmol/L。

四、常见护理诊断/护理问题

1. 营养失调 低于机体需要量与血中葡萄糖浓度过低有关。

2. 焦虑、恐惧 与担心疾病预后有关。

3. 有受伤的危险 与低血糖引起的意识障碍、无力、视物模糊有关。

4. 知识缺乏 与对疾病的认识有关。

五、救治与护理

对高度怀疑为低血糖发作的患者，应立即监测血糖浓度，并根据病情采取相应措施升高血糖，积极防治脑水肿及其他并发症，加强护理并积极寻找病因。

1. 急救措施

（1）血糖测定 凡怀疑低血糖危象的患者，应立即做血糖测定，并在治疗过程中动态观察血糖水平。

（2）升高血糖 已明确患者为低血糖尚清醒，有吞咽运动时，可喂服糖水、含糖饮料或进食高碳水化合物食物；如患者昏迷或抽搐时，立即静脉注射 50% 葡萄糖溶液 50ml，并继以 10% 葡萄糖 500 ~ 1000ml 静脉滴注，视病情调整滴速和输入液量，患者清醒后，应尽早进食果汁及食物。若血糖未达到正常水平或患者神志不清，必要时可给地塞米松 10mg，肾上腺素 0. 25 ~0. 5mg 和（或）肌内注射胰高血糖素 0. 5 ~1mg。

2. 密切监测病情 严密观察生命体征、心电图、神志变化、尿量等，定时监测血糖。意识恢复后应注意观察有无出汗、倦怠、意识模糊等再度低血糖状态，一经发现及时报告医生。经急诊治疗处理后，血糖已恢复正常达 30min 以上，但意识仍不清者称为“低血糖后昏迷”，说明已有脑水肿存在，应做相应检查和处理。

3. 一般护理

（1）饮食护理 低血糖危象时，可喂服糖水，如患者昏迷或抽搐时，立即静脉注射 50% 葡萄糖溶液 50ml；病情稳定后按糖尿病饮食护理。

（2）对症和对因治疗与护理 当明确病因后，应积极对因治疗，如胰岛 B 细胞瘤应尽早手术治疗，肝脏疾病所致者亦应积极治疗肝脏疾病。当患者出现其他症状时，根据其症状做好相应护理，如昏迷患者按昏迷常规护理，意识恢复后应注意观察是否有出汗、意识模糊等再度低血糖状态，以便及时处理；

抽搐者除补糖外，可酌情应用适量镇静剂，并注意保护患者，防止外伤。

4. 加强护理　低血糖危象患者常有精神失常、异常行为等，应加以特殊保护及照护，避免发生意外；抽搐者可酌情适量应用镇静剂；意识不清者按昏迷常规护理。

5. 心理护理　安慰患者，积极配合抢救治疗，迅速纠正低血糖，稳定患者情绪。

六、健康指导

教会糖尿病患者自我监测血糖、尿糖，按时应用降糖药，不可随便增加药物剂量，每次用胰岛素均应仔细核对。按时进食，生活规律，一旦发生心悸、冷汗、饥饿感等低血糖现象时，应及时处理，如自服糖水或进食含糖食物；及时就医，提高血糖，缓解病情；定期门诊随访。

目标检测

答案解析

一、选择题

（一）单选题

1. 下列关于为超高热危象患者物理降温的叙述中，不正确的是（　）
   A. 冰水擦浴对高热、烦躁、四肢末梢灼热者适用
   B. 应在短时间内让体温降到较低
   C. 伴皮肤感染或有出血倾向者，不宜行皮肤擦浴
   D. 降温效果不佳的可辅以药物降温
   E. 擦浴时应避开心前区
2. 对于超高热危象患者，不需要进行的实验室检查是（　）
   A. 常规检查　　B. 血液生化检查　　C. 心电图
   D. 微生物学检查　　E. 细菌培养
3. 高血压危象是指短时间内血压升高至（　）
   A. 收缩压＞200mmHg，舒张压＞120mmHg
   B. 收缩压＞260mmHg，舒张压＞120mmHg
   C. 收缩压＞250mmHg，舒张压＞100mmHg
   D. 收缩压＞260mmHg，舒张压＞140mmHg
   E. 收缩压＞210mmHg，舒张压＞110mmHg
4. 高血压危象患者迅速降压首选（　）
   A. 硝普钠　　B. 硝酸甘油　　C. 尼卡地平
   D. 酚妥拉明　　E. 卡托普利
5. 关于高血糖危象患者补液原则的叙述中，错误的是（　）
   A. 血压正常或偏低，血钠小于150mmol/L，输入生理盐水
   B. 血压正常，血钠等于150mmol/L可开始就用低渗液
   C. 血糖降至13.9mmol/L以下，改用5%葡萄糖液
   D. 血压偏高，血钠大于150mmol/L，输入低渗液
   E. 血压偏低，血钠小于150mmol/L，输入生理盐水

6. 甲亢危象患者紧急救护的最关键的措施是（　）

A. 降低甲状腺素水平　B. 去除诱因　C. 纠正水、电解质紊乱

D. 补充能量　E. 给予维生素

7. 甲亢危象患者病情评估最主要的依据是（　）

A. 病史　B. 临床表现　C. 实验室检查

D. X线检查　E. CT

8. Whipple三联征不包括（　）

A. 低血糖症状　B. 发作时血糖低于2.8mmol/L　C. 发作时血糖低于2.5mmol/L

D. 供糖后低血糖症状迅速缓解　E. 发作时血糖低于2.0mmol/L

9. 低血糖危象检查不包括（　）

A. 常规血糖测定　B. 血常规、肝肾功能、电解质、垂体激素检查

C. 血浆胰岛素测定　D. B超、心电图

E. 腰椎穿刺

10. 将超高热危象患者的体温迅速、有效降至（　），是处理超高热危象的重要环节

A. 36.5℃左右　B. 37.5℃左右　C. 37.0℃左右

D. 38.5℃左右　E. 36.0℃左右

（二）多选题

11. 超高热危象的症状包括（　）

A. 体温>41℃　B. 抽搐　C. 昏迷

D. 休克　E. 出血

12. 超高热危象的病因有（　）

A. 感染性发热　B. 伤风感冒　C. 系统性红斑狼疮

D. 癌症　E. 过敏性疾病

13. 高血压危象的诱因有（　）

A. 寒冷刺激　B. 情绪波动

C. 突然停用降压药物　D. 经期和绝经期的内分泌功能紊乱

E. 过度疲劳

14. 对高血糖危象的患者应做到的护理包括（　）

A. 严密观察生命体征和神志变化　B. 及时采血，留尿

C. 准确记录24h出入量　D. 补液时监测肺水肿的发生

E. 送检尿糖、尿酮、血糖、血酮、电解质及血气分析

15. 甲状腺危象的诱因有（　）

A. 感染，主要是胃肠道感染

B. 手术

C. 不适当地停用抗甲状腺药物后诱发甲亢危象

D. 放射性碘治疗

E. 应激

16. 甲亢危象的治疗原则是（　）

A. 一般治疗　B. 碘剂的应用　C. 肾上腺素能阻滞剂的应用

D. 激素的应用　E. 运动治疗

17. 甲状腺功能亢进危象诊断条件是（　）

A. 甲亢患者在感染、手术、创伤、精神刺激

B. 高热（体温 >39℃），大汗淋漓

C. 心动过速，心率 >140 次/分

D. 剧烈恶心、呕吐、腹泻

E. 烦躁、谵妄、甚至昏迷

（18 ~ 20 题共用题干）

患者，女，62 岁，患糖尿病 8 年。5 天前发生急性化脓性扁桃体炎，今天早晨出现恶心、呕吐，烦躁、头痛，急诊入院。查体：体温 36.6℃，脉搏 105 次/分，呼吸 26 次/分，血压 110/80mmHg，呼气中有烂苹果味。

18. 考虑该患者最有可能发生（　）

A. 糖尿病酮症酸中毒　B. 高血糖高渗性状态　C. 有机磷中毒

D. 败血症　E. 脑血管意外

19. 对于诊断最有意义的检查项目是（　）

A. 头颅 CT　B. 中毒物监测　C. 血、尿常规检查

D. 腹部 B 超　E. 血、尿酮体检查

20. 最主要的处理措施是（　）

A. 抗感染　B. 应用糖皮质激素　C. 补液和小剂量胰岛素治疗

D. 口服降糖药　E. 补充碱性液体

（李　炜）

书网融合……

本章小结　微课　题库

第十三章　多器官功能障碍综合征

PPT

学习目标

1. 通过本章学习，重点把握多器官功能障碍综合征的概念、临床表现、救治与护理措施。

2. 学会对多器官功能障碍患者进行护理评估和开展护理，具有尊重关心患者的职业素养和加强危重症患者的观察监护的意识。

多器官功能障碍综合征（multiple organ dysfunction syndrome，MODS）是指机体遭受各种感染、严重创伤、休克、烧伤、急性胰腺炎、药物中毒等急性疾病过程中，24h之后同时或序贯发生2个或2个以上与原发病损有或无直接关系的器官或者系统的可逆性功能障碍，并达到各自器官功能障碍诊断标准的临床综合征。

情境导入

情境描述　患者，男，78岁，风湿性心脏病18年。因受凉出现发热，咳嗽、咳黄痰，量少不易咳出，遂入院治疗。查体：体温38.3℃，脉搏89次/分，呼吸20次/分，血压145/92mmHg。实验室检查：胸片示右肺可见大片云雾样条状密度增高阴影，边界不清，为炎性改变。血常规显示：白细胞计数$7.5 \times 10^9/L$，中性粒细胞$0.82 \times 10^9/L$，淋巴细胞$0.15 \times 10^9/L$。入院第二天晚上，体温39.2℃，胸闷、憋气，咳嗽剧烈，并咳粉红色泡沫样痰。脉搏108次/分，心律不齐，心音强弱不等。

讨论　1. 根据目前的状况，患者的诊断是什么？

2. 值班护士应该如何配合医生对患者进行救治与护理？

第一节　概　述

一、病理特征

多器官功能障碍有以下病理特征：①发病前器官功能基本正常或器官功能受损但处于相对稳定的生理状态；②从初次打击到器官功能障碍有一定的间隔时间，常超过24h；③器官功能障碍的发生呈序贯性，最先受累的器官常见于肺和消化器官；④器官功能障碍是可逆的，可以在其发展的任何阶段进行干预治疗，功能可望恢复；⑤病理变化缺乏特异性，以细胞组织水肿、炎症细胞浸润和微血栓形成为主；⑥感染、创伤、休克、急性脑功能障碍（如心搏呼吸骤停复苏后、急性大面积脑出血）等是其常见的诱因；⑦病情发展迅速，一般抗感染、器官功能支持或对症治疗效果差，病死率高。

二、病因

任何引起全身炎症反应的疾病均可能发生MODS，MODS的病因是综合性的、多因素的，主要原因有以下几个方面。

1. 严重的感染、全身炎症反应综合征　严重感染引发的多器官功能障碍最常见。严重感染时细菌产生的毒素及炎症坏死组织可使肺毛细血管膜损害，通透性增加，肺间质内白蛋白增多，导致肺泡通气功能障碍，产生急性肺功能不全。革兰阴性菌的内毒素可直接损害心肌肌浆网，导致中毒性心肌炎，影响心肌舒缩功能，严重者引起心力衰竭甚至心源性休克。细菌毒素不仅可直接损害肝细胞，当感染合并休克时也可引起肝脏血供的持续减少而致肝功能不全。

2. 严重创伤、烧伤和外科手术应激 MODS 最早发现于大手术后，严重创伤、烧伤及大手术致失血、缺水的患者。在有无感染的情况下均可发生 MODS，常引起肺、肝、肾、消化道、心和造血系统等器官功能的衰竭。

3. 休克、缺血－再灌注损伤 各脏器常因血流不足而呈低灌注状态，组织缺血、缺氧导致器官功能的损害，目前创伤或休克后器官缺血和再灌注损伤在 MODS 发病中的作用是研究的热点之一。这些因素可导致肠黏膜屏障功能破坏，使肠道内蓄积的细菌及内毒素侵入人体内形成肠源性内毒素血症后，通过直接或间接作用可诱发机体器官功能损害。

4. 大量输液、输血及药物使用不当 大量输液、输血容易导致急性左心功能衰竭、肺间质水肿，输血后形成的微血栓可导致肺功能障碍。去甲肾上腺素等血管收缩药物的大剂量使用，加重了微循环障碍。长期大量使用抗生素引起肝、肾功能损害。大剂量激素的使用易造成免疫抑制、应激性溃疡出血、继发感染等不良反应。

5. 毒物和中毒 急性化学性中毒通常通过呼吸道侵入人体内，急性期时可出现全身炎症反应综合征（systemic inflammatory response syndrome，SIRS）和急性呼吸窘迫综合征（acute respiratory distress syndrome，ARDS），主要表现为呼吸衰竭，最终出现其他脏器的损伤而导致 MODS。

6. 高危因素 高龄、慢性疾病、营养不良、肠道缺血性损伤、危重症评分增高等因素易诱发 MODS。

三、发病机制

MODS 的发病机制非常复杂，涉及神经、体液、内分泌和免疫等诸多方面。目前 MODS 的确切发病机制还不明确，但目前比较一致的看法是认为失控的 SIRS 很可能在 MODS 发生中起主要作用。此外，认为肠屏障功能损伤及肠细菌移位、组织缺血－再灌注损伤、二次打击或双相预激等也可能是其发病机制。

1. 全身炎症反应失控 SIRS 时机体在有关病因作用下，单核吞噬细胞系统被激活，释放促炎症介质如 IL－1、IL－6、TNF－α 等进入血液循环，损伤血管内皮细胞，导致血管壁的通透性增高、血栓形成和远隔器官的损伤。这些促炎介质又可促使内皮细胞和白细胞激活，产生 IL、TNF－α 等细胞因子，加重器官损伤。中性粒细胞激活后可黏附于血管壁，并释放氧自由基、溶酶体酶、血栓素和白三烯等血管活性物质，进一步损伤血管壁，形成恶性循环，导致炎症反应，从而造成组织器官严重损伤。

2. 肠屏障功能损伤及肠细菌移位 正常情况下肠黏膜及淋巴组织起重要屏障作用，肠腔细菌及内毒素不能透过肠黏膜屏障进入血液循环。严重创伤、休克、感染等应激状态下胃肠黏膜供血不足，屏障功能受损，使大量细菌和内毒素吸收入血形成肠源性内毒素血症，介导引发全身炎症反应，最后导致 MODS 形成。

3. 组织缺血－再灌注损伤 严重创伤、休克或感染等重要器官缺血、缺氧和细胞受损，出现细胞功能障碍。组织器官微循环灌注恢复时，催化氧分子产生大量氧自由基，损伤细胞膜，导致器官功能损害。

4. 二次打击或双相预激 机体遭受最早的创伤、感染、烧伤、休克等早期直接损伤作为第一次打击。第一次打击所造成的组织器官损伤虽不足以引起明显的临床症状，但重要的是早期损伤激活了机体免疫系统，尽管炎症反应程度较轻，但炎症细胞已经被动员起来，处于预激活状态。若再次出现致伤因素（如严重感染、脓毒症、导管菌血症等），则构成第二次打击。即使打击的强度不及第一次，也能造成处于激发状态的炎性细胞更为剧烈的反应，超量释放细胞和体液介质。由炎性细胞释放的介质作用于靶细胞后还可以导致“二级”“三级”甚至更多级别新的介质产生，从而形成瀑布样反应，最终导致MODS。首次打击造成的器官损害并不是真正意义的MODS，而它引起的机体改变却成为SIRS的刺激因素。

第二节 病情评估

一、护理评估

（一）健康史

评估患者有无感染、创伤、大手术、休克等引起MODS发生的诱因。评估患者是否有高龄、慢性疾病、营养不良；复苏患者是否有复苏不充分或复苏延迟；是否使用糖皮质激素及其他药物；有无大量反复输血及输液；危重症评分增高等。这些是易导致MODS出现的高危因素。

（二）临床表现

MODS的临床表现因基础疾病、感染部位、器官代偿能力、治疗措施等不同而各有差异。最早累及呼吸系统，其次为肝、胃肠道和肾等。MODS的病程一般14～21日，历经休克、复苏、高分解代谢状态和器官功能衰竭4个时期（表13－1）。由于MODS是一个渐进损伤的过程，在功能正常、功能不全和功能衰竭之间并非泾渭分明，而是有一定范围的重叠，很难划定一个明确的界限。

表13－1 MODS的临床分期和临床表现

临床表现	1期	2期	3期	4期
一般情况	正常或轻度烦躁	急性病态，烦躁	一般情况差	濒死感
循环系统	需补充血容量	容量依赖性高动力学	休克，心排血量下降，水肿	依赖血管活性药物维持血压，水肿
呼吸系统	轻度呼吸性碱中毒	呼吸急促，呼吸性碱中毒，低氧血症	ARDS，严重低氧血症	呼吸性酸中毒，气压伤，高碳酸血症
肾脏	少尿，利尿剂有效	肌酐清除率降低，轻度氮质血症	氮质血症，有血液透析指征	少尿，透析时循环不稳定
胃肠道	胃肠道胀气	不能耐受食物	应激性溃疡，肠梗阻	腹泻、缺血性肠炎
肝脏	正常或轻度胆汁淤积	高胆红素血症，PT延长	临床黄疸	转氨酶升高，重度黄疸
代谢	高血糖，胰岛素需求增加	高分解代谢	代谢性酸中毒，血糖升高	骨骼肌萎缩，乳酸酸中毒
中枢神经系统	意识模糊	嗜睡	昏迷	昏迷
血液系统	正常或轻度异常	血小板减少，白细胞增多或减少	凝血功能异常	不能纠正的凝血功能障碍

（三）MODS受累系统器官的功能改变

MODS几乎可以累及体内各个重要的系统和器官，但因不同器官代谢特点和功能不一样，其功能障碍发生的时间先后和严重程度也不同。

1. 肺的改变 在MODS发生过程中，肺一般是最先受累且衰竭发生率最高的器官。细胞损伤后迅速导致血管收缩及毛细血管通透性增高，发生肺水肿。MODS常首先表现为急性肺功能衰竭，出现以呼吸窘迫、进行性低氧血症为特征的综合征，即 ARDS。ARDS 一般在原发病后 12～72h 发生。ARDS 早期会出现呼吸大于 20 次/分，$PaO_2 \leqslant 70mmHg$，$PaO_2/FO_2 > 300$，X 线胸片可正常；中期出现呼吸 >28 次/分，$PaO_2 < 60mmHg$，$PaCO_2 < 35mmHg$，$PaO_2/FiO_2 < 300$。X 线胸片可见肺泡实质性改变（≤1/2 视野）。

2. 肝功能的改变　肝功能障碍主要表现为短期内血清胆红素、谷草转氨酶、谷丙转氨酶、乳酸脱氢酶增高，多由创伤和全身感染所致。在 MODS 发生过程中，肝功能不全的发生率很高。由于肝功能代偿能力较强，难以被临床和常规检验发现。若 MODS 患者出现严重的肝功能障碍，病死率极高。

3. 肾功能的改变　MODS 时，肾衰竭的发生率仅次于肺和肝。表现为代谢产物潴留，水、电解质及酸碱平衡紊乱，氮质血症为主要表现。分为少尿期、多尿期和恢复期。肾功能障碍或肾衰竭常是晚期表现。肾功能障碍可表现为少尿、无尿、蛋白尿、管型尿、氮质血症、水和电解质及酸碱失衡、血清肌酐持续 >177μmol/L，尿素氮 >18mmol/L，严重时需进行血液透析。

4. 胃肠道功能改变　MODS 发生时对胃肠道的损伤主要表现为胃黏膜糜烂、应激性溃疡与出血；肠缺血、肠道消化吸收功能降低及肠屏障功能障碍等。临床表现为腹部胀气、肠鸣音消失、麻痹性肠梗阻、应激性溃疡等，其中应激性溃疡在急性创伤、脑外伤和严重烧伤中多见。

5. 心功能的改变　MODS 晚期，由于缺血、缺氧、酸中毒、细菌毒素、炎症介质等因素的综合作用，可使患者心功能严重受损，发生急性心功能不全，心排血量减少。心功能衰竭主要表现为心肌收缩力减弱、心排血量降低、心脏指数降低、肺动脉楔压升高、心肌酶增高。

6. 凝血系统的改变　各种严重的感染性疾病、休克等，均可发生血管内膜异常，成为血液凝固机制活化及血小板破坏的原因，可促进弥散性血管内凝血（disseminated intravascular coagulation，DIC）形成及急性贫血危象的产生。临床发现在 MODS 死亡病例中，多数有 DIC 的证据。

7. 免疫系统的改变　MODS 晚期，机体免疫系统处于全面抑制状态，中性粒细胞吞噬、杀菌功能降低，外周血淋巴细胞减少，单核吞噬细胞功能减弱，以致炎症反应失控，感染扩散，病情恶化，最终因多器官功能衰竭死亡。

8. 中枢神经系统的改变　MODS 发展过程中，脑组织缺血、缺氧，可出现中枢神经系统功能障碍。表现为反应迟钝，定向力和意识出现障碍，以致出现进行性昏迷。

9. 新陈代谢的改变　MODS 患者新陈代谢变化的特点有高动力循环和高分解代谢。其中高动力循环主要表现为心排血量增多和外周阻力降低；高分解代谢表现为全身耗氧量增高，能量消耗增加，三大营养物质分解代谢增强，尿素氮增高，机体呈负氮平衡，组织摄氧相对减少，加重缺氧和心肺负担，加剧能量消耗，促进 MODS 的发生发展。

MODS 各脏器障碍发生率最高的是肺功能障碍，其次是胃肠和肾功能障碍。其中病死率最高的为肾功能障碍。若伴有严重感染，则病死率会明显增加。上述各系统器官的功能、代谢变化可相互影响、相互联系，形成恶性循环。

（四）辅助检查

可行血气分析、三大常规、肝肾功能检查、CO_2结合力检查、心电图、心肌损伤标志物、凝血四项等辅助检查。

（五）心理－社会支持状况

由于发病突然、病情危重，患者可能会感到极度不安、恐慌甚至绝望，同时患者也可出现烦躁、焦虑、恐惧的心理状况。患者及家属会担心严重的病情给家庭带来的经济负担，担心是否能承担较高的医疗费用。

二、病情判断

具有严重感染、创伤、休克、延迟复苏及大量坏死组织或凝血机制障碍等诱因，存在 SIRS 或脓毒症临床表现，发生两个或两个以上器官序贯功能障碍应考虑 MODS。随着对 MODS 认识的不断深入，其诊断方法和标准也在不断发生变化。目前 MODS 的诊断标准仍不统一，国内多采用参照 Fry 诊断标准的综合修订标准（表 13－2）。

表 13－2　MODS 的诊断标准

器官或系统	诊断标准
循环系统	收缩压＜90mmHg，持续 1h 以上，或循环需要药物支持维持稳定
呼吸系统	急性起病，$PaO_2/FiO_2 \leq 200$（已用或未用 PEEP），X 线胸片见双肺浸润、PCWP≤18mmHg，或无左房压升高的证据
肾脏	血肌酐浓度＞177μmol/L 伴有少尿或多尿，或需要血液透析
肝脏	血清总胆红素＞34.2μmol/L、血清转氨酶在正常值上限的 2 倍以上或有肝性脑病
胃肠道	上消化道出血，出血量＞400ml/24h、不能耐受食物、消化道坏死或穿孔
血液系统	血小板计数＜50×10^9/L 或减少 25%，或出现 DIC
代谢	不能为机体提供所需能量，糖耐量降低、需用胰岛素；或出现骨骼肌萎缩、无力
中枢神经系统	GCS＜7 分

注：PEEP. 呼气终末正压通气；PCWP. 肺毛细血管楔压。

器官功能障碍是一个临床动态变化过程，动态评估有助于早期诊断和早期干预。1995 年 Marshall 提出了 MODS 评分系统（表 13－3），用于 MODS 严重程度及动态变化的客观评估，并得到了广泛应用。按照这个系统评分，MODS 计分分数与病死率呈显著正相关，对 MODS 临床预后的判断有一定指导作用。Marshall 标准中，每个系统器官功能分别记 0～4 分，0 分代表器官功能正常，将得分≥3 分作为该器官系统衰竭的标准，4 分代表器官功能损伤严重，总分 0～24 分，总分越高，代表病情越重。但 Marshall 评分中未包括胃肠功能障碍评分。因此，1995 年中国中西医结合急救医学会庐山会议通过的中国 MODS 诊断评分标准将器官数增加到了 9 个，包括外周循环、心脏、肺、肾、肝脏、胃肠道、凝血功能、脑和代谢。

表 13－3　MODS 的评分标准（Marshall 标准）

器官或系统评分	0	1	2	3	4
肺（PaO_2/FiO_2）	＞300	226～300	151～225	76～150	≤75
肾（Cr，μmol/L）	≤100	101～200	201～350	351～500	＞500
肝（血清胆红素，μmol/L）	≤20	21～60	61～120	121～240	＞240
心（PAR，mmHg）	≤10	10.1～15.0	15.1～20.0	20.1～30.0	＞30.0
血（血小板 $\times 10^9$/L）	＞200	81～120	51～80	21～50	≤20
脑（GCS 评分）	15	13～14	10～12	7～9	≤6

注：PAR. 压力校正心率＝心率×右房压（或中心静脉压）/平均动脉压；GCS. 如使用镇静剂或肌肉松弛药，除非存在内在的神经障碍证据，否则应作正常计分。

第三节　救治与护理

一、常见护理问题

1. 气体交换受损　与微循环障碍、呼吸形态改变有关。

2. 体液不足 与大量失血、失液有关。

3. 体温异常 与感染、组织灌注不足有关。

4. 活动无耐力 与 MODS 患者各脏器功能减退及衰弱有关。

5. 潜在并发症 感染、皮肤完整性受损的危险。

6. 焦虑、恐惧 与担心疾病的发展有关。

7. 知识缺乏 患者缺乏 MODS 的相关知识。

二、救治原则

救治原则包括治疗与控制原发病、加强器官功能支持和保护、合理应用抗生素、免疫和炎症反应调节治疗等，尽可能减轻器官损伤的后果，提高救治成功率。

1. 祛除病因，控制感染 对开放性创伤，早期彻底清除坏死组织及感染病灶是预防感染最关键的措施。对已有的感染，外科处理是最直接、最根本的治疗方法，包括伤口的清创、脓肿的引流、坏死组织的清除、空腔脏器破裂的修补或切除等。应及时有效地处理感染、创伤、休克等原发病，减少、阻断炎症介质或毒素的产生与释放，防治休克和缺血再灌注损伤。尽量避免不必要的侵入性诊疗操作，加强病房管理、改善卫生状况、严格无菌操作是减少感染发生的重要措施。由于危重症患者大多感染严重，病原菌耐药性强，须注意合理地使用抗生素。开始时使用广谱、强效的抗生素，后根据细菌培养和药敏试验结果改用敏感的窄谱抗生素。

2. 器官功能支持与保护 要注意观察 MODS 患者体温、脉搏、呼吸、血压、意识等生命体征，以及漂浮导管、心电图等监护设备显示的各项指标的变化，注意重要脏器功能的支持与保护。①呼吸功能，合理进行氧疗，必要时进行机械通气；②循环功能，尽早进行液体复苏，改善微循环组织灌注，必要时使用血管活性药物；③肾功能，改善肾灌注，利尿，必要时行肾脏替代治疗；④胃肠功能，预防应激性溃疡的发生，病情允许尽早给予肠内营养，保护胃肠黏膜，改善胃肠道缺血再灌注损伤，恢复肠道微生态平衡。

3. 其他 包括免疫与炎症反应调节治疗、激素治疗、营养与代谢支持和中医中药治疗等。我国学者从 MODS 的防治入手，对中医药进行了尝试。运用中医“活血化瘀”“清热解毒”“扶正养阴”的理论，采用以当归、大黄、生脉为主的治疗方法，取得了良好的临床效果。虽然其机制在目前还不能用现代的一些理论解释清楚，但其疗效能表明此方法的价值，也是我国 MODS 研究的重要方向。

素质提升

中医防治多器官功能障碍综合征进展

近些年，中医防治 MODS 研究取得了较大的进展，中医学者对 MODS 的病理机制和治疗原则作了深入的探讨，病理机制归纳总结为正虚与邪实，治疗采用扶正与祛邪并举。MODS 的发生是由于外邪侵袭（包括手术、创伤、六淫邪毒）或素体阴虚，又感受外邪，致气机不畅，疏泄失职，气血逆乱，阴阳离决，毒热内郁，气机阻滞，治疗多用清热解毒、疏肝理气、通下热结之药，可以取得较好的临床疗效。当代医学生应当把传统中医药理论与现代科技紧密结合，将中医防治 MODS 研究提高到新的水平。传承是中医药的发展，创新中医药。弘扬发展中医药文化，努力实现中医药高质量发展、创新性发展，服务于人民健康。

三、护理措施 微课

1. 即刻护理措施 按各器官功能改变时的紧急抢救流程，抢救药物的剂量、用法、注意事项和各种抢救设备的操作方法，配合医生进行抢救。呼吸功能障碍患者保持气道通畅，必要时协助医生进行气管插管和机械通气。急性左心衰竭患者立即给予半坐卧位，吸氧，遵医嘱给予强心、利尿等药物。

2. 重症患者的常规护理 主要包括：①严密监测生命体征，密切观察疾病发生、发展，及时发现病情变化，积极配合医生处理；②保持各留置管道通畅、妥善固定，防止脱落、堵塞等发生；③严密观察和记录患者的出入量；④遵医嘱正确合理给药，保证治疗措施有效进行；⑤根据患者病情给予营养支持，改善营养状况；⑥对烦躁、昏迷患者注意安全防护，适当采取保护性措施，如使用床挡、适当的约束等；⑦注意患者焦虑、恐惧等不良情绪，加强与患者沟通交流，帮助患者树立战胜疾病的信心，配合治疗；⑧加强基础护理，提高生活质量；⑨保持室内温、湿度适宜和空气清新。

3. 器官功能监测与护理

（1）呼吸功能监测与护理 观察患者呼吸频率、节律和幅度，有无呼吸困难、口唇发绀等；监测 PaO_2、$PaCO_2$和脉搏血氧饱和度（SaO_2），及时发现缺氧和 CO_2潴留；保持呼吸道通畅，及时清除气道分泌物，正确进行吸痰和气道湿化。机械通气患者应严密监测呼吸功能，有效实施呼吸机治疗相关的护理。

（2）循环功能监测与护理 监测患者血压、中心静脉压和心电图，及时发现心律失常与血压异常并报告医生进行处理。做好循环监测中各导管的护理，预防出现导管相关性感染和管线折断、脱落、堵塞等情况。注意活动下肢，预防深静脉血栓形成。

（3）中枢神经系统监测与护理 密切监测意识和瞳孔变化，早期及时发现异常并报告医生进行处理。及时评估有无误吸、咳嗽，吞咽反射有无受损。躁动不安的患者注意加床挡，防止坠床。

（4）肾功能监测与护理 观察每小时尿量或 24h 尿量、尿比重、尿渗透压、酸碱度、血尿素氮、肌酐的变化，警惕少尿性肾衰竭。在肾衰竭的不同时期加强液体管理，掌握出入量平衡，同时注意监测电解质变化，防止电解质紊乱；每日进行尿管和会阴护理，预防尿管相关性感染发生。

（5）胃黏膜内 pH 监测 由于胃肠道是对缺血、缺氧反应最敏感的器官，急性胃黏膜损伤是严重创伤早期最常见的并发症。通过测量胃肠 pH 值可间接反映胃肠黏膜内组织氧合与循环状态。监测胃黏膜 pH 可以早期预防应激性溃疡。

（6）体温监测 MODS 多伴各种感染，体温常升高。感染严重，体温可高达 40℃以上；体温低于 35℃，提示病情非常严重，常是危急或临终表现。

4. 各种引流管的护理 MODS 患者常需安置多种管道，如鼻饲管、尿管和引流管等，应保持引流管通畅，同时注意导管的护理，严格无菌操作，防止发生导管相关性感染。妥善固定各种导管，防止导管脱出。

5. 预防感染与护理 MODS 患者免疫功能低下，机体抵抗力差，极易在院内发生感染。应加强口腔护理、气道护理、尿路护理、导管护理和皮肤护理等。最好将 MODS 患者安置在隔离房间，保持空气流通，定时消毒，严格遵守无菌操作，防止交叉感染。医护人员注意加强手卫生、探视等预防院内感染制度，早期正确采集血、尿、痰等标本进行细菌培养和药物敏感试验，为治疗提供依据。监测各实验室检查指标的变化，及时报告医生，尽早合理使用抗生素控制感染。如发现脓肿或脓胸应立即切开或穿刺排脓，禁止滥用激素和免疫抑制剂。

6. 营养与代谢支持 MODS 发生过程中，补给患者必需的基本营养底物，以满足脏器代谢需要，即“代谢支持”。进行营养支持时，在具备胃肠功能的条件下尽可能通过胃肠道摄入营养，保护肠黏膜屏障功能，肠外营养可作为肠内营养的补充。

7. 预防医源性并发症 在治疗与护理过程中，还需要预防医源性并发症。如输液不宜过多、过快，以防产生心力衰竭、肺水肿、呼吸性酸中毒等。避免输用库存血，防止引起微血栓及其他并发症。避免使用对器官毒性大的药物，机械通气时注意避免气压伤及肺部感染。

8. 心理护理 医护人员以关切的态度、温和的语气与患者及其家属进行沟通。向患者及其家属讲解 MODS 治疗的相关知识，包括给予患者药物、饮食、运动的相关指导，帮助患者建立良好的心态，运用健康宣教的方式为患者提供信息，使其正视疾病，配合医护人员治疗，做好心理护理。

四、健康指导

1. 合理休息，避免诱因 指导患者合理饮食、休息，急性期绝对卧床休息，可在床上活动四肢，勤翻身。病情好转和稳定后逐渐增加活动量，同时积极防治引起 MODS 的创伤、感染、医源性循环系统超负荷与不当药物使用等诱因。

2. 加强营养支持 当患者胃肠道功能恢复或允许进食的情况下，鼓励患者经口进食或行肠内营养，加强营养支持，增强免疫力和抵抗力，加强对脏器功能的保护。

3. 用药指导 告知患者及家属遵医嘱用药的重要性，不得随意增加或减少用药剂量，尽量使用对肝脏、肾脏影响较小的药物。同时注意观察用药的效果及不良反应，若使用药物后出现恶心、腹胀、手脚麻木、皮疹、皮肤瘙痒等不良反应时，告知医生及时处理。

4. 心理护理 为患者及家属介绍有关 MODS 的相关知识，改善患者紧张、恐惧的心理状态，帮助患者及家属提高战胜疾病的信心，使其能配合医务人员的治疗，促进身心康复。

5. 出院指导 指导患者出院后注意观察疾病恢复情况，定期到医院复查，若有不适，随时就诊。

目标检测

答案解析

一、选择题

（一）单选题

1. MODS 发生过程中，首先受累且衰竭发生率最高的器官是（ ）

A. 心　B. 肝　C. 肺

D. 肾　E. 脑

2. 下列疾病不会导致 MODS 的是（ ）

A. 严重感染　B. 休克　C. 心搏骤停

D. 严重创伤　E. 结节性甲状腺肿

3. 下列关于 MODS 的叙述，不正确的是（ ）

A. 当患者出现创伤、休克、严重脓毒症时，应警惕有可能并发 MODS

B. 对患者的救治必须有整体观念

C. 急性创伤时，只要出现呼吸困难，就可以诊断为 ARDS

D. 病因治疗是防治 MODS 的首要措施

E. 防治感染是预防 MODS 极为重要的措施

4. 下列关于多器官功能障碍综合征的说法，错误的是（ ）

A. MODS 指急性疾病过程中发生两个或两个以上主要器官功能不全

B. 发病急

C. 病死率高

D. 凡是两个或两个以上主要器官功能不全就是 MODS

E. MODS 的最好治疗是预防

5. 符合 MODS 时体内分解代谢的表现是（　）

A. 糖分解减少　B. 蛋白质负氮平衡　C. 乳酸减少

D. 尿素氮减少　E. 二氧化碳产生减少

6. MODS 时肾功能衰竭的启动机制（　）

A. 肾小管功能障碍　B. 肌红蛋白损伤肾小管　C. 内毒素损伤肾小球毛细血管

D. 体内血流重分布使肾缺血　E. 呼吸衰竭致低氧血症

7. MODS 时肾脏的主要表现为（　）

A. 急性肾功能衰竭　B. 慢性肾功能衰竭　C. 急性肾小管功能障碍

D. 肾小球滤过率急剧下降　E. 肾小管酸中毒

8. MODS 时，体内何种激素不易升高（　）

A. 糖皮质激素　B. 盐皮质激素　C. 胰岛素

D. 胰高血糖素　E. 肾上腺素

（二）多选题

9. MODS 的特点包括（　）

A. 发病急　B. 进展快　C. 多复发

D. 可逆转　E. 死亡率高

10. 可能与 MODS 的发病机制有关的因素有（　）

A. 缺血再灌注损伤　B. 肠屏障功能损伤及细菌移位　C. 细胞代谢旺盛

D. 全身失控性炎症反应　E. 钙超载

二、简答题

简述对 MODS 患者的护理要点。

（覃国波）

书网融合……

本章小结　微课　题库

第十四章　危重症患者的营养支持

PPT

学习目标

1. 通过本章学习，重点把握营养支持的概念、营养支持方式的选择、肠内营养及肠外营养支持的护理措施。

2. 学会对营养支持的危重症患者进行整体护理，具有细心、耐心、主动关心患者的职业素养。

营养支持（nutritional support，NS）是指在摄入不足或不能进食的情况下，通过肠内或肠外途径提供人体必需营养素的一种技术。危重症患者在严重创伤、感染、大手术等身体状况下，机体的营养代谢发生障碍，因此为不同患者提供恰当的营养支持，可改善患者的状况，促进患者康复。本章主要介绍危重症患者肠内营养与肠外营养支持的适应证、禁忌证、途径、方式及护理措施。

情境导入

情境描述　患者，男，64 岁，因车祸入院，术后昏迷，送入 ICU 监护。医嘱：鼻饲饮食。护士遵医嘱为患者留置鼻胃管，并将牛奶、果汁、米汤等流质饮食按时经胃管灌注胃内。患者状态较前有了明显改善，但出现腹泻现象，考虑到患者有消化功能衰退现象，在调整鼻饲饮食结构的同时，经锁骨下静脉穿刺置管输入营养液。

讨论　1. 对患者进行护理评估，做出正确的护理诊断。

2. 如何正确对患者实施肠内、肠外营养代谢支持的护理？

第一节　概　述

一、危重症患者的代谢特点

危重症患者由于创伤、感染、大手术等情况，除了出现心率增快、呼吸加快、体温升高等一系列病理生理反应外，还会出现代谢改变。代谢特点主要包括能量消耗增加、糖代谢紊乱、蛋白质分解代谢加速、脂肪代谢紊乱等。

1. 能量消耗增加　是指人体在清醒且极度安静的状态下，不受肌肉活动、环境温度、食物和情绪等影响时的能量消耗。危重症患者能量消耗增加与代谢紊乱程度、持续时间及危重症程度密切相关。研究表明，创伤、感染和大手术后可使患者的静息能量消耗增加 20%～50%，烧伤患者甚至增加达 100% 以上。

2. 内分泌改变与糖代谢紊乱　在创伤、感染、手术等情况下，机体发生应激反应。一方面，应激反应使体内儿茶酚胺、糖皮质激素、胰高血糖素、甲状腺素的分泌增加，糖异生明显加强，葡萄糖生成增加；另一方面，胰岛素分泌减少或相对不足，机体对胰岛素反应性降低，胰岛素不能发挥正常作用刺激组织对葡萄糖的摄取与利用，这种现象称胰岛素抵抗，机体呈高血糖状态。

3. 蛋白质分解加速 危重症患者由于高代谢状态，蛋白质的分解增加，合成不足，尿氮排出增加，表现明显的负氮平衡。

4. 脂肪代谢紊乱 在创伤、感染等应激状态下，储存的糖原很快耗尽，会动员脂肪供能。在创伤、感染后，脂肪分解加速，血中游离脂肪酸、三酰甘油浓度增高，常出现高三酰甘油血症。

5. 胃肠道功能改变 危重症患者胃肠功能会发生改变，如消化腺分泌功能受抑制，胃肠蠕动减慢，出现食欲下降、畏食、腹胀等。危重症患者常并发应激性溃疡，因禁食和使用广谱抗生素，导致肠道菌群失调，肠黏膜急性损伤后细胞因子的产生可导致 SIRS 和 MODS。

二、营养状态的评估

营养评定是通过人体测量、生化检查、临床检查及多项综合营养评定方法等手段，判定人体的营养状况，确定营养不良的类型及程度，评估营养不良所致后果的危险性，并监测营养支持疗效的方法。

1. 人体测量 主要通过测量患者体重、皮褶厚度及上臂围等来判断其营养状况。

（1）体重 是营养评定中最简单、直接而可靠的指标。它可以代表脂肪和蛋白质的总体情况，从总体上反映人体营养状况。测定体重时需保持时间、衣着、姿势等方面的一致，选择晨起空腹，排空大小便后测量。近 3 周体重减轻≥5% 基础体重，或近 3 个月体重减轻≥10% 基础体重，提示负氮平衡。体重指数（body mass index，BMI）是反映蛋白质热量营养不良及肥胖症的可靠指标。其计算方法是：BMI = 体重（kg）/身高（m）^{2}。正常 BMI 值为 18 ~ 25kg/m^2，BMI < 18kg/m^{2}是营养不良的重要指标。

（2）皮褶厚度 人体皮下脂肪含量约占全身脂肪含量的 50%，通过皮下脂肪含量的测定可推算体脂总量，并间接反映热量代谢变化。临床上常用三头肌皮褶厚度（triceps skin fold，TSF）测定。正常 TSF 参考值男性为 12.5mm，女性为 16.5mm。实际值在正常值的 90% 以上为正常，80% ~90% 为体脂轻度亏损，60% ~80% 为中度亏损，<60% 为重度亏损。

（3）上臂围和上臂肌围 测量上臂围（arm circumference，AC）时，被测者上臂自然下垂，取上臂中点，用软尺测量。上臂肌围（arm muscle circumference，AMC）可间接反映体内蛋白质储存水平，与血清白蛋白相关，其计算公式为：

$$AMC = AC - 3.14 \times TSF \ (cm)$$

参考值男性为 24.8cm，女性为 21.0cm。实测值在正常值的 90% 以上为正常，80% ~90% 为轻度营养不良，60% ~80% 为中度营养不良，≤60% 为重度营养不良。

2. 生化及实验室检查 常用蛋白质测定与免疫测定方法来判定患者是否存在营养不良及其程度。

（1）蛋白质测定 包括血红蛋白、血清白蛋白、肌酐升高指数（creatinine - height index，CHI）、氮平衡及血浆氨基酸谱测定等方法。

（2）免疫测定 最常以总淋巴计数反映，也可通过免疫球蛋白测定及皮肤迟发性超敏反应来反映免疫功能状况。

3. 综合营养评定 包括预后营养指数、营养评定指数、微型营养评定等。判断患者有无营养不良，对其营养状况进行全面评估。营养不良分为轻、中、重 3 种程度（表 14 - 1）。

表 14 - 1 营养不良程度的划分

参数	轻度营养不良	中度营养不良	重度营养不良
体重	下降 10% ~20%	下降 20% ~40%	下降 >40%
上臂肌围	>80%	60% ~80%	<60%
三头肌皮褶厚度	>80%	60% ~80%	<60%
白蛋白（g/L）	30 ~35	21 ~30	<21

续表

参数	轻度营养不良	中度营养不良	重度营养不良
转铁蛋白（g/L）	1.50～1.75	1.00～1.50	<1.00
淋巴细胞总数	>1200	800～1200	<800
迟发性超敏反应	硬结<5mm	无反应	无反应

素质提升

平衡膳食、合理营养、铸造健康

营养是人类维持生命、生长发育和健康的重要物质基础，国民营养事关国民素质提高和经济社会发展。近年来，我国人民生活水平不断提高，营养供给能力显著增强，国民营养健康状况明显改善。但仍面临居民营养不足与过剩并存、营养相关疾病多发、营养健康生活方式尚未普及等问题，成为影响国民健康的重要因素。作为医护人员，要牢固树立和贯彻落实新发展理念，坚持以人民健康为中心，以普及营养健康知识、优化营养健康服务、完善营养健康制度、建设营养健康环境、发展营养健康产业为重点，立足现状，着眼长远，关注国民生命全周期、健康全过程的营养健康，将营养融入所有健康政策，不断满足人民群众营养健康需求，提高全民健康水平，为建设健康中国奠定坚实基础。

三、营养支持的原则

1. 选择适宜的营养支持时机 根据患者病情变化来确定营养支持的时机。在复苏早期、血流动力学尚未稳定或存在严重的代谢性酸中毒阶段，并不是开始营养支持的安全时机。存在严重肝功能障碍、肝性脑病、严重氮质血症及严重高血糖未得到有效控制等情况下，实施营养支持也很难有效。此时维持水、电解质平衡是危重症患者营养支持的第一需要，在病情允许情况下尽早给予营养支持。

2. 合理的能量供给 不同疾病状态、时期以及不同个体，其能量需求不同。危重症患者的营养支持应充分考虑受损脏器的耐受能力，肝肾功能受损时，营养物质的代谢与排泄均受到限制。若供给量超过机体代谢负荷，会加重代谢紊乱和器官功能损害。应激早期，合并有 SRIS 的重症患者，应限制能量供给，控制在 20～26kcal/(kg·d)，以减少高血糖、高碳酸血症与脂肪沉积等并发症。对于病程长合并感染和创伤者，待应激与代谢状态稳定后能量供给可适当增加，目标喂养可达 30～35kcal/(kg·d)。

3. 控制应激性高血糖 应激性高血糖是危重症患者普遍面临的问题。血糖值过高会增加死亡风险。采用强化胰岛素治疗可使营养支持更安全。通过使用胰岛素严格控制血糖水平≤8.3mmol/L，可明显改善危重症患者预后，使 MODS 发生率及病死率明显降低。

4. 选择使用的营养支持途径 营养支持途径分为肠外营养（parenteral nutrition，PN）与肠内营养（enteral nutrition，EN）。若患者肠道结构和功能完整，应首选 EN。EN 不能满足机体代谢需要时，应积极给予 PN。危重症患者大多有胃肠功能障碍，如不及时有效给予 PN，其病死率就会增加。因此，肠外营养成为营养支持的重要部分。对胃肠道功能完全不能接受营养物质补充的危重症患者，可给予完全胃肠外营养支持（total parenteral nutrition，TPN），即全部营养素通过中心静脉补充的营养支持方法。对胃肠道能接受部分营养物质补充的危重症患者，可采用部分 EN 与 PN 相结合的方式，以支持肠功能。

第二节　营养支持方式与护理

一、肠内营养支持与护理

（一）肠内营养的适应证与禁忌证

1. EN 的适应证　胃肠功能存在或部分存在，但不能经口正常摄取食物的重症患者，应优先考虑给予 EN。当 EN 不可实施时则考虑 PN。

2. EN 的禁忌证　肠梗阻、肠道缺血不给予 EN，主要是由于 EN 增加肠管或腹腔内压力，易引起肠坏死、肠穿孔，增加反流与吸入性肺炎的发生。对于严重腹胀、腹泻，经一般处理无改善的患者，建议暂停 EN。

（二）肠内营养的途径

根据患者情况可采用鼻胃管、鼻空肠管、经皮内镜下胃造瘘、经皮内镜下空肠造瘘、术中胃或空肠造瘘等途径进行 EN。

1. 经鼻胃管　常用于胃肠功能正常、非昏迷及经短时间鼻饲即可过渡到经口进食的患者，是临床上最常用的 EN 途径。其优点是操作简单、易行，缺点是可发生反流、误吸、鼻窦炎，并增加上呼吸道感染的发生率。

2. 经鼻空肠置管　喂养管通过幽门进入十二指肠或空肠，使反流与误吸的发生率降低，患者对 EN 的耐受性可增加。但在喂养开始阶段营养液的渗透压不宜过高。

3. 经皮内镜下胃造瘘　在纤维胃镜引导下进行经皮胃造瘘，将营养管置入胃内。优点是减少了鼻腔与上呼吸道感染，可长期留置，适用于昏迷、食管梗阻等长时间不能进食而胃排空良好的危重症患者。

4. 经皮内镜下空肠造瘘　在内镜引导下行经皮空肠造瘘，将喂养管置入空肠上段。不仅能减少鼻咽与上呼吸道感染，还可减少反流与误吸的风险，喂养的同时可进行胃十二指肠减压，留置喂养管的时间可较长，尤其适用于有误吸风险及需要胃肠减压的危重症患者。

（三）肠内营养支持的输注方式

1. 一次性投给　将营养液用注射器缓慢注入喂养管内，每次约 200ml，每天 6～8 次。该方法容易引起腹胀、腹泻、恶心、呕吐、反流与误吸，临床一般仅用于经鼻胃管或经皮胃造瘘患者。

2. 间歇重力输注　将营养液置于输液瓶或塑料袋中，经输液管与肠道喂养管连接，借重力将营养液缓慢注入胃肠道内，每天 4～6 次，每次 250～500ml，输注速度为 20～30ml/min。临床上使用广泛，患者耐受性好。

3. EN 泵输注　适于十二指肠或空肠近端喂养的患者，是一种理想的 EN 输注方式。开始时输注速度不宜快，浓度不宜高，可由 20～50ml/h 开始，逐步增加至 100～150ml/h，浓度逐渐增加。

（四）护理评估

1. 健康史

（1）疾病和相关因素　评估患者近期饮食情况，如饮食习惯和食欲有无改变，有无明显畏食，饮食种类和进食量；是否因检查或治疗而需禁食天数；有无 EN 的禁忌证。

（2）既往史　近期或既往有无消化道手术史、严重的创伤或感染史、慢性消耗性疾病。

2. 临床表现

（1）症状　评估患者是否有食欲缺乏、恶心、呕吐、腹胀、腹痛、腹泻等症状，是否有水肿、脱水和休克征象。

（2）体征　评估患者是否有腹肌紧张、压痛、反跳痛等，生命体征是否正常。

3. 辅助检查　了解体重、血浆白蛋白、细胞免疫功能等结果，评估患者的营养状况及对营养支持的耐受力。

4. 心理－社会支持状况　了解患者及家属对EN支持的重要性与必要性的理解程度，对EN支持费用的承受能力。

（五）常见护理问题

1. 营养失调　低于机体需要量，与营养摄入不足或消耗过度有关。

2. 有误吸的危险　与意识障碍、体位不当、喂养管移位等有关。

3. 潜在并发症　腹泻、吸入性肺炎、糖代谢紊乱。

（六）肠内营养支持的护理 微课

1. 营养液的配置和管理　配置营养液时严格遵守无菌操作原则，现配现用，配制好的营养液最多冷藏保留24h，暂时不用的要保存在4℃冰箱内，防止细菌污染繁殖引起肠道感染。

2. 预防误吸

（1）妥善固定喂养管，注意喂养管位置标记，防止压迫、脱落、扭曲，输注前确保喂养管在正确的位置。

（2）有意识障碍、胃排空延迟，经鼻胃管、胃造瘘管输入营养液时患者取30°～45°半卧位，喂养后1h左右尽量不要搬动患者。

（3）每次输注及连续输注过程中（每隔4h）评估是否发生胃潴留。如果抽吸残余量超过100～150ml，应减慢或暂停输注，必要时遵医嘱给予胃动力药，以防止胃潴留引起反流和误吸。

（4）患者出现呛咳、呼吸急促、咳出类似营养液的痰液时，应高度怀疑误吸可能。鼓励患者咳嗽，有效排除吸入物和分泌物，必要时通过鼻导管或气管镜吸出。

3. 保持管道清洁　每日更换输注管或泵管，输注前后用30ml温开水冲洗管道，保持通畅。如需管饲药物，须将药物研碎溶解后喂入营养管，避免与营养液混合形成凝结堵塞管道。

4. 并发症的观察与护理

（1）机械性并发症

1）黏膜损伤　因喂养管置管操作时或置管后对局部组织的压迫而引起黏膜水肿、糜烂或坏死。因此，选择直径适宜、质地软而有韧性的喂养管，熟练掌握操作技术，置管时动作轻柔。

2）喂养管堵塞　最常见的原因是食物残渣或粉碎不全的药片黏附于管腔壁，或药物与食物不相溶形成沉淀附着于管壁所致。发生堵管后可用温开水低压冲洗，必要时可借助导丝疏通管腔。

3）喂养管脱出　患者躁动或喂养管固定不牢及严重呕吐均可导致喂养管脱出，不仅使EN不能顺利实施，而且经造瘘管置管的患者还可能引起腹膜炎。因此，置管后要妥善固定导管，加强护理与观察，严防喂养管脱出，一旦喂养管脱出应及时置管。

（2）胃肠道并发症

1）恶心、呕吐与腹胀　接受EN的患者有10%～20%发生恶心、呕吐和腹胀，见于营养液输入过快、乳糖不耐受、膳食口味不耐受及食物中脂肪过多等。当出现消化道症状时应针对原因采取相应措施，如减慢输注速度、加入调味剂或改变膳食品种等。

2）腹泻　是EN最常见的并发症。主要原因有：低蛋白血症和营养不良时小肠吸收力下降；肠腔内脂肪酶缺乏，脂肪吸收障碍；营养液的渗透压高；营养液温度过低、输注速度过快、营养液配置不新鲜。发现患者腹泻，首先查明原因，针对原因进行处理，必要时遵医嘱对症给予药物控制。如为营养液温度过低，可在输注管近端自管外加热营养液，温度控制在37℃左右。

（3）感染性并发症　最常见的感染性并发症是吸入性肺炎。误吸是EN严重而致命的并发症。发生误吸时应停止使用EN，并将胃内容物吸尽，立即从气管内吸出液体或食物微粒，必要时应通过纤维支气管镜吸出。遵医嘱应用皮质激素抗肺水肿及应用抗生素治疗。

（4）代谢性并发症　包括水、电解质、糖、维生素和蛋白质的异常。最常见的代谢性并发症是高血糖和低血糖。高血糖多见于处于高代谢状态、接受高糖类喂养者和接受糖皮质治疗的患者；低血糖多发生于应用EN而突然停止时。接受EN的患者需加强血糖监测，出现血糖异常时及时报告医生进行处理。患者停止EN时应避免突然停止。

（七）健康指导

告知患者及家属EN支持的重要性与必要性，降低患者习惯性拔管的风险；告知患者恢复经口进食是循序渐进的过程，指导患者及家属如何饮食；指导携带喂养管的患者及患者家属掌握居家喂养的护理方法。

二、肠外营养支持与护理

（一）肠外营养的适应证与禁忌证

1. PN的适应证　不能耐受EN和EN禁忌的重症患者。主要包括：肠功能障碍的重症患者；由于解剖或手术问题禁止使用胃肠道的患者；存在尚未控制的腹部情况，如肠梗阻、肠瘘或腹腔感染。

2. PN的禁忌证　早期复苏阶段血流动力学不稳定或存在严重水、电解质、酸碱失衡；严重肝功能障碍；急性肾功能障碍时存在严重氮质血症；严重高血糖尚未控制。

（二）肠外营养的途径

PN可选择中心静脉和外周静脉营养两种途径。中心静脉途径主要通过锁骨下静脉、颈内静脉、股静脉置入导管和应用经外周中心静脉导管（peripherally inserted central venous catheter，PICC）输入营养物质。中心静脉途径首选锁骨下静脉置管。经外周静脉一般适用于患者病情较轻、营养物质输入量较少，肠外营养不超过2周的患者。

（三）护理评估

1. 健康史　了解患者既往健康状况及导致营养不良的原因，有无肠外营养的适应证与禁忌证。

2. 临床表现

（1）局部　患者周围血管情况是否良好，颈部及锁骨上区皮肤有无破损等影响静脉穿刺的因素。

（2）全身　生命体征是否平稳，有无脱水及休克等。

3. 辅助检查　根据患者体重、血电解质、血生化及细胞免疫等检查结果，评估患者的营养状况及对肠外营养支持的耐受程度。

4. 心理－社会支持状况　了解患者及家属对肠外营养支持重要性和必要性的理解，对肠外营养费用的承受能力。

（四）常见护理问题

1. 营养失调　低于机体需要量，与营养物质摄入不足或过度消耗有关。

2. 知识缺乏　缺乏肠外营养支持的相关知识。

3. 潜在并发症　气胸、血气胸、血管或胸导管损伤、空气栓塞、感染等。

（五）肠外营养支持的护理

1. PN 的配置　应在层流环境中按无菌操作原则现配现用，并将营养液置于 4℃冰箱内备用；保证配置的营养液在 24h 内输完；全营养混合液输入过程应保持连续性，期间不宜中断，以防污染。

2. 静脉导管的护理　为预防导管性脓毒血症，营养液的导管应强调专用性，不得作任何其他途径，如从导管抽血或输血。每天检查导管是否固定妥善，有无扭曲等。每日严格按无菌操作要求更换输液管；导管固定后，不要随意拉出或插进。密切观察患者体温变化，当患者出现高热、寒战又无其他感染源发生时，怀疑为导管性感染，应立即拔管，并将拔出的尖端进行培养，明确致病菌，有针对性地进行抗菌治疗。

3. 并发症的观察与护理　PN 的并发症主要分为机械性并发症、感染性并发症和代谢性并发症。

（1）机械性并发症

1）置管操作相关并发症　包括气胸、血胸、皮下气肿、血管和神经损伤等。操作者应熟练掌握操作技术与规范，操作过程中注意动作轻柔，以减少操作引起的机械性损伤。

2）空气栓塞　可发生在置管、输液及拔管过程中，预防措施：严格遵守操作规程，穿刺插管时让患者处于头低位，使上腔静脉充盈，置管时患者屏气，加强巡视，及时添加液体，最好用输液泵进行输注。导管护理时注意防止空气经导管接口部位进入血液循环。

3）导管堵塞　PN 的常见并发症之一。输注营养液时输液速度可能会减慢，在巡视过程中及时调整，以免因凝血而发生导管堵塞，输液结束时应根据患者病情及出凝血功能状况使用生理盐水或肝素液进行正压封管。

（2）感染性并发症　导管引起局部或全身感染是 PN 的主要并发症，常见化脓性静脉炎，严重者引起脓毒血症，发生局部或全身真菌感染的机会较多，感染原因为插管时污染或伤口污染，输入器具或溶液污染和静脉血栓形成，预防措施见上述静脉导管的护理。

（3）代谢性并发症　①如低钾血症、低镁血症等。②低血糖：持续输入高渗葡萄糖，刺激胰岛素分泌增加，若突然停止输注含糖溶液，血糖下降，甚至出现低血糖性昏迷。③高血糖：开始输注营养液时速度过快，超过机体的耐受限度，使血糖骤升。高血糖常导致渗透性利尿及诱发脱水，处理不及时，会发展为高渗性非酮症性昏迷而成为致命的并发症，因此，接受 PN 的患者应严密监测电解质、血糖与尿糖变化，及早发现代谢紊乱，并配合医生实施有效的处理。

（六）健康指导

1. PN 的相关知识　告知患者及家属合理输注营养液及控制输注速度的重要性，不能自行调节速度；告知保护静脉导管的方法，避免翻身、活动、更衣时导管移位或脱出。

2. 尽早经口进食或 EN　当患者胃肠道功能恢复或允许进食的情况下，鼓励患者经口进食或行 EN，降低和预防 PN 相关并发症的发生。

3. 出院指导　指导均衡饮食，制定饮食计划，定期到医院复查。

目标检测

答案解析

一、选择题

（一）单选题

1. 营养评定中最简单的方法是（ ）
   A. 三头肌皮褶厚度　B. 体重指数　C. 体重
   D. 血浆蛋白测定　E. 腰围及腰臀围比值法
2. 应激状态下，危重患者的显著代谢特征是（ ）
   A. 蛋白质代谢加速　B. 脂肪分解加速　C. 糖代谢紊乱
   D. 内分泌代谢变化　E. 神经－内分泌激素水平减少
3. 营养支持患者的肠内营养液配制后冷藏的有效期为（ ）
   A. 4h　B. 10h　C. 16h
   D. 20h　E. 24h
4. 肠内营养时，如采取分次输注，两次间至少间隔（ ）
   A. 1h　B. 2h　C. 3h
   D. 4h　E. 5h
5. 肠内营养时，胃内残留量超过多少，应暂停输入（ ）
   A. 60ml　B. 80ml　C. 100ml
   D. 180ml　E. 250ml
6. 不属于肠内营养并发症的是（ ）
   A. 误吸　B. 高血糖　C. 导管性脓毒症
   D. 肠道功能紊乱　E. 高渗性非酮性昏迷
7. 关于预防肠内营养时喂养阻塞的措施中不妥的是（ ）
   A. 营养液需快速输注，以免黏附于管壁
   B. 输注前后用30ml温开水或生理盐水冲洗喂养管
   C. 营养液过于黏稠时可根据情况适当稀释或用输液泵动力输注
   D. 若需经喂养管进药，药丸必须研碎、溶解再注入
   E. 特殊用药前后应冲洗喂养管
8. 实施肠外营养而进行静脉穿刺置管时，不可能出现的并发症有（ ）
   A. 气胸　B. 血管损伤
   C. 胸导管损伤　D. 空气栓塞
   E. 高渗性非酮症性昏迷

（二）多选题

9. 在配制肠内营养液的过程中，错误的是（ ）
   A. 可配制多天的用量　B. 防止污染
   C. 不能置于冰箱中冷藏　D. 没用完的应丢弃
   E. 配制营养液时应严格无菌操作

10. 为避免肠内营养支持患者出现误吸，护士正确的做法是（　）
   A. 喂养前检查胃残余液量　　B. 鼻饲前吸净痰液
   C. 鼻饲后 0.5h 后可翻动患者　　D. 将患者置于 >45°半卧位
   E. 证实胃管已进入胃内后，才能鼻饲

二、病例分析题

患者，男，65 岁，因患“溃疡性结肠炎”并发肠瘘，不能经口进食。经外周中心静脉置管行肠外营养支持。

1. 肠外营养支持患者可能发生的并发症有哪些？
2. 肠外营养支持患者的护理要点是什么？

（覃国波）

书网融合……

本章小结　　微课　　题库

第四篇　常用急救技术

第十五章　常用现场急救技术

PPT

学习目标

1. 通过本章学习，重点掌握气道异物清除、除颤术以及创伤救护技术，熟悉人工气道和体外膜肺氧合技术。

2. 学会常用急救技术，具有团结协作、救死扶伤的医者精神和一丝不苟的职业素养。

急救技术是在院前、院内对急危重症患者的抢救中，医护人员徒手或借助医疗器械，为患者止血、包扎、固定、搬运，以及维持患者呼吸和循环的重要技术。

情境导入

情境描述　2022 年大年初二，一名 2 岁儿童因食用花生米不慎呛入气管，被家长送往急诊室就诊，患儿面色青紫，意识模糊，面临生命危险。

讨论　1. 该患儿发生了什么？

2. 作为急诊护士该如何处理？

第一节　人工气道的建立

人工气道是为保证气道通畅，维持有效通气，运用各种辅助设备和特殊技术，在生理气道与大气或其他气源之间建立的有效连接。紧急人工气道分为确定性和非确定性两种。确定性人工气道指能适宜长时间使用，且能保证可靠、有效通气的人工气道，如气管插管、气管切开等。非确定性人工气道指生理气道与大气或其他气源之间的连接具有不确定性，通气效果欠佳，且不适宜长期使用，但具有操作简单、易于掌握等优点，故常用于紧急情况的临时处理，如口咽通气管、环甲膜穿刺术等。

一、口咽通气管植入术

口咽通气管是一种由弹性橡胶或塑料制成的硬质扁管状人工气道，呈弯曲状，弯曲度与舌及软腭相似。常用于尚有自主呼吸、咳嗽和咽反射患者的临时处理。

（一）适应证

1. 无咳嗽或咽反射的昏迷患者。

2. 有自主呼吸但舌根后坠容易堵塞呼吸道的患者。

3. 气道分泌物增多，需要机械辅助吸痰的昏迷患者。

4. 癫痫发作或抽搐时保护舌齿免受损伤。

（二）禁忌证

1. 尽量不用于清醒或半清醒患者，容易刺激咽喉部引起恶心、呕吐，甚至喉痉挛、喉头水肿。

2. 口腔及上下颌骨创伤、咽部气道占位性病变。

3. 咽反射亢进、喉头水肿、频繁呕吐患者。

（三）操作方法

1. 根据患者年龄、体型选择合适型号的口咽通气管，长度为口角至耳垂或下颌角的距离。

2. 清除患者口腔及咽部分泌物，取平卧位，肩部垫高，头后仰，保持呼吸道通畅。

3. 置管方法

（1）顺插法　用舌拉钩或压舌板协助拉住舌头，将口咽通气管直接放入口咽。

（2）反转法　将口咽通气管的咽弯曲部分对着患者的上颚插入，当其前端接近口咽后壁时，将其旋转 180°，顺势向下推入。

4. 用手或棉絮放于口咽通气管外口，感觉有无气流，检查人工气道是否通畅。

（四）注意事项

1. 保持人工气道通畅　及时清除呼吸道分泌物，观察口咽通气管位置，以免发生移位而堵塞气道。

2. 加强气道湿化　口咽通气管外口可覆盖一层生理盐水湿纱布。

3. 密切观察病情　口咽通气管是紧急情况下使用的临时人工气道，需严密监测患者生命体征，备好各种抢救物品，必要时行气管插管。

二、气管插管术

气管插管术是建立人工气道有效、可靠的途径。它是将特制的气管导管通过口腔或鼻腔经声门插入气管内。它不仅有利于清除呼吸道分泌物，维持气道通畅，减少气道阻力，也有利于减少呼吸道解剖无效腔，保证有效通气量，为给氧、加压人工呼吸、气管内给药等提供条件。

（一）适应证

1. 呼吸、心搏骤停需行心肺脑复苏者。

2. 呼吸功能不全或呼吸困难，需行人工加压给氧和辅助呼吸者。

3. 呼吸道分泌物不能自行咳出。

4. 各种全麻或静脉复合麻醉。

5. 颌面部、颈部等部位的大手术需要保持呼吸道通畅者。

6. 婴幼儿气管切开前需要行气管插管定位者。

7. 新生儿窒息复苏。

（二）禁忌证

1. 喉头水肿、气道急性炎症、面部骨折等，此类患者可选择气管切开。

2. 咽喉部烧伤、肿瘤、脓肿、血肿或异物存留者。

3. 胸主动脉瘤压迫气管者，插管有导致主动脉瘤破裂的可能性。

4. 颈椎骨折或脱位者。

（三）操作方法

物品准备：喉镜、气管导管、导管管芯、牙垫、麻醉药品、10ml 注射器及针头、衔接管、吸引装置、胶布、凡士林、听诊器、吸痰管、简易呼吸器、面罩或呼吸机。

操作步骤：气管插管主要经过口腔或鼻腔通过咽喉、声门裂而入气管，根据插管途径可分为经口腔插管和经鼻腔插管，根据插管时是否用喉镜暴露声门分为明视插管和盲探插管。

1. 经口明视插管术 是临床应用中最广泛、最方便的一种气管内插管方法，关键步骤在于用喉镜暴露声门。

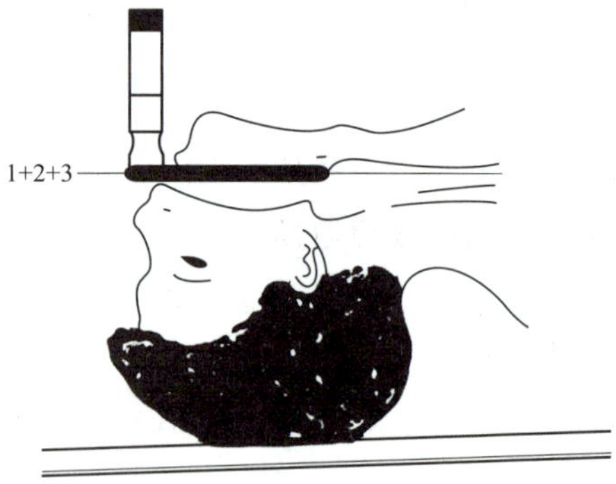

图 15－1 标准头位

（1）患者取仰卧位，头后仰，使口、咽、气管基本重叠于一条轴线，即插管标准头位（图 15－1）。如喉头暴露不好，可在患者肩背部垫枕，使头尽量后仰，此即插管操作的修正头位。

（2）操作者立于患者头侧，用右手拇指推开患者下唇及下颌，防止喉镜置入时下唇被卷入造成挤伤，示指抵住上中切牙，拇指抵住下中切牙，以两指为开口器，使嘴张开。

（3）待口完全张开时，操作者左手拿喉镜，使带照明的喉镜呈直角倾向喉头，柄偏右，顺右侧舌面插入，镜片抵咽部后，使右偏的镜柄转至正中位，并轻轻将喉镜向左靠，使舌偏左，扩大镜片下视野，可见悬雍垂，此为暴露声门的第一个标志，然后顺舌背将喉镜片稍深入至舌根，稍稍上提喉镜，就可看到会厌边缘，此为暴露声门的第二个标志。

（4）见到会厌边缘后，稍深入，使喉镜片前端置于会厌与舌根交界处，然后上提喉镜，即可见声门，声门呈白色，透过声门可以看到暗黑色的气管通道。

（5）暴露声门后，右手持头端事先已涂好凡士林的气管导管，前端对准声门，在患者吸气末（此时为声门开大时），顺势轻柔地将导管插入，导管插过声门 1cm 左右，迅速拔除导管芯，防止损伤气管，将导管继续旋转深入气管，放置牙垫，退出喉镜。一般情况下，男性患者插入深度为距离中切牙 24～26cm，女性 20～22cm。

（6）确认导管在气管内，通过导管人工呼吸时，可见双侧胸廓对称起伏，可借助听诊器听双侧呼吸音是否对称。

（7）固定，用唇带或胶带将气管导管和牙垫一起蝶形固定于面颊、下颌部。

（8）气囊充气，为防止漏气，需向导管前端的套囊内注入空气，注气量不宜过多，以气囊刚好封闭气道腔隙而不漏气为宜。

2. 经口深插法 在某些特殊情况下，如颞下颌关节病变、颌面部瘢痕挛缩、先天性巨舌，以及颌面、舌、口腔内肿瘤等，患者张口困难，小于 2cm 时会影响到喉镜置入，对此类患者，可以经口盲探插管，利用可变形的管芯将导管变成“L”形，然后根据插入导管内通气的响声大小判断声门位置，当插入导管到响声最强处时，可拔出管芯，导管多能自然滑入气管。

3. 经鼻明视插管术 当患者严重张口困难（如颞下颌关节强直、破伤风等）或口腔内插管妨碍手术进行时，选用经鼻明视插管术，尤其适用于需长时间插管呼吸支持的患者。

（1）术前认真检查，确认患者鼻腔无鼻中隔歪曲、息肉及纤维瘤等异常现象。

（2）选择合适的导管，凡士林润滑，也可用液状石蜡滴入需插管侧鼻腔。

（3）患者体位同上所述，将导管沿垂直面部方向插入鼻腔，沿下鼻道经鼻底部，出鼻后孔至咽喉腔，当插入导管深度与鼻翼至耳垂长度相当时，用咽喉镜暴露声门，右手继续将导管深入，进入声门，其他步骤基本同经口插管。

(四) 注意事项

1. 对明显呼吸困难或呼吸骤停患者，插管前应先行人工呼吸或吸氧，以免因插管而增加患者缺氧时间，尤其是脑细胞缺氧损害。

2. 插管前认真核对物品是否齐全，喉镜灯泡是否明亮，气管导管气囊有无漏气，再根据患者年龄、性别、身材、插管目的及途径来选择合适的导管。

3. 插管动作要求轻柔、准确而又迅速，防止组织损伤和长时间缺氧。

4. 插管后注意检查导管固定是否牢靠，保持管腔通畅，注意观察有无扭曲、阻塞、脱落等情况。

5. 注意湿化吸入气体，防止气管内分泌物稠厚结痂而影响通气。

6. 插管留置时间不宜过长，超过72h应拔除改行气管切开。

7. 应用带套囊的气管导管时，注入套囊内的空气量一般以3～5ml为宜，需较长时间应用时，一般每4～6h需将气囊放气1次。

8. 拔管时，充分抽吸咽部及气管内的分泌物及胃内容物后，放出气囊内气体，放气的同时拔管，拔管应尽量在白天进行，以便观察病情与及时处理并发症。

9. 拔管后应注意观察患者对拔管的反应，保持呼吸道通畅。

三、气管切开术

气管切开术是指切开颈段气管前壁，置入气管套管，建立新的呼吸通道，以解除喉源性呼吸困难、呼吸功能失常或下呼吸道分泌物潴留所致呼吸困难的一种常见急救手术。其作用有通气、吸痰、气管内给药、加压给氧等。气管切开术分为常规气管切开术、紧急气管切开术、环甲膜切开术、经皮穿刺气管切开术，其中经皮穿刺气管切开术是重症医学科常用的手术方式。

(一) 适应证

1. 喉梗阻，如咽喉部炎症、异物、肿瘤、外伤、上呼吸道烧伤或瘢痕性狭窄等引起的急、慢性喉阻塞，造成窒息者。

2. 下呼吸道分泌物阻塞，因昏迷、炎症、胸部外伤或手术不能有效咳嗽排痰者。

3. 使用呼吸机辅助通气需要时间较长者。

4. 气管异物且无法经喉取出者。

5. 预防性气管切开者。

(二) 禁忌证

1. 各种严重的出血性疾病。

2. 气管切开部位以下占位性病变而造成的呼吸道梗阻。

(三) 操作方法

物品准备：气管切开包、气管导管、吸氧装置、口罩、帽子、无菌手套、皮肤消毒用品、1%普鲁卡因、吸引器、吸痰管、照明灯。

操作步骤如下。

1. 患者取仰卧位，肩背部垫枕，头后仰并固定于中立位，保持患者下颌、喉结、胸骨切迹呈同一直线，使气管向前突出，充分暴露。若为小儿，则由助手将其头部固定。

2. 颈部皮肤做常规消毒，操作者戴无菌手套，铺无菌手术孔巾。

3. 于术区用普鲁卡因做局部浸润麻醉，上始甲状软骨，下至胸骨上切迹，幼儿可在甲状软骨下缘及胸锁乳突肌前缘之间做“V”形浸润麻醉，昏迷患者可不做麻醉。

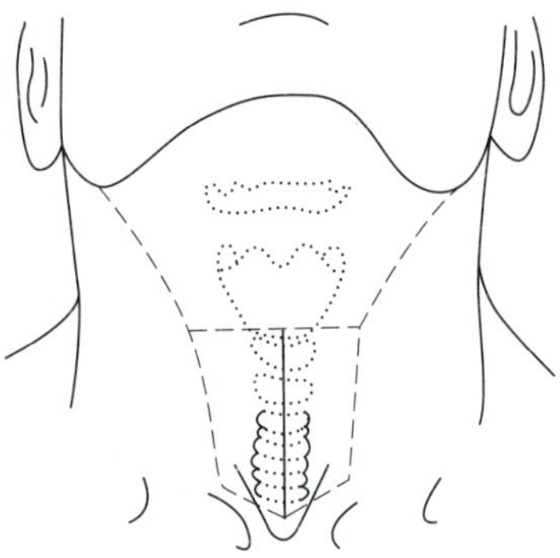

图 15－2　气管切开部位

4. 左手拇指及中指固定患者甲状软骨，示指固定环状软骨上方，右手持刀做纵向切开，切开范围上自环状软骨，下至胸骨上凹上 1～5cm 处，于颈前正中线上切开长度为 3～5cm 的切口（图 15－2），逐层分离皮下组织、颈浅筋膜、舌骨下肌群，可见甲状腺，将其峡部向上推开，暴露气管。

5. 于第 3、4 或 4、5 气管软骨环处做横向切开，撑开气管切口，将气管内分泌物及血液吸出。

6. 选择大小合适的气管套管插入，将套管带子缚于颈后并打结固定，如果患者颈部切口过长，可适当局部缝合，最后用开口纱布经套管下覆盖好切口，并用胶布固定。

（四）注意事项

1. 手术过程中，一直保持患者头部中立位，避免损伤周围组织或血管。

2. 术后套管要固定牢靠，一般以能在固定带和皮肤之间伸进一指为宜，过松套管易脱出，过紧影响血运。

3. 保持呼吸道通畅、湿润，保持病室温度、湿度适宜。

4. 气管套管口覆盖温湿纱布 1～2 层，及时吸痰，每隔 4～6h 取出气管套管内管清洗消毒 1 次，每周更换外管 1 次。

5. 床头常规备有气管切开包、给氧装置、吸引器、照明灯、血管钳、急救药品等急救物品。

6. 病情好转后可拔管，因喉梗阻而行气管切开者，拔管前先试夹管 48h，患者无呼吸困难可拔管，因其他原因行气管切开者，症状体征改善，则可直接拔除气管套管。

7. 拔管后消毒伤口周围皮肤，无菌纱布覆盖，胶布固定。

四、环甲膜穿刺术

环甲膜是环状软骨弓上缘与甲状软骨下缘之间的纤维韧带组织，前无坚硬组织遮挡，后为通气管，周围无重要神经、血管及特殊组织结构。因此，临床上遇到患者呼吸道梗阻、严重呼吸困难时，环甲膜是穿刺或切开最安全、最方便的部位，且环甲膜穿刺操作简便、快捷，易掌握，常用于院前急救时快速建立人工气道。

（一）适应证

1. 各种原因导致急性上呼吸道梗阻，来不及行气管切开者。

2. 气管插管有禁忌或病情紧急而需快速开放气道者。

3. 3 岁以下小儿不宜行环甲膜切开者。

（二）禁忌证

1. 有出血倾向者。

2. 已明确呼吸道梗阻位置在环甲膜水平以下者。

（三）操作方法

物品准备：环甲膜穿刺针或粗针头、消毒液、棉签、吸氧装置等。

操作步骤如下。

1. 体位　病情许可患者去枕仰卧位，肩垫高，头尽量后仰。

2. 定位消毒　定位环甲膜穿刺部位，常规皮肤消毒，固定用的左手示指和拇指也需消毒。

3. 穿刺 已消毒的左手示指和拇指固定穿刺处皮肤，右手持针垂直刺入，有落空感后，旋下穿刺针，固定穿刺套管。

4. 检查通畅 用手或棉絮检查套管是否有气流呼出。

（四）注意事项

1. 这是一种急救应急措施，应争分夺秒，快速完成。
2. 作为临时急救措施，穿刺留置时间一般不超过 24h。
3. 穿刺时进针平稳，忌过猛、过深，以免损伤喉后壁黏膜。
4. 术后如有带血分泌物咳出，属正常现象，一般在 1 ~ 2 天内即可消失。

素质提升

最重要的穿刺

2020 年 6 月 31 日晚 8 时许，急诊科接到一名患者，该患者在进食馒头时，突然出现严重呼吸困难，三凹征明显，意识丧失，瞳孔对光反射迟钝。当班护士即刻反应，一路疾跑到治疗室取出注射器及粗针头，与医生互助协作，紧急为患者进行环甲膜穿刺。随后，患者呼吸恢复，病情稳定。在这危急关头，医护人员充分秉承着“人民至上，生命至上”的精神，用一根针、一个医疗决策、一个治疗手段，争分夺秒，挽救患者的生命。

第二节 气道异物清除

气道是人体呼吸运动的通道，若因吸入异物而阻塞气道，会引起呼吸困难、窒息，甚至死亡。

一、气道异物梗阻

气道异物梗阻是指由于异物阻塞到喉、气管、支气管等呼吸道，引起患者呼吸困难或窒息的现象。常因进食或口含异物时剧烈运动、大哭、大笑、咳嗽等引起，多发于儿童和有吞咽困难的老年人，常见的异物有食物、玩具、义齿、痰液等。一旦发生气道异物梗阻，必须及时采取有效救护措施，否则将危及生命。

（一）临床表现

1. 特征性异物梗阻征象 成人与儿童（1 ~ 8 岁）会以拇指和示指（呈 V 字形）捏住自己的脖子，表情痛苦。

2. 呼吸道不完全阻塞 患者可出现用力咳嗽或咳嗽无力，呼吸困难、喘息、声音嘶哑、吸气时有高调金属音，皮肤黏膜发绀等。

3. 呼吸道完全阻塞 患者出现“三无”症状，不能呼吸、不能咳嗽、不能说话，皮肤黏膜发绀，很快就会意识丧失，随之呼吸、心跳也会停止。

（二）评估与判断

早期正确识别气道异物梗阻是成功救护的关键。目击患者进食或口含异物后出现特征性异物梗阻征象和其他呼吸道阻塞的症状，常易于识别。若病因不明确时，需要与呼吸系统疾病、心脏病、脑卒中、晕厥等相鉴别。

当怀疑清醒患者发生气道异物梗阻时，应询问“你是不是梗住了?”，患者会点头或摇头示意。如果此时患者能用力咳嗽，救护者应鼓励患者继续咳嗽和呼吸，并在其身旁监护；如果患者咳嗽无力或不能咳嗽，必须立即应用人工咳嗽（海姆立克急救法）现场救护。

二、海姆立克急救法

海姆立克急救法（Heimlich maneuver）是在院外气道异物梗阻的主要急救方法，它的作用原理是通过在患者体外施猛冲力，使患者的膈肌骤然上抬，胸腔内压力瞬间升高压迫两肺底，从而驱使肺内残留气体形成一股向外冲击的气流，形成人工咳嗽，使阻塞气道、咽喉部的异物祛除，具体方法如下。

（一）腹部冲击法

腹部冲击法的冲击位置在脐上两横指和剑突下的腹部正中线位置，此处都是软组织，冲击后使膈肌上抬的效果更好，所以是海姆立克急救法的首选方法。为了减少内脏损伤等并发症，一般冲击5次后更换其他方法，常与背部叩击法交替进行。

1. 自救 清醒患者可用自己的一只手握拳，拳头的拇指侧放于腹部冲击位置，另一手握住此拳，两手同时快速向内向上用力冲击腹部，过程中保持手始终不离开腹壁。患者也可借助椅背、桌边、栏杆等圆钝坚硬的物体抵在腹部，快速向内向上挤压腹部，促使异物排出。

2. 互救

（1）立位腹部冲击法　适用于清醒患者，救护者站于患者背后，双臂环绕患者腹部，嘱其弯腰、低头、张口，救护者一手握拳，拳头的拇指侧放于腹部冲击位置，另一手握住此拳，两手同时快速向内向上用力冲击腹部，过程中保持手始终不离开腹壁。

（2）仰卧位腹部冲击法　适用于意识不清患者，救护者检查患者口腔，清除口腔异物，然后骑跨到患者大腿两侧，一只手掌跟放于腹部冲击位置，另一只手叠放在这只手上协同用力，借助身体的力量快速向内向前冲击腹部。

（二）胸部冲击法

胸部冲击法用于不宜采用腹部冲击的患者，如孕妇、肥胖者、腹部有新近伤口者等。胸部冲击的位置即为胸外心脏按压的位置，胸骨中下1/3处，两乳头连线的中点。

1. 立位胸部冲击法 适用于清醒患者，救护者站于患者背后，双臂环绕患者胸部，嘱其弯腰、低头、张口，救护者一手握拳，拳头的拇指侧放于胸部冲击位置，另一手握住此拳，两手同时快速向内向上用力冲击胸部，过程中保持手始终不离开胸壁。

2. 仰卧位胸部冲击法 适用于意识不清的患者，救护者检查患者口腔，清除口腔异物，然后骑跨到患者大腿两侧，一只手掌根放于胸部冲击位置，另一只手叠放在这只手上协同用力，借助身体的力量快速向内向前冲击胸部。

（三）婴儿海姆立克急救法

背部叩击和胸部冲击性挤压交替进行。

（1）背部叩击法　救护者取坐位或蹲位，将婴儿俯卧在救护者的一只前臂上，保持婴儿头部低于躯干，救护者的这只手臂放在自己大腿上，并托住患儿的下颌角使头部轻度后仰，开放气道，另一只手掌根部叩击患儿肩胛区，连续5次，如异物未排出，转为胸部冲击性挤压。

（2）胸部冲击性挤压法　救护者用叩击患儿背部的手托住患儿枕部，两前臂夹住患儿并翻转，使患儿仰卧于救护者另一手臂上，仍然保持患者头部低于躯干，救护者的这只手臂放在自己大腿上，并托住患儿的枕部使头部轻度后仰，开放气道，另一只手的两指在婴儿两乳头连线下一横指处（婴儿胸外心脏按压位置）快速向下向前冲击性挤压5次，如异物未排出，再次转为背部叩击法。

一般每5次冲击后，要检查婴儿口腔有无异物排出，如有异物，应采用舌-下颌抬举法打开患儿口腔，另一手的小指将异物钩出，注意动作轻柔。

在救护过程中注意密切观察患者，一旦发生呼吸、心跳骤停，应立即行CPR。海姆立克急救法极易造成内脏损伤和破裂，故救护后应及时送医院检查。

第三节 除颤术 微课

电除颤是在短时间内向心脏通以高压强电流，使心肌瞬间同时除极，消除异位性快速心律失常，使之转为窦性心律的方法。心脏电除颤分体外经胸式和植入式，前者已广泛用于临床。根据治疗过程中是否采用同步触发分为同步电除颤与非同步电除颤。

1. 直流电同步电除颤 是指利用同步触发装置，用体表心电图R波来控制电流脉冲的发放，使电流仅在心动周期的绝对不应期中发放（脉冲电流落在R波的下降支上，而避免落在T波顶峰前20~30ms以内的易损期），避免诱发心室颤动，临床上用于除心室颤动以外的其他快速型心律失常，电除颤前一定要核查仪器上的“同步”功能处于开启状态。

2. 直流电非同步电除颤 不用同步触发装置可在任何时间内放电，称为非同步电除颤，临床上通常仅用于心室颤动或心室扑动，还有就是无法识别R波的快速室性心动过速，由于无法同步直流电除颤，只能非同步电击。

一、适应证和禁忌证

（一）适应证

1. 心室颤动和扑动是电除颤的绝对指征。

2. 心房颤动病史较短（一般不超过1年）和扑动伴血流动力学障碍者。

3. 药物及其他方法治疗无效或有严重血流动力学障碍的阵发性室上性心动过速、室性心动过速、预激综合征伴快速心律失常者。

4. 异位性心动过速且性质不明（如室上性心动过速伴差异性传导抑制或室性心动过速不能明确鉴别时）而导致用药困难且伴有明显血流动力学障碍者。

（二）禁忌证

1. 心房颤动病史长者，心脏明显扩大或有巨大左心房者及心房内有新鲜血栓形成或近3个月有栓塞史。

2. 伴高度或完全性房室传导阻滞的心房颤动或扑动。

3. 伴病态窦房结综合征的心动过缓-心动过速综合征。

4. 有洋地黄中毒、低钾血症、风湿病活动期暂不宜电除颤。

5. 扭转型室性心动过速或多型性室性心动过速伴有低钾血症者，Q-T间期延长者应慎用电除颤。

6. 自律性增高的房性心动过速、非阵发性交界性心动过速、加速性室性自主心律一般不主张用电除颤治疗。

以上所列适应证及禁忌证都是相对的，应从每个患者的具体临床情况全面评估获益与风险，不能生搬硬套。

二、操作方法和注意事项

（一）操作方法

物品准备：除颤仪一台、导电膏或生理盐水纱布、纸巾。

操作步骤如下。

1. 患者平卧于木板床上，充分暴露胸壁。

2. 接通电源，打开开关，根据实际情况选择非同步电除颤。

3. 电极板涂上导电膏或包上浸有生理盐水的纱布垫，紧急时甚至可用清水，但绝对禁用乙醇，否则可引起皮肤灼伤。

4. 按要求放置电极板，一个放于心底，一个放于心尖处，尽量避开胸骨，给予一定的压力，以保证有较低的阻抗，有利于除颤成功，电极板位置放置方式如下。①前侧位：一个电极板放置在右胸前壁锁骨下（胸骨右缘第2肋间），靠近但不与胸骨重叠，另一个电极板放在心尖处（左乳头左侧，其中心位于腋中线上），两个电极板之间至少相距10cm。②前-左肩胛位：一个电极板放在右前臂锁骨下，另一个电极板放在背部左肩胛下。③前-右肩胛位（尖后位）：一个电极板放在心尖部，另一个电极板放在患者背后右肩胛角，注意避开脊柱。④前后位：一个电极板放在左肩胛下区，另一个电极板放在胸骨左缘第4肋间水平。

5. 选择电能剂量，单相波360J，双相波200J，按下“充电”按钮，将机器充电到相应的能量，所有人员不得接触患者、病床以及与患者相连接的仪器设备，以免触电。

6. 按下“放电”按钮，当观察到电极板放电后再放开按钮、将电极板抬离胸壁。

7. 电击后立即胸外心脏按压，进入CPR流程，并观察患者心电图，观察除颤是否成功，并决定是否需要再次电除颤。

（二）注意事项

1. 非同步电除颤仅用于心室颤动患者，此时患者多已失去意识，要做好心电监护、开通静脉通路、氧气吸入等抢救准备。

2. 除颤前最好明确心搏骤停的类型，若无法及时明确，也可“盲目除颤”，而不必一定为了明确心搏骤停类型而延误除颤治疗。

3. 按下放电按钮前，一定要确保所有人与患者和床无接触。

4. 选择同步电除颤时，通常选择R波较高导联进行示波观察。

5. 选用生理盐水纱布时，切忌过湿，以挤压不滴水为宜，以免引起皮肤灼伤。

6. 电击后即进行常规导联心电图，并进行心电、血压、呼吸和意识的监测，一般需持续1天。

第四节　体外膜肺氧合技术

一、概述

体外膜肺氧合（extracorporeal membrane oxygenation，ECMO）是一种对心脏功能或肺脏功能衰竭的患者，通过机械装置进行持续体外心肺功能支持的技术。ECMO的原理是将静脉血引出体外，通过氧合器（即膜肺）进行气体交换氧合成动脉血，再用泵将血液回输体内。ECMO为严重心肺功能衰竭、危及心肺功能的创伤、中毒、感染等患者，提供较长时间的心肺支持，维持全身脏器的灌注，使心脏和肺得到充分休息，为心、肺功能恢复和病变的治愈争取时间。ECMO 通常经股部或颈部动、静脉置管，维持时间可达数周。

ECMO 工作模式主要分为静脉 - 静脉模式（VV - ECMO）和静脉 - 动脉模式（VA - ECMO）。将静脉血引出经膜肺氧合并排出二氧化碳后，从静脉回输到体内者为 VV - ECMO，从动脉回输到体内者为 VA - ECMO。VV - ECMO 为心脏功能良好的患者提供呼吸支持，并不提供心脏功能支持。VA - ECMO 能同时提供心脏功能支持和肺脏功能支持。

二、适应证与禁忌证

（一）适应证

1. 循环支持

（1）呼吸、心搏骤停。

（2）急性心肌梗死、急性心肌炎等引起的急性严重心功能衰竭。

（3）心脏手术后低心排血量。

（4）安装人工心脏、心脏移植术前过渡。

2. 呼吸支持

（1）急性呼吸窘迫综合征。

（2）肺移植。

（3）感染、误吸、淹溺、外伤、吸入有毒气体等导致的急性严重呼吸功能衰竭。

（4）新生儿肺部疾病，如新生儿肺动脉高压等。

（二）禁忌证

1. 心肺功能无恢复可能性。
2. 严重脓毒血症。
3. 恶性肿瘤。
4. 心肺复苏超过 30min 存在神经系统功能障碍。
5. 长时间机械通气（新生儿 10 天，成人 7 天）。
6. 孕龄≤34 周新生儿。

三、操作方法

（一）操作准备

1. 环境准备　ECMO 可在手术室或 ICU 进行，注意环境清洁。

2. 物品准备　静脉或动脉置管包、ECMO 机及耗材（主要包括离心泵头、膜肺和管道等）、气源、激活全血凝固时间（activated clotting time of whole blood，ACT）监测仪、血气监测仪、预充液、肝素、抢救物品及药品等。

3. 患者准备　使患者处于麻醉状态以保证其安静地接受治疗，患者平卧，充分暴露穿刺部位，备皮；避开 ECMO 置管穿刺部位建立静脉通道，便于术中给药。

（二）操作步骤

1. 置管　确定 ECMO 支持模式，选择合适的置管部位，行动静脉切开或穿刺置管术，经 X 线确定后，缝合固定。

2. ECMO 系统准备

（1）以无菌技术连接安装氧合器、回流室、动脉微栓滤过器及管道等。

（2）预充排气　首先予晶体液预充排气，再将均匀涂抹导电胶的离心泵头置入离心泵中，逐渐调高离心泵转速再次排气，确认管道内无气体后，进行流量及各压力点校正，然后分别给予白蛋白及全血预充并闭环运转，最后理顺整个循环管路，将各个部分固定于合适位置，避免管道扭转打结。

（3）连接空气及氧气管道，设定 FiO_2 和气体流量。

（4）连接变温水箱，设置水温，开始水循环。

3. ECMO 运行　将 ECMO 系统和患者置管连接，确保管路连接紧密无误。调节初始泵速、气体流量等，开放 ECMO 管道通路，ECMO 开始运转。

4. ECMO 撤离　根据患者心肺功能恢复的情况，逐步减少 ECMO 对心肺的支持程度，直至 ECMO 撤离。ECMO 撤离后将体外管道内的血液经自体血回输装置回输。动脉置管处行动脉缝合术；静脉置管可直接拔管或行血管修补术，拔管后压迫止血。可给予鱼精蛋白中和患者体内肝素，使 ACT 恢复正常水平。

四、监测与护理

（一）监测

1. 监测并记录与 ECMO 有关的重要指标及参数，如流转时间、尿量及颜色、体温、脉搏、血氧饱和度、血流动力学参数、股动静脉插管侧的下肢血流情况、肢体末梢皮肤颜色及温度，防止下肢缺血坏死。

2. 定期监测 ACT、血细胞比容、血小板计数、血电解质、动脉血气，及时报告医生，必要时随时检查。

3. 简单的 ECMO 设备观察，如膜肺的血浆渗漏、循环管道的颜色变化、管道的异常抖动、机器的报警、无氧的报警等。

（二）护理

1. 基础护理　保证患者舒适的体位和休息，营造安静的环境，加强心理护理，减轻患者的焦虑，防止躁动。动静脉置管使患者的体位、活动等受到限制，应加强皮肤护理，变动患者体位（3～4h 1 次），尤其保护枕部、肘部、骶尾部、足跟部的皮肤，避免局部组织长期受压发生压力性损伤。长期肝素化可造成患者口腔、鼻腔等出血，应仔细清洁，保护黏膜。ECMO 期间，患者处于高分解代谢状态，应进行积极营养支持。

2. 管道护理　固定 ECMO 管道位置，密切观察及保护动静脉插管及管道，避免牵拉、打折、移位。因管路较重，管道过长时不要拖地，可用血管钳将管路妥善固定在床单上，防止意外脱出，严密检查管路各衔接处及侧支，保证 ECMO 的密闭性，防止漏血或空气进入。

3. 并发症护理

（1）出血　ECMO 最常见的并发症。因 ECMO 使用过程中为避免人工装置内血栓形成，需进行不同程度的全身肝素化以及凝血因子的损耗，对凝血系统产生明显影响，可表现为插管位置出血、颅内出血、消化道出血等。在 ECMO 开始后尽可能避免侵入性操作引起的出血，如建立新的静脉通路、皮下注射、肌内注射等。在进行吸痰、鼻饲等护理操作时动作轻柔，避免损伤出血。

（2）血栓　ECMO 过程中抗凝不足容易形成血栓，应定期监测 ACT，通常维持在 120～200s。

（3）感染　严格执行无菌操作技术，定时更换插管部位敷料，尽量避免在所有接口处的操作。常规应用抗生素治疗，预防全身感染发生。

（4）溶血　ECMO 不可避免地使红细胞完整性受到不同程度的破坏引起溶血，需监测患者是否出现黄疸、高胆红素血症和血红蛋白尿等。

（5）肾功能不全 缺血再灌注损伤、灌注不足、毒性代谢产物堆积均可导致肾功能不全，应严密监测肾功能和尿量。

（6）动脉插管肢体末端缺血 密切观察插管肢体的循环状态，如温度、颜色、动脉搏动等，必要时可行局部超声检查。

第五节 外伤止血、包扎、固定及搬运

一、止血

各种外伤导致的出血，尤其是大动脉出血，如果止血不及时或处理方法不正确，可导致休克甚至危及生命。在实施止血之前，首先要判断出血类别。

根据破裂血管的类型，出血可分为动脉出血、静脉出血和毛细血管出血三种。①动脉出血，色鲜红，呈喷射状，需紧急救治，处理不及时有生命危险；②静脉出血，色暗红，呈泉涌状，一般不能自行止血；③毛细血管出血，色鲜红，出血在皮肤表面，多为渗出，可以自行止血。

按出血部位可以分为外出血、内出血和皮下出血。外出血是指伤口在身体表面，血液从伤口流出，易及时发现；内出血是体内组织器官受损而导致的出血，情况较严重，且易漏诊，现场无法处理，需紧急送医院急诊科处理；皮下出血是指皮肤无明显破损，仅在皮下软组织内出血，如挫伤、瘀血瘀斑等，一般病情较轻。

止血技术主要是针对动脉出血的急救。动脉止血有多种方法，需根据具体出血情况选择适合的止血方法。止血适应证：凡是出血的伤口都需现场止血。

1. 指压止血法 是一种简单有效的止血方法，多用于临时自救或互救。适用部位：头部、颈部或四肢的大中动脉出血。方法：用拇指压住出血动脉的近心端，将动脉压向邻近的骨骼，阻断血液流通，以达到有效止血。

（1）颞浅动脉压迫法 常用于一侧头顶部的止血，在颧弓后缘耳前缘摸到颞浅动脉搏动点，用拇指将其压向下颌关节面（图 15－3）。

（2）面动脉压迫法 常用于一侧颜面部的止血，于双侧下颌角前约 3cm 的凹陷处摸到颞浅动脉搏动点，用拇指将其压向下颌骨面（图 15－4）。由于双侧面动脉相互间的吻合支多，因此一侧面部出血也需同时压迫双侧面动脉。

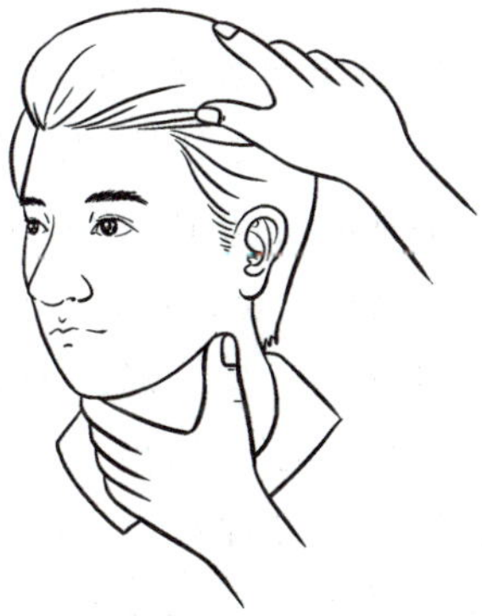

图 15－3 颞浅动脉压迫法

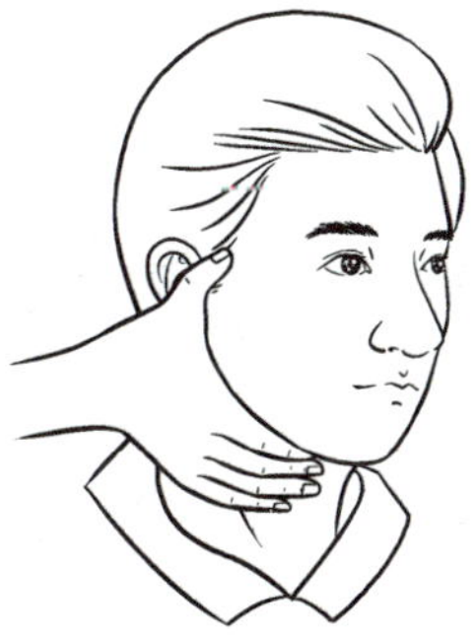

图 15－4 面动脉压迫法

（3）颈总动脉压迫法　常用于头部的止血，颈总动脉位于气管与胸锁乳突肌前缘之间，搏动强烈，用大拇指将其向后、向内压向第5颈椎横突（图15-5）。

（4）锁骨下动脉压迫法　常用于腋窝和肩部的止血，于同侧锁骨上方的锁骨上窝中部摸到锁骨下动脉搏动点，用拇指将其向下、向后压向第一肋骨面（图15-6）。

（5）肱动脉压迫法　常用于前臂止血，肱动脉位于前臂内侧中部，摸到肱动脉搏动点后用手指将其压向内侧的肱骨干（图15-7）。

（6）尺、桡动脉压迫法　常用于手部止血，于手腕部近端的内外两侧摸到尺、桡动脉的搏动点，分别用两手拇指将尺动脉、桡动脉分别压向尺、桡骨面（图15-8）。

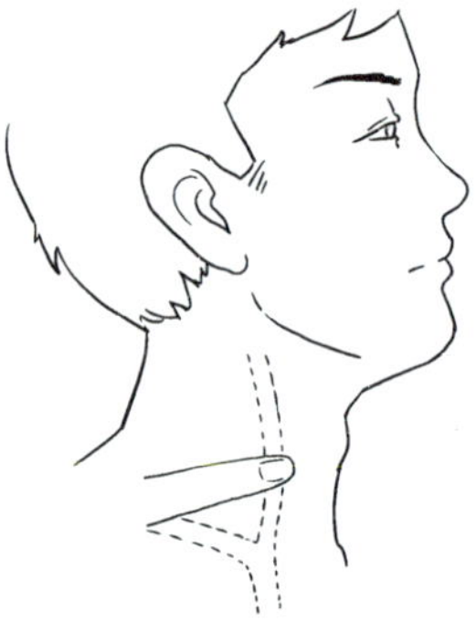

图15-5　颈总动脉压迫法

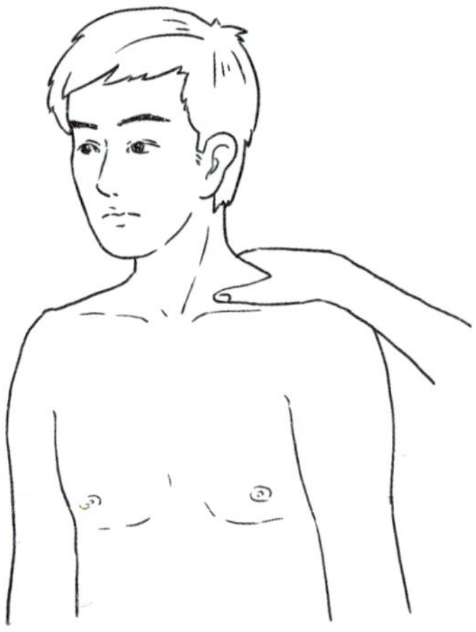

图15-6　锁骨下动脉压迫

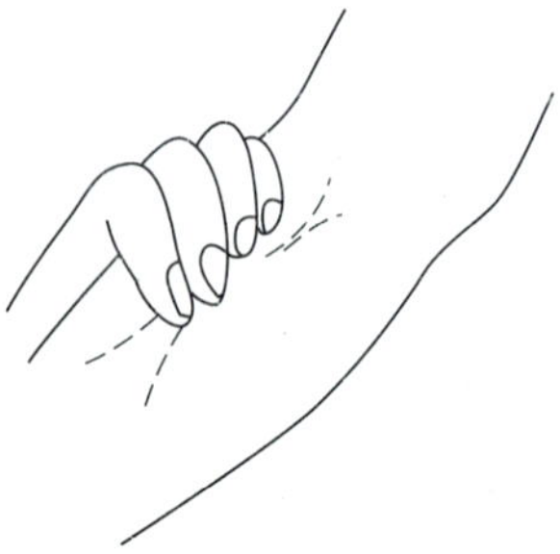

图15-7　肱动脉压迫法

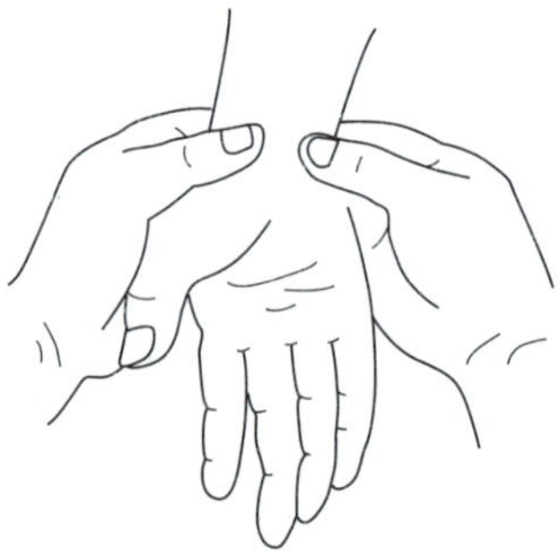

图15-8　尺、桡动脉压迫法

2. 止血带止血法

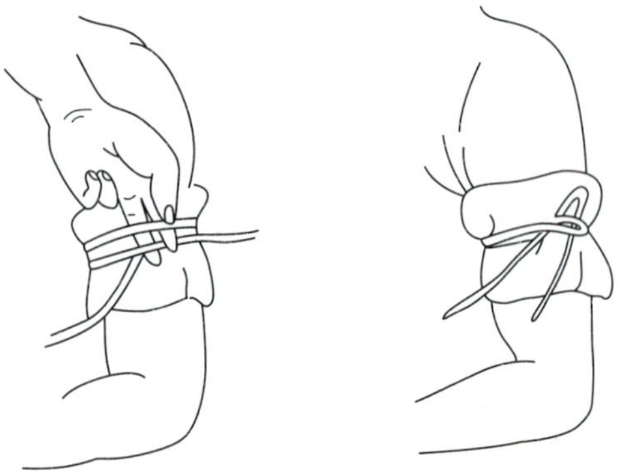

图15-9　止血带止血法

（1）多用于四肢动脉出血的止血，是现场急救中常用的一种临时止血方法。止血时，于伤口的近心端肢体皮肤周围垫上衬垫后再绑扎止血带（图15-9）。临床常用的止血带有：橡皮止血带、充气加压止血带、卡式止血带。

（2）运用止血带止血法时，要注意：①先绑扎止血带止血，后包扎伤口；②止血带的绑扎部位在伤口的近心端，并应尽可能靠近伤口，以减少缺血范围，但应避开骨骼隆起处或神经走行的部位；③前臂、小腿出血一般不使用止血带止血，因前臂和小腿部位的动脉在两长骨骨间走行，无法完全阻断血流；④绑止血带的部位应先垫好软布垫后再绑扎止血带，以保护皮肤和肌肉；⑤止血带绑扎要松紧适度，以摸不到远端动脉搏动、出血停止为准。过松达不到止血目的，过紧则造成肢体供血不足，肢体肿胀和坏死；⑥禁止使用非弹性的绳索、鞋带、电线甚至铁丝等物品替代止血带；⑦绑扎止血带的伤员，必须佩戴明显的标志，并标明绑扎时间，通常每隔1h松开止血带1次，每次松开2~3min，以免造成肢体缺血坏死，并且在止血带放松期间需运用指压止血法等临时止血。

3. 加压包扎止血法 适用于小动脉，中、小静脉或毛细血管出血。先在伤口上用干净敷料覆盖，然后用绷带或三角巾加压包扎，注意包扎要松紧适度，以达到血流停止而又不影响肢体远端血运为宜。

4. 加垫屈肢止血法 适用于前臂和小腿出血时的紧急止血。前臂出血时，在肘窝处加垫并屈肘；上臂出血时，在腋窝内加垫，并使上臂紧靠胸壁；小腿出血时，在腘窝处加垫并屈膝。垫屈肢止血法对伤员造成的痛苦较大，尤其是伤肢骨折的情况下，故不作为首选止血方法。

二、包扎

包扎的目的是压迫止血、保护创口、预防感染、减轻疼痛以及固定敷料、夹板。包扎在外伤急救中应用非常广泛，常用材料有绷带卷、三角巾和弹力绷带。任何一种包扎法，均要求无菌，完全覆盖伤口并且松紧适度。

1. 绷带包扎法 是外伤急救中的常用技术，其作用有加压包扎止血，固定敷料，现场固定骨折、关节脱位或悬吊肢体等。

（1）环形包扎法 此法多用于手腕部、额部、胸腹部等肢体上下周径基本相等且包扎范围小的部位。绷带卷放置在需包扎部位，第一圈稍斜向缠绕后反折，后环形缠绕，每圈均完全覆盖住前一圈。最后撕开绷带尾端打结固定或胶布固定（图15-10）。

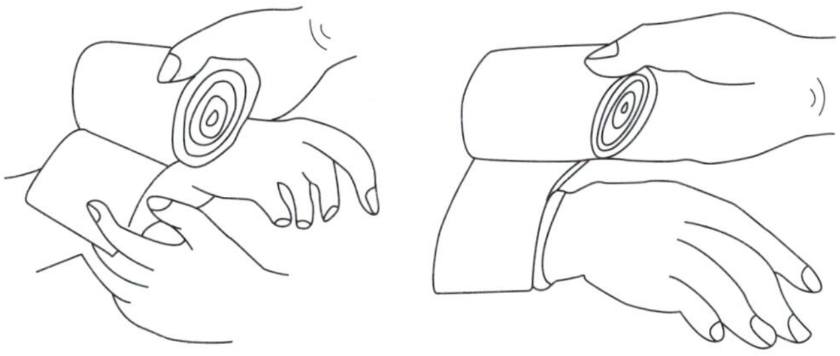

图15-10 环形包扎法

（2）螺旋包扎法 此法一般用于包扎肢体上下周径大小基本相当的部位，如上臂、大腿和手指等。以环形包扎法开始，然后将卷带向上斜行缠绕，缠绕后一圈时需盖住前一圈的1/2~2/3，直到将伤处完全包住，最后以环形包扎结束（图15-11）。

（3）蛇形包扎法 适用于需由一处迅速延伸至另一处时，或作简单的固定。夹板固定多用此法。

（4）螺旋反折包扎法 此法一般多用于包扎肢体上下周径大小相差较大的部位如前臂、小腿等。包扎时以环形包扎法开始，然后螺旋向上包扎，缠绕绷带时用拇指压住卷带上缘，将其上缘反折，并且每一圈需压住前一圈的1/2~2/3，每圈的折线应互相平行，直到将伤处完全包住，最后以环形包扎结束（图15-12）。

（5）“8”字形包扎法 适用于关节部位包扎，具体包扎方法有两种。第一种先在关节下方做环形包扎，然后将卷带自下而上再自上而下来回做“8”字形缠绕并逐渐靠拢关节中心部位，最后以环形包扎结束。第二种方法在关节中心部位先做环形包扎，然后将卷带在关节的上下方来回做“8”字形，两圈均在关节的凹面交叉，反复进行并逐渐向关节外侧缠绕。包扎时每圈压住前一圈的1/2~2/3，最后在关节的上方或下方做环形包扎结束（图 15－13）。

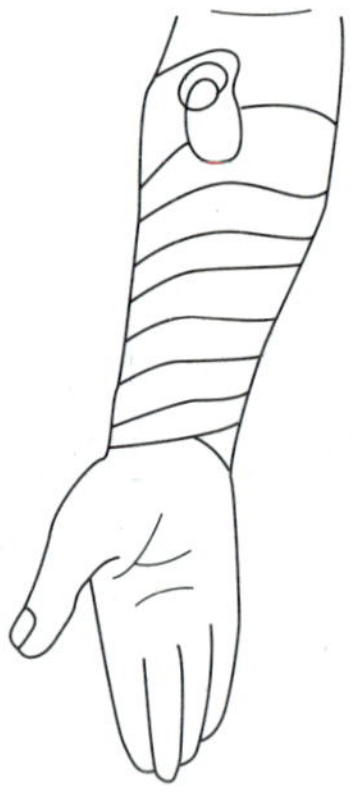

图 15－11　螺旋包扎法

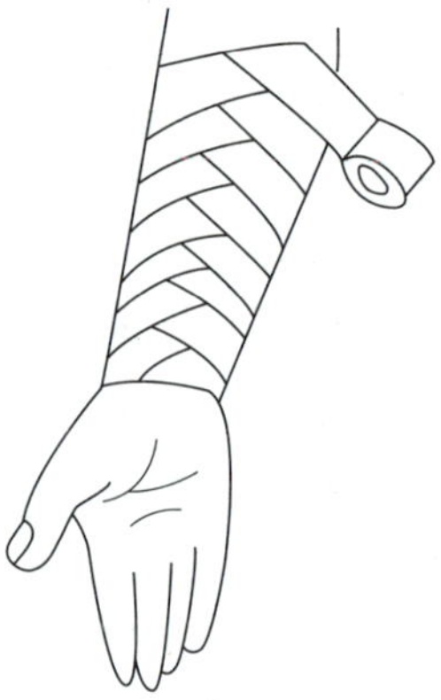

图 15－12　螺旋反折包扎法

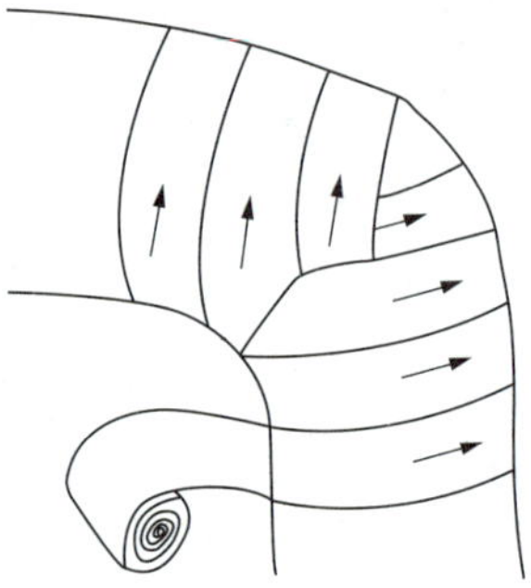

图 15－13　"8"字形包扎法

2. 三角巾包扎法　三角巾制作方便、简单，包扎方法容易掌握，尤其在大面积包扎时优于绷带包扎，为现场急救常用的包扎技术。包扎要做到快速、熟练、轻巧，以免碰触伤口，加重伤口的疼痛和损伤。包扎既要牢靠，又要松紧适宜，以免引起血液循环障碍。

（1）头部包扎法　将三角巾的底边向外向上反折 3cm 左右，盖住眉以上头部及耳后区域，把两底角在枕后交叉压在顶角上，再缠绕回到额前打结（图 15－14）。

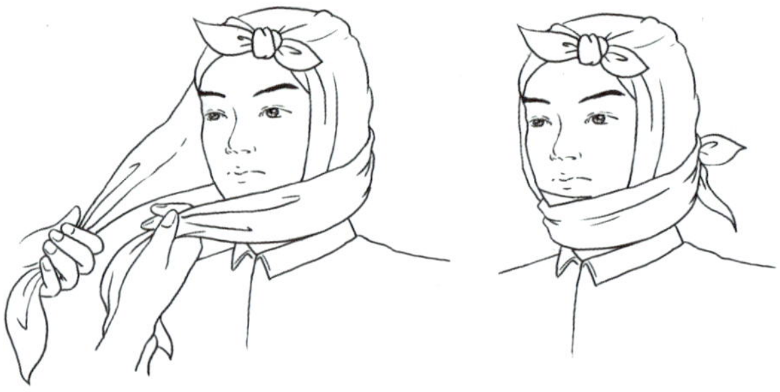

图 15－14　头部三角巾包扎法

（2）上肢包扎法　包扎时先将三角巾平铺于伤员胸前，顶角伸向肘关节稍外侧，伤肢屈曲，并压住三角巾，然后提起三角巾下端底角，绕至患侧肩部后方，另一端从健侧肩部绕至颈后，于颈后打结。

（3）胸部包扎法　将三角巾折成燕尾状，并将其底部反折，横向缠绕胸部，然后提拉三角巾两角向上越过两侧肩部后至颈后打结，再将顶角带子缠绕至对侧腋下打结。

（4）背部包扎法　此包扎方法基本与胸部相同，只是位置方向相反，最后于胸部打结。

（5）下腹部包扎法　三角巾顶角朝下，将三角巾底边包绕腰部在后方打结，顶角向下兜住会阴部，并与两底边在臀部后方打结。

3. 包扎注意事项

（1）包扎时注意保持伤员的舒适体位，包扎过程中尽量不移动伤员。

（2）包扎时动作要熟练、轻巧，不触及伤口，避免加剧疼痛。

（3）绷带包扎要从伤口远端向近端包扎，包扎结束时用胶布或打结固定，打结应避开伤口。

（4）包扎时务必保持肢体的功能位，肘部弯曲包扎，膝部伸直包扎。

（5）包扎时应松紧适度，用力均匀，掌握"三点一走行"原则，即绷带的起点、止点、着力点和绷带走行方向，以达到包扎既牢靠又不引起患者疼痛或者末端血供障碍。

（6）包扎时四肢指（趾）端外露，以便观察末梢循环情况。

（7）包扎材料和皮肤均应干燥，皮肤之间（指缝、耳后）和骨突起处应加衬垫。

三、固定

固定目的是限制骨折断端活动，减轻伤员疼痛，避免血管、神经及重要脏器的进一步损伤，是骨折现场急救中一项非常重要的措施。固定可分内固定和外固定两种。内固定需通过手术切开复位后完成，一般用于入院后的治疗，在现场急救中多用外固定术。本节所述为现场的临时外固定，固定时需夹板和敷料等材料。在现场没有专用夹板时，也可用树枝、竹片、厚纸板、报纸卷甚至是健侧肢体等代替。没有专用敷料可用干净的布类、棉花等代替。

1. 常用固定方法

（1）锁骨骨折固定　先于两腋前方用毛巾衬垫，并将三角巾折叠成带状，两端分别绕两肩呈反“8”字形，尽量使两肩外展、向后，拉紧三角巾的两个头端，最后在背后打结。

（2）前臂骨折固定　患肢屈肘90°，桡侧向上，取两夹板（长度以超过肘关节和腕关节为宜）分别置于前臂的掌、背两侧，再用绷带将夹板两端固定，后用三角巾将前臂悬吊于胸前。

（3）上臂骨折固定　现场有夹板时，先将患肢屈曲贴于胸前，在患臂外侧放置夹板，加衬垫后用绷带将骨折上下两端固定并悬吊于胸前，然后用三角巾（或绷带）将上臂在胸部固定（图15－15）。现场无夹板时，可将上臂下垂并用三角巾固定在胸侧壁，用另一条三角巾将前臂悬挂于胸前。

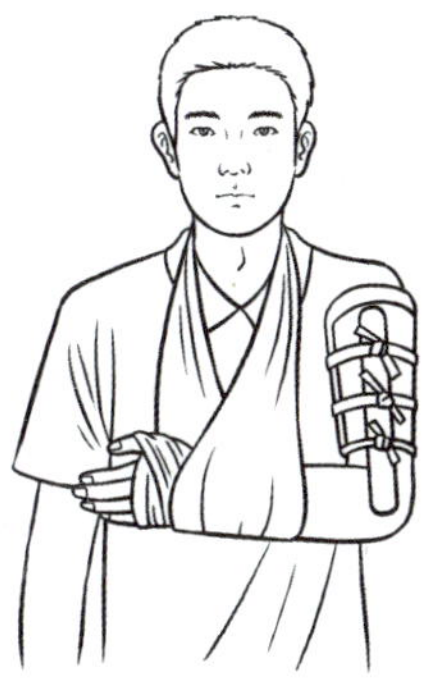
图15－15　上臂骨折夹板固定

（4）大腿骨折固定　取一长夹板（长度自腋下或腰部至足跟）置于伤肢外侧，另一夹板（长度自大腿根部至足跟）放于伤肢内侧，用绷带或三角巾分段将夹板牢靠固定于伤肢。

（5）小腿骨折固定　取两块夹板（长度自大腿至足跟）分别置于伤肢内、外侧，绷带或三角巾分段将夹板牢靠固定于伤肢。

2. 注意事项

（1）固定部位如有伤口时，应先止血、包扎，然后再固定，如有休克应先扩容抗休克。

（2）固定时务必将指（趾）端露出，以观察末梢血运情况，发现血运不良应解除固定，调整后再次固定。

（3）注意肢体血液循环。如果发生血液循环障碍，将会导致组织缺血坏死，肢体残废，因此需密切观察肢体动脉搏动、皮肤颜色、温度等。

（4）适时调整夹板松紧度，骨折复位后3～5天肢体肿胀，肿胀期过后肢体消肿，夹板会因肢体变化出现过紧或过松，应根据实际情况及时调整夹板松紧度。

（5）固定后需将伤肢抬高，以减轻肢体肿胀。卧床患者伤肢可用枕头垫高，一般应高于心脏平面，以利于血液回流，减轻肿胀。

（6）一般骨折愈合时间较长，因此要加强对患肢的保护，防止复位固定好的骨折再移位。如上肢固定后要用三角巾或前臂吊带悬吊于胸前。

（7）在医护人员的指导下进行循序渐进地康复训练，以免肌肉萎缩、关节僵硬等并发症。

四、搬运

搬运是指把伤员从急救现场搬至担架，再从担架搬至救护车，后用担架搬至医院的这一连续的过程，目的是迅速地将伤员转运至安全地方，防止再次受伤，同时注意搬运途中的救治。

1. 徒手搬运法 适用于转运路程较近、伤势较轻的伤员，根据参与搬运的人数又可以将徒手搬运法分为以下4种。

（1）单人搬运法 适用于病情较轻、路程较近的患者。①扶持法：救护者站在患者一侧，使患者靠近救护者的一臂揽着自己的头颈，然后救护者用外侧的手牵着患者的手腕，另一手伸过患者背部扶持其腰部，使患者身体略靠着救护者，扶着自立行走。注意对病情较轻，能够站立行走的患者才适用此方法。②抱持法：救护者站于患者一侧，一手托其大腿，一手托其背部，将其抱起。患者在有知觉的情况下，可让患者抱住救护者的颈部。③背负法：救护者站立于患者前面，背部微弯，背起患者。注意：合并有胸部损伤患者不宜采用此法（图15－16）。

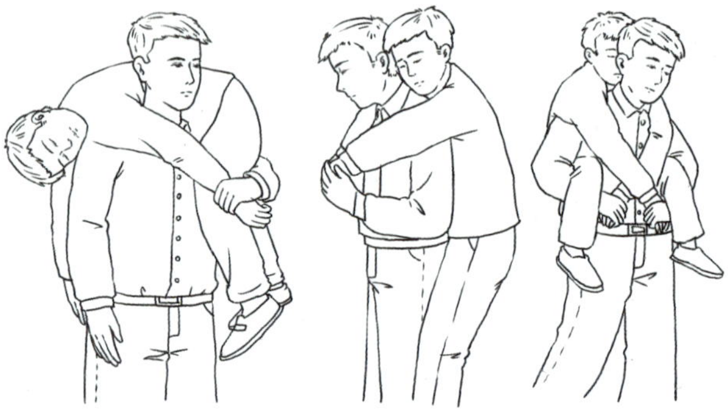

图15－16 背负搬运法

（2）双人搬运法 一般为一人搬托腰背部，一人搬托双下肢，可分为有椅托式、轿式（图15－17）、拉车式（图15－18）、平托式。

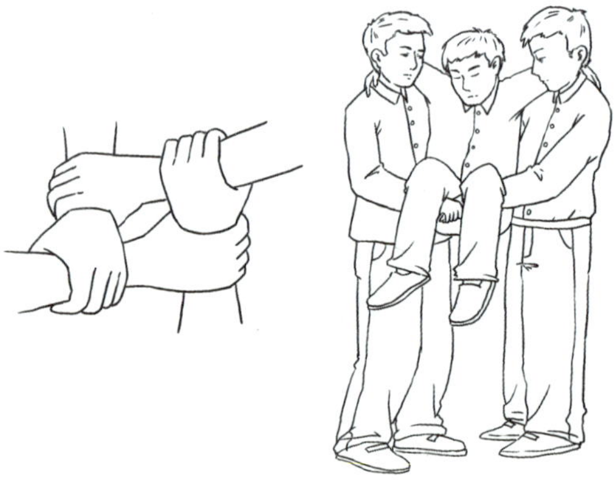

图15－17 轿式搬运法

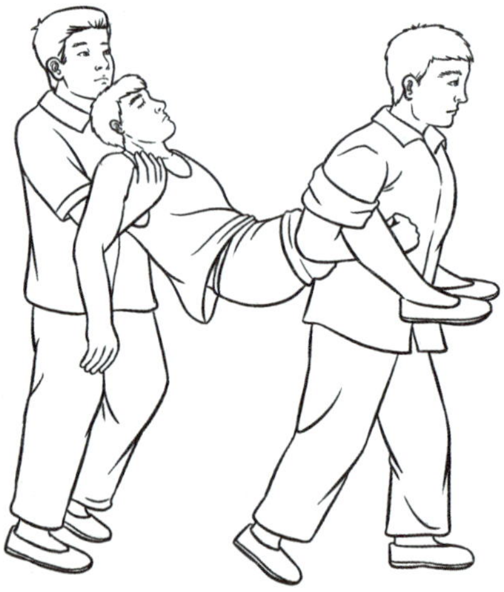

图15－18 拉车式搬运法

（3）三人搬运法 三人一侧并排，一人托住肩背部，一人托住腰部及臀部，另一人托住双下肢，三人步调一致并同时轻轻将伤员抬起。

（4）多人搬运法 适用于脊柱损伤，六人分两排，面对面站立，其中两人专管头部，保持颈部不动，使头部与躯干始终保持在一条直线上；另两人托住背部和臀部，最后两人托住下肢，同时轻轻地将伤员抱起。

2. 担架搬运法 是搬运伤员的一种常用搬运方法。担架具有结构简单、轻便耐用的特点。

使用时将担架张开，在担架上放置棉被或毛毯垫好后再将伤员抬入，并做保暖护理。若伤员神志不清，还特别需要将宽布带固定于担架上，如果现场无特制的担架可采用床板、门板等临时担架。注意脊柱骨折不能使用软担架，以免脊髓二次损伤。转运伤员头在后，足在前，这样有利于后面抬担架的抢救者能够随时观察伤员病情变化情况，并且有利于伤员头部的血流供应。

3. 车辆搬运法　伤势严重、运送的路程较远时使用救护车搬运。注意运送途中汽车行驶宜慢，尽量避免或减少汽车的颠簸震动。若道路不平或汽车行驶在急弯道时，应特别照顾好伤员。一般伤员上车后取仰卧位，头朝后，颅脑损伤或昏迷伤员将头偏向一侧，途中注意伤员的保暖，如加盖棉被，但不能体表直接加温。

4. 空中搬运法　伤势严重、运送的路程较远时亦可使用直升机进行搬运。空运时注意保暖和湿化呼吸道，一般将患者横放在机舱内，休克者头朝向机尾。颅脑外伤导致颅内压增高者，应减压后再转运。途中要加强生命支持相关措施。

5. 搬运过程中的注意事项

（1）移动伤者前，首先应检查伤者的头、颈、胸、腹以及四肢是否有损伤。如果有损伤，应先做急救处理，再根据不同的伤势选择不同的搬运方法。

（2）用担架搬运伤者时，一般头略高于脚，休克的伤者则脚略高于头。行进时伤者的脚在前，头在后，以便观察伤者情况。

（3）搬运脊椎骨折的伤者，要保持伤者身体的固定。颈椎骨折的伤者，除了身体固定外，还要有专人牵引固定头部，避免移位。

（4）用汽车等转运时，床位要固定，防止启动、刹车时晃动，使伤者再度受伤。

目标检测

答案解析

一、选择题

（一）单选题

1. 气管插管的深度是（　）
   A. 24～26cm　B. 20～22cm　C. 22～24cm
   D. 距中切牙的距离　E. 距口唇的距离
2. 一岁半幼儿吃果冻时，突然面色青紫，首选的救护方法是（　）
   A. 腹部冲击法　B. 胸部冲击法　C. 将患儿倒置并上下晃动
   D. 背部叩击　E. 胸部冲击性挤压和背部叩击交替进行
3. ECMO 的主要目标是（　）
   A. 通气和血压支持　B. 通气和止血　C. 凝血稳定性和血压支持
   D. 通气和凝血稳定性　E. 适当的组织氧合和心肺支持
4. VV－ECMO 提供了（　）的体外生命支持
   A. 肺　B. 心脏　C. 心脏和肺
   D. 肾脏　E. 肾脏和肺
5. V－A 模式时，供血管首选位置是（　）
   A. 股动脉　B. 左桡动脉　C. 右桡动脉
   D. 左足背动脉　E. 右足背动脉
6. ECMO 辅助期间，无活动性出血 ACT 一般正常值范围为（　）
   A. 80～220s　B. 140～180s　C. 160～180s
   D. 120～200s　E. 180～200s

7. 关于转运工具的特点，下列描述不妥的是（　）

A. 担架转运较平稳舒适，但速度慢、人力消耗大

B. 汽车转运速度快，但在不平的路面上行驶颠簸较严重

C. 轮船转运平稳，但遇风浪颠簸厉害，极易引起晕船

D. 飞机转运速度快，效率高，适用于转运任何急症患者

E. 汽艇运送速度快，一般用于洪涝灾害时的运输工具

8. 转运伤员时，下列做法不妥的是（　）

A. 转运途中严密观察病情，出现异常及时处理

B. 护送带有导管的伤员时，应保持管道在位与畅通

C. 飞机转运休克患者时，患者头部朝向机尾

D. 担架转运时，伤员的头部在前，下肢在后

E. 空运过程中，注意保温和湿化呼吸道

9. 绷带包扎法不包括（　）

A. 环形法　　B. 螺旋法　　C. 旋转法

D. 螺旋反折法　　E. "8" 包扎法

10. 螺旋法包扎，绷带倾斜向上缠绕，后圈覆盖前圈的（　）

A. 1/3～3/4　　B. 1/3～2/3　　C. 1/2～2/3

D. 1/3～1/4　　E. 1/3～1/2

11. 使用止血带止血时应注意（　）

A. 扎止血带时间不应 >2h，每 30min 松带一次，间歇 30s 到 1min

B. 扎止血带时间不应 >1h，每 30min 松带一次，间歇 30s 到 1min

C. 扎止血带时间不应 >1h，每 30min 松带一次，间歇 30min 到 1h

D. 扎止血带时间不应 >30min，每 1h 松带一次，间歇 30s 到 1min

E. 扎止血带时间不应 >2h，每 1h 松带一次，间歇 30s 到 1min

12. 包扎的作用是（　）

A. 保护创面　　B. 压迫止血　　C. 固定骨折关节

D. 固定敷料药品　　E. 以上都是

13. 大腿部包扎可用（　）

A. 环形　　B. 螺旋形　　C. 螺旋反折形

D. "8" 字形　　E. 回反形

14. 肘关节包扎可用（　）

A. 环形　　B. 螺旋形　　C. 螺旋反折形

D. "8" 字形　　E. 回反形

15. 小明在打球时摔伤左臂疼痛剧烈，经 X 线检查确诊为左侧桡骨骨折，须矫正后行绷带固定，应准备的绷带是（　）

A. 纱布绷带　　B. 棉布绷带　　C. 弹性绷带

D. 石膏绷带　　E. 三角巾

16. 老王上山采药时，不慎摔伤右小腿骨折，其同伴找来树枝帮其固定，撕下衣片做绷带，但长度不够，他应选择的包扎方法是（　）

A. 环形　　B. 蛇形　　C. 螺旋形

D. 螺旋反折法　　E. 回反形

（二）多选题

17. 电除颤放置电极板时应注意（　）
    A. 应尽量避开胸骨
    B. 轻放于胸壁上，以免灼伤皮肤
    C. 两电极板间相距至少 10cm
    D. 一个放于心底，一个放于心尖
    E. 提前涂抹导电膏或使用湿纱布
18. 电除颤能量选择（　）
    A. 单相波 360J
    B. 从低能量开始选择，根据除颤效果逐渐增加，最高不超过 360J
    C. 双相波 200J
    D. 单相波 200J
    E. 双相波 360J

二、简答题

ECMO 的适应证有哪些？

（谭祥娥　周平平　鲁艺）

书网融合……

本章小结　微课　题库

第十六章 机械通气

PPT

学习目标

1. 通过本章学习，重点把握机械通气患者病情观察、人工气道的护理以及常见并发症的护理。

2. 学会机械通气的准备、模式与参数的设置以及报警原因及处理，具有尊重关心患者的职业精神和认真负责的慎独精神。

机械通气（mechanical ventilation，MV）是借助呼吸机建立气道口与肺泡间的压力差，给呼吸功能不全的患者以呼吸支持，即利用机械装置来代替、控制或改变自主呼吸运动的一种通气方式。

情境导入

情境描述 患者，女，50岁，因“咳嗽、咳痰2周，发热伴呼吸困难1日”急诊收入ICU。查体：意识模糊，体温39.0℃，脉搏115次/分，呼吸36次/分，血压135/85mmHg，口唇发绀。血气分析提示pH值7.21，PaO_2 50mmHg，$PaCO_2$ 30mmHg，HCO_3^- 13mmol/L，BE^- 8mmol/L。

讨论 1. 医生是否会对此患者采取机械通气支持？是进行有创还是无创机械通气支持？

2. 机械通气过程中应如何进行人工气道以及并发症的护理？

第一节 概 述

一、机械通气的原理与分类

机械通气是利用呼吸机的机械装置产生气流和提供不等水平的氧浓度，帮助患者建立气道口与肺泡的压力差，增加通气量，改善换气功能，减少呼吸功耗，以改善或纠正缺氧、二氧化碳潴留及酸碱平衡失调。机械通气时产生的肺内正压影响肺通气/血流、肺循环阻力和静脉血回流等，进而对呼吸、循环、胃肠和肝肾等器官功能产生影响。根据呼吸机与患者的连接方式可分为有创机械通气和无创机械通气。

（1）有创机械通气　呼吸机通过气管插管、喉罩、气管切开插管等人工气道与患者连接。

（2）无创机械通气　不需建立人工气道，呼吸机通过口鼻罩、鼻罩等方式与患者连接。

二、机械通气的目的

（一）改善通气功能

通过气管插管或气管切开维持呼吸道通畅，通过呼吸机正压通气维持患者足够的潮气量，保证代谢所需的肺泡通气量。

（二）改善换气功能

使用呼气末正压（positive end - expiratory pressure，PEEP）等方法可防止肺泡塌陷，使肺内气体分布均匀，改善通气/血流比例，减少肺内分流，改善氧运输，纠正低氧血症。

（三）减少呼吸功耗

使用机械通气可减少呼吸肌做功，降低呼吸肌耗氧量，缓解呼吸肌疲劳。

第二节　有创机械通气

一、适应证与禁忌证

（一）适应证

各种原因导致患者出现呼吸功能障碍，引起严重缺氧或二氧化碳潴留，均可使用机械通气治疗，包括：①各种原因所致的心搏、呼吸停止，需进行心肺复苏，紧急建立人工气道进行机械通气；②COPD急性发作、重症哮喘、连枷胸、淹溺等所致的严重通气不足；③严重肺部感染、ARDS 等所致的严重换气功能障碍；④脑外伤、脑出血、中毒等所致的中枢性呼吸功能障碍；⑤重症肌无力、多发性神经根炎、脊髓灰质炎、高位截瘫等所致呼吸功能障碍等。

（二）禁忌证

机械通气的禁忌证是相对的。一般相对禁忌证为：①肺大疱和未经引流的气胸；②低血容量性休克未补充血容量；③严重肺出血；④气管－食管瘘等。

二、操作方法

（一）有创机械通气的准备

1. 患者准备

（1）明确患者的基本情况，年龄、性别、身高、体重、诊断、病情、既往病史和对呼吸机支持的特殊要求等。

（2）向清醒患者解释使用呼吸机的目的、注意事项，取得患者的配合等。

（3）建立合适的人工气道，如气管插管、气管切开等。

（4）选择舒适的体位，若无禁忌，建议床头抬高 30°～45°。

2. 呼吸机准备

（1）根据患者基本情况选择合适的呼吸机、呼吸机管道、过滤器和湿化装置等。

（2）连接电源、气源和呼吸回路。

（3）设置呼吸机支持模式、参数和报警限。

（4）用模拟肺测试呼吸机能否正常工作或用自检功能检测有无故障。

（5）检测呼吸机是否能正常工作，各功能部件无故障后关机置于床旁备用，在呼吸机醒目处标记“备用”。

3. 物资准备　床旁常规备吸引装置、给氧装置和简易呼吸器，以备紧急时行吸痰、给氧和人工呼吸等。

（二）模式选择与参数设置

1. 模式选择

（1）控制通气（control ventilation，CV）　呼吸机完全代替患者的自主呼吸，由呼吸机控制呼吸频率、潮气量或吸气压力、呼吸比、吸气流速，呼吸机提供全部的呼吸功，分为容积控制通气（VCV）和压力控制通气（PCV）。

（2）辅助通气（assist ventilation，AV） 指潮气量或通气压力由呼吸机设定，靠患者自主呼吸触发呼吸机的吸气活瓣实现通气。当患者有自主呼吸时，根据气道内压力降低（压力触发）或气流（流速触发）的变化触发呼吸机送气，按预设的潮气量或吸气压力输送气体，呼吸功由患者和呼吸机共同完成，分容积辅助通气（VAV）和压力辅助通气（PAV）。

（3）辅助/控制通气（assist - control ventilation，ACV） 是辅助通气（AV）和控制通气（CV）两种模式的结合，也分为定容型（V - A/C）和定压型（P - A/C）。当患者自主呼吸频率低于预置频率或患者努力吸气不能触发呼吸机送气时，呼吸机即以预设的潮气量及通气频率进行正压通气，即 CV。当患者的吸气能触发呼吸机时，以高于预置频率进行通气，即 AV。现代呼吸机基本以此模式代替单纯的控制通气和辅助通气。

（4）同步间歇指令通气（synchronized intermittent mandatory ventilation，SIMV） 是自主呼吸与控制通气相结合的呼吸模式，分定容型 SIMV 和定压型 SIMV。在触发窗内患者可触发和自主呼吸同步的指令正压通气，在两次指令通气之间触发窗外允许患者自主呼吸，指令呼吸是以预设容量或预设压力的形式送气。SIMV 能与患者的自主呼吸同步，减少患者与呼吸机的对抗，降低正压通气的血流动力学影响，适用于长期带机患者的撤机。

（5）压力支持通气（pressure support ventilation，PSV） 属于部分通气支持模式，在自主呼吸的前提下，当患者触发吸气时，呼吸机以预设的压力释放出气流，患者每次吸气都能接受一定水平的压力支持，以克服气道阻力，减少呼吸肌做功，增强患者吸气能力，增加吸气幅度和吸入气量。PSV 适用于有一定自主呼吸能力且气道阻力不是很大的患者，主要用于撤机过渡。

（6）持续气道正压（continuous positive airway pressure，CPAP） 指呼吸机在整个呼吸周期内提供一个恒定压力，通气过程全部由自主呼吸完成，是 PEEP 在自主呼吸条件下的特殊技术。CPAP 用于通气功能正常的低氧患者，可防止气道和肺泡的塌陷，增加肺泡内压和功能残气量，增加氧合，改善肺的顺应性，降低呼吸功。CPAP 过高可增加气道内压，减少回心血量，出现气压伤、低血压等表现。

（7）双相气道正压通气（biphasic positive airway pressure，BiPAP） 是在传统通气模式基础上发展出来的一种通气模式，指给予两种不同水平的气道正压，高压时间、低压时间、高压水平、低压水平各自可调，高压力水平（P_{high}）和低压力水平（P_{low}）之间定时切换，从 P_{high} 转换至 P_{low} 时，增加呼出气量，改善肺泡通气。该模式允许患者在两种水平上呼吸，可满足上机、治疗、撤机全过程，提高人机配合程度，改善人机对抗。

2. 参数设置

（1）潮气量（tidal volume，V_T） 在容量控制通气模式下，潮气量的选择应保证足够的气体交换及患者的舒适性，通常依据体重选择 5 ~ 12ml/kg，并结合呼吸系统的顺应性、阻力进行调整，避免气道平台压超过 30 ~ 35cmH$_2$O。在压力控制通气模式时，潮气量主要由预设的压力、吸气时间、呼吸系统的阻力及顺应性决定，最终应根据动脉血气分析进行调整。

（2）吸气压力（inspiratory pressure，PI） 使用压力控制模式时，在满足所需潮气量的前提下，吸气压力主要由呼吸系统的阻力及顺应性决定。一般成人先预设 15 ~ 20cmH$_2$O，小儿 12 ~ 15cmH$_2$O，然后根据潮气量进行调整。原则上以最低的吸气压力获得满意的潮气量，避免出现气压伤和影响循环功能。

（3）呼吸频率（respiratory rate，RR） 呼吸频率的选择根据每分通气量、目标 $PaCO_2$ 水平进行，一般成人通常设定为 12 ~ 20 次/分。

（4）峰值流速（peak flow） 理想的峰值流速应能满足患者吸气峰流速的需要，成人常用的流速设置为 40 ~ 60L/min，根据每分通气量和呼吸系统的阻力和肺的顺应性调整，流速波形在临床常用减速波或方波。

（5）吸气时间（inspiratory time，Ti）与吸呼比（1∶E） 1∶E 的选择是基于患者的自主呼吸水平、氧合状态、原发疾病及血流动力学，适当的设置能保持良好的人 - 机同步性。通常设置吸气时间为 0.8 ~ 1.2s 或吸呼比为 1∶（1.5 ~ 3）。对于控制通气患者，为抬高平均气道压（mean airway pressure，MAP）改善氧合，可适当延长吸气时间及吸呼比，但应注意患者的舒适度、监测内源性 PEEP 及对心血管系统的影响。

（6）触发灵敏度 一般情况下，压力触发常为 -1.5 ~ -0.5cmH_2O，流速触发常为 2 ~ 5L/min。若触发敏感度过高，会引起与患者用力无关的误触发；若设置触发敏感度过低，将显著增加患者的吸气负荷，消耗额外呼吸功。

（7）吸入氧浓度（FiO_2） 机械通气初始阶段，可给予高浓度的氧（甚至是纯氧）以迅速纠正严重缺氧。以后依据目标 PaO_2、PEEP 水平、MAP 水平和血流动力学状态，酌情降低 FiO_2 至 50% 以下，并设法维持 SpO_2 > 90%；若不能达到上述目标，即可加用 PEEP、增加 MAP，应用镇静剂或肌松药。若适当 PEEP 和 MAP 可以使 SpO_2 > 90%，应保持最低的 FiO_2。

（8）呼气末正压（PEEP） 设置 PEEP 的作用是使萎陷的肺泡复张，增加功能残气量，提高肺顺应性，改善通气和换气功能。PEEP 常应用于以 ARDS 为代表的Ⅰ型呼吸衰竭，一般初设在 5cmH_2O，然后根据氧饱和度进行调整，直至获得满意的氧饱和度。PEEP 可增加胸内压，设置过高易出现气压伤和低血压等表现。

（9）高压报警限 设置呼吸机高压报警限具有报警和切换功能，一般设置为气道峰值压力（PAP）+10cmH_2O。

（三）常见报警原因及处理

报警功能是呼吸机必备的功能之一。引起呼吸机报警的原因很多，有的报警须立即处理，否则会危及患者生命，如高压报警、窒息报警等。呼吸机常见报警信息、原因及处理见表 16 - 1。

表 16 - 1 常见报警信息、原因及处理

报警类别	原因	处理
电源报警	停电；电源插头脱落；电源掉闸；蓄电池电量低	将呼吸机与患者断开并行人工通气支持；同时修复电源
气源报警	压缩氧气或空气压力低；气源接头未插到位；氧浓度分析错误	将呼吸机与患者断开；给患者行人工通气支持；同时调整或更换气源，或校对 FiO_2 分析仪，必要时更换氧电池
呼出 V_T 降低	患者呼吸减弱；呼吸回路漏气，气囊充气不足，气体经胸腔闭式引流管漏出；肺顺应性降低；呼出流量传感器监测错误	检查患者呼吸；检查呼吸回路；检查导管位置；检查气囊压力；检查胸腔闭式引流管；吸痰；检测校正呼出流量传感器
吸气压降低	呼吸回路漏气；导管脱出；气囊充气不良；气体经胸腔闭式引流管漏出；气管食管瘘；峰流速低；设置 V_T 低；气道阻力降低；肺顺应性增加	检查呼吸回路；检查导管位置；检查气囊压力；检查胸腔闭式引流管；重新设置峰流速和潮气量，检查患者是否出现较强自主呼吸
气道高压	呛咳；肺顺应性降低（肺水肿、支气管痉挛、肺纤维化等）；分泌物过多，气道阻力增加；导管移位；呼吸回路阻力增加（如管路积水、打折等）；吸入气量太多或高压报警限设置不当；患者兴奋、激动、想交谈	吸痰；解除支气管痉挛；听呼吸音；检查呼吸回路并保持通畅；检查导管位置；调整呼吸参数；安抚患者；使用药物镇静
呼吸增快	代谢需要增加；缺氧；高碳酸血症；酸中毒；疼痛；焦虑；害怕	监测动脉血气；纠正缺氧和酸中毒；镇静；镇痛；安抚患者

续表

报警类别	原因	处理
人机对抗	患者不配合；自主呼吸增强；高热、抽搐、疼痛、体位不适；心肺功能改变、缺氧加重；人工气道不通畅、移位、固定不好或受牵拉刺激患者；呼吸机同步性能差或触发灵敏度调节不当，或其他参数设置不当	取得患者理解与配合；改变卧位；积极治疗原发疾病；保持呼吸道通畅；调整呼吸模式和参数；合理固定气管导管和呼吸机管道；必要时进行镇静、镇痛
每分通气量过高	病情变化，患者呼吸增快，潮气量增加；参数设置不当	处理原发疾病，必要时镇静、镇痛；重新调整参数
窒息报警	患者病情改变，呼吸减慢或停止	根据患者病情调整呼吸模式和参数

三、护理措施

（一）病情观察

1. 呼吸功能 观察呼吸节律、深度，评估有无呼吸困难、人机对抗等。机械通气患者缺氧时可出现脉搏、呼吸增快，需严密观察。注意气道压力、呼出潮气量、SpO_2，评估通气和氧合状况。观察患者皮肤黏膜、口唇和甲床。二氧化碳潴留时可出现皮肤潮红、多汗、浅表静脉充盈。口唇和甲床青紫提示低氧血症。当患者病情严重必须给予高浓度氧时，应避免长时间吸入，氧浓度尽量不超过60%；同时密切观察有无氧中毒所致肺损伤出现。加强营养支持可以增强或改善呼吸肌功能。

2. 循环功能 机械通气可使胸腔内压升高，静脉回流减少，心脏前负荷降低和后负荷增加，导致心排血量降低，组织器官灌注不足，表现出低血压、心律失常、末梢循环灌注不良、尿量减少等。

3. 意识 缺氧和（或）二氧化碳潴留所致意识障碍患者，若呼吸机支持适当，患者意识状况应逐渐好转。若意识障碍程度加重，应考虑呼吸机支持是否适当或患者病情发生变化。因此，应严密观察患者意识状况，出现异常及时报告医生处理。

4. 血气分析 需根据患者病情严密监测动脉血气分析及SpO_2，以评估机械通气的效果和是否需要调整呼吸机模式及参数。

5. 体温 患者出现体温异常，可能提示出现呼吸机相关性肺炎或原有肺部感染恶化，所以应严密监测患者体温变化，观察气道分泌物量、色、性状和味，评估肺部感染变化情况。

6. 其他 机械通气的患者上消化道出血发生率为6%～30%。如果原发病为ARDS或MOF，则发生率更高。应注意观察应激性溃疡所致消化道出血和有无腹胀。

（二）人工气道的护理 微课

机械通气相关人工气道主要包括气管插管和气管切开置管，护理重点包括人工气道的固定、气管内吸引、人工气道温湿化和气囊的护理。

1. 人工气道的固定

（1）气管插管 可使用一次性固定器、胶布或棉带固定，每班记录导管深度、导管固定情况，避免发生移位、脱管。保持固定装置清洁、干燥、松紧适宜，避免皮肤损伤。

（2）气管切开 使用带有衬垫的棉带进行固定，固定松紧度以可通过一根手指为宜。观察气管切开处皮肤情况，评估有无炎性红、肿和分泌物表现。观察导管固定带与颈部皮肤的接触处，有无皮肤损伤。

2. 气管内吸引

（1）吸引原则 吸引是一种具有潜在损害的操作，不应该把吸引作为一个常规，应在有临床指征时进行。尽量鼓励患者自行咳出分泌物。

（2）吸引指征　在气管导管内看见明显分泌物；患者持续呛咳；听诊在气管和支气管处有明显痰鸣音；疑为分泌物引起的 SpO_2 降低；气道峰值压力升高；患者突发呼吸困难等。

（3）吸引压力　一般适宜的负压为 150～200mmHg。压力过大易损伤气管黏膜引起出血，过小不易清除气道分泌物。

（4）吸引方式　包括开放式和密闭式吸引方式。

（5）吸痰注意事项　吸痰前、后高浓度吸氧可避免出现低氧血症。吸痰管的直径不应超过人工气道导管内径的 1/2，以避免气道内较大的负压和尽量减少 PaO_2 的下降。每次吸痰时间不超过 15s，以降低低氧血症的发生率。为颅脑损伤患者吸痰时，吸引的间隔时间应尽量超过 10min，以免引起颅内压累积性升高。

3. 人工气道温湿化　对吸入气体进行温化和湿化是维持气道黏膜完整、纤毛正常运动及气道分泌物的排出，降低呼吸道感染发生的重要手段之一。常见的温化和湿化方法包括加热湿化器加热湿化、常温水－气接触加湿、雾化加湿、使用热湿交换器（人工鼻）和气管内滴注（或输注）加湿等方法。理想的气道温湿化状态是使吸入气体温度达 37℃，相对湿度达 100%。机械通气时使用加热湿化器对吸入气体进行温化和湿化，湿化器内需加入无菌蒸馏水，不能加入生理盐水或其他药液。

4. 气囊护理　①推荐使用高容量低张力气囊导管；②采用测压法（维持气囊压力 20～30cmH_2O）最小闭合容积法或最小漏气技术进行气囊注气；③定时检查气囊压力，及时调整；④脱机时气囊要充分放气，有利于患者咳嗽排痰。

（三）常见并发症的护理

使用机械通气得当可改善患者氧合，缓解低氧血症，减少呼吸做功，防止呼吸肌疲劳。但使用不当会带来一些并发症，甚至危及患者生命。

1. 人工气道相关并发症

（1）脱管　与导管固定不佳和牵拉等有关，表现为呼吸机低潮气量报警、喉部发声和窒息等。出现脱管应紧急处理，保持气道通畅，应用简易呼吸器通气和供氧，必要时重新气管内插管。

（2）气道堵塞　由痰栓、异物、导管扭曲、气囊脱出嵌顿导管口、导管远端开口嵌顿于气管隆嵴、脱管等引起，表现为不同程度的呼吸困难，严重时出现窒息。出现气道堵塞应针对原因及时处理，如调整人工气道位置、抽出气囊气体、试验性插入吸痰管等。如气道梗阻仍不缓解，则应立即拔除气管导管，重新建立人工气道。

（3）气道损伤　与插管时机械性损伤、气道内吸痰、气道腐蚀、导管压迫气道和气囊压迫气管黏膜有关，表现为出血、肉芽增生、气管食管瘘等。为避免气道损伤，插管前应选择合适的导管，插管时动作轻柔，带管过程中保持导管中立位，合理吸痰，做好气囊护理等。

2. 机械通气本身引起的并发症

（1）呼吸机相关性肺损伤（ventilator－induced lung injury，VILI）　指机械通气对正常肺组织造成损伤或使已损伤的肺组织进一步加重，包括气压伤、容积伤、萎陷伤和生物伤，临床表现为肺间质气肿、皮下气肿、纵隔气肿、心包积气、气胸和肺水肿等。为了避免和减少呼吸机相关性肺损伤的发生，机械通气应避免高潮气量和高平台压，吸气末平台压不超过 30～35cmH_2O，以避免气压伤、容积伤，同时设定合适的 PEEP，以预防萎陷伤。出现张力性气胸应立即行胸腔闭式引流。

（2）呼吸机相关性肺炎（ventilator－associated pneumonia，VAP）　指机械通气 48h 后发生的院内获得性肺炎。VAP 与口咽部分泌物和胃肠内容物反流误吸密切相关，高危因素包括高龄、APACHE Ⅱ 评分高、急慢性肺部疾病、GCS 评分 <9 分、长时间机械通气、过度镇静、平卧位等。预防措施主要包括：半卧位，床头抬高 30°～45°；避免镇静时间过长和程度过深；避免口咽部和胃内容物反流入口腔引

起误吸；进行持续声门下吸引；规范使用呼吸机管道，不同患者之间必须更换呼吸机管道，长期带机患者定期更换；做好口腔护理；尽早撤机等。

（四）呼吸机的撤离

当患者达到撤机指征时，应尽快开始撤机。延迟撤机将增加机械通气的并发症和医疗费用；过早撤离呼吸机则可导致撤机失败，增加再插管率和病死率。

1. 撤机指征 机械通气患者由于疾病的个体化差异，撤机指征也具有一定差异性。患者达到以下条件可考虑撤机：①导致机械通气的病因好转或祛除；②氧合指标，$PaO_2/FiO_2 > 150 \sim 200mmHg$，$PEEP \leqslant 5 \sim 8cmH_2O$，$FiO_2 \leqslant 40\% \sim 50\%$，$pH \geqslant 7.25$，COPD患者的要求为 $pH > 7.30$，$PaO_2 \geqslant 60mmHg$，$FiO_2 < 40\%$；③血流动力学稳定，没有心肌缺血动态变化，临床上没有显著的低血压，即不需要血管活性药的治疗或只需要小剂量的血管活性药物，如多巴胺或多巴酚丁胺 $<5 \sim 10\mu g/(kg \cdot min)$；④有自主呼吸能力和较强的咳嗽能力。

2. 撤机方法

（1）自主呼吸试验（spontaneous breathing trial，SBT） 指有创机械通气撤离前，患者通过自主呼吸或在低压力支持水平下呼吸，通过短时间（30～120min）的密切观察，判断其自主呼吸能力是否恢复，以帮助医务人员判断是否撤机的一种技术。

（2）呼吸模式过渡 适用于原心肺功能较差，支持时间较长的患者，通过改变呼吸支持模式和参数降低呼吸机支持水平逐步过渡撤机，如使用SIMV、PSV等模式过渡。

（3）直接撤机 适用于原心肺功能好，支持时间短的患者。若患者自主呼吸良好，且不耐受气管插管，可直接撤离呼吸机，让其自主呼吸。

（4）间接撤机 在脱机间隙使用射流给氧、T形管给氧等间接支持，逐渐延长脱机时间，宜在白天进行。

3. 撤机实施 选择充分休息后的上午进行撤机，此时患者状态较好，医护人员较多，能保证观察抢救及时、有效。撤机后严密观察患者病情，包括呼吸状况、SpO_2、心率、血压等，及时发现不耐受撤机指征并进行相应处理。

4. 不耐受撤机的指征 患者出现以下变化应立即恢复机械通气：①呼吸频率 >30 次/分；②血压升高或降低超过20mmHg，心率增加或减慢超过20次/分；③$PaO_2 < 60mmHg$，$PaCO_2 > 55mmHg$；④出现烦躁、出汗及尿量进行性减少。

5. 呼吸机依赖及护理 呼吸机依赖是指机械通气患者使用呼吸机通气支持的实际时间超过根据患病所预期的通气支持时间的一种状况，患者至少有一次撤机失败。呼吸机依赖的原因包括生理和心理因素两方面。生理因素包括气体交换降低、通气负荷增加、通气需求增加、通气驱动力降低和呼吸肌疲劳等；心理因素包括不能控制呼吸模式、缺乏动机和信心及精神错乱等。部分机械通气患者从生理指标看可以脱机，但由于怀疑自己的呼吸能力、缺乏信心等原因，担心脱机后出现呼吸困难和窒息等，因而不愿意脱机。对呼吸机心理依赖的患者，应确切告知其生理指标已达到脱机标准，鼓励患者尝试脱机。脱机时做好安全保障措施，床旁严密观察患者，及时向患者反馈其各项生命体征稳定的信息，增强患者对脱机的信心。

（五）呼吸机的维护与消毒

1. 呼吸机的维护

（1）定期保养 定期检查更换氧电池、活瓣、皮垫、过滤器及过滤网等，呼吸机每工作1000h应由工程师进行保养及检修，建立保养和维修档案。

（2）使用前检测 ①电源检测：检查电源线有无漏电、接触不良，检查蓄电池的蓄电能力。②气密性检测：检查呼吸机的呼吸回路有无漏气，常采用潮气量测定法、压力表检测法和耳听手摸等方法检测。③设置项目检测：检测呼吸机模式和参数能否准确设置。④报警系统检测：使用模拟肺模拟呼吸机的正常工作状态和报警状态，检测报警系统的性能是否完好。⑤监测系统的检测：检测呼吸机的呼吸频率、气道压力、潮气量、每分通气量等监测项目能否正常显示。⑥附加功能检测：检测湿化器、雾化器等功能是否完好。

（3）使用中维护　①管道的气密性：检查呼吸回路有无脱落、漏气等。②管道的通畅性：检查呼吸回路有无扭曲、打折等。③主机防水：禁止在主机表面上放置治疗盘、护理盘、液体瓶、水杯等，防止主机进水影响功能。④防止人为暴力损伤：在推动呼吸机时，要稳妥用力，防止摔倒。⑤主机散热：使用中的呼吸机应放在相对较大的空间，防止主机因散热不好而工作异常，甚至停止工作。⑥工作状态：观察呼吸机各种设置和监测有无异常变动，各种导线、传感线有无松脱，保持湿化器内湿化液在正常刻度范围内，观察、处理管道内积水，避免其阻塞呼吸回路或反流入患者气道。

2. 呼吸机使用后的消毒

（1）主机消毒　包括内部消毒和外部消毒。内部配有精密电子元件，建议由专业工程师进行专业消毒。外部可参考呼吸机出厂说明进行消毒，可使用含乙醇的消毒液进行擦拭消毒。

（2）呼吸回路消毒　呼吸回路中包括呼吸机管道、过滤器、湿化器等，根据所使用呼吸回路的材质可选择使用浸泡消毒法、高压蒸汽灭菌法、环氧乙烷灭菌法等方法进行呼吸回路消毒。有条件的医院可选择使用一次性呼吸回路，如一次性呼吸机管道、一次性过滤器和一次性湿化器等。

第三节　无创机械通气

无创机械通气包括经气道正压通气和胸外负压通气，以前者最为常见，也称无创正压通气（non - invasive positive pressure ventilation，NIPPV），是指不建立人工气道，直接通过鼻、面罩等方法连接患者进行机械通气。NIPPV 具有不需要建立人工气道、人机配合好、使用方便、痛苦少等优点。缺点是需要患者清醒配合，气道分泌物引流不畅，与有创机械通气比效果不确切。

一、适应证与禁忌证

（一）适应证

各种情况下引起的呼吸衰竭，如阻塞性睡眠呼吸暂停低通气综合征（OSAHS）、COPD 急性发作、急性心源性水肿、中枢性睡眠呼吸暂停综合征、神经 - 肌肉疾病等。

（二）禁忌证

禁忌证包括：①呼吸、心跳停止；②自主呼吸微弱；③上呼吸道机械性梗阻；④误吸可能性高；⑤自主气道保护能力差；⑥面部创伤、烧伤或畸形；⑦严重脑部疾病；⑧生命体征不稳定。

二、操作方法

（一）无创机械通气的准备

1. 患者准备　不需建立人工气道，其余同有创机械通气。

2. 呼吸机准备　通过鼻罩、口鼻罩、全脸面罩、鼻塞等与患者进行连接，常用鼻罩和口鼻罩。其余同有创机械通气。

3. 物资准备　备气管插管用物，以防紧急情况转有创机械通气，其余同有创机械通气。

（二）模式选择与参数设置

无创正压通气最常用的模式有 CPAP 模式和 S/T 模式。

1. CPAP 模式 呼吸机给予患者一个基线压力，在吸气时不增加压力来降低呼吸功。用于睡眠呼吸暂停、急性心源性肺水肿等患者。设置参数包括 CPAP 和 FiO_2，CPAP 一般设置为 6～10cmH_2O，FiO_2 根据患者氧合情况调整，一般不超过 60%。

2. S/T 模式 即自主呼吸/时间触发模式。有自主呼吸时，患者在吸气压力（inspired positive airway pressure，IPAP）、呼气压力（expired positive airway pressure，EPAP）和 FiO_2 的帮助下进行呼吸。在规定时间内没有自主呼吸时，患者的吸气由呼吸机预设的吸气时间、IPAP、EPAP、压力上升时间和 FiO_2 等参数决定。S/T 模式能保证患者在有/无自主呼吸下的通气，可用于所有无创通气患者。一般 IPAP 设置为 8～12cmH_2O，EPAP 为 2～4cmH_2O，RR 为 10～16 次/分，吸气时间占总呼吸周期的 30% 左右。

（三）常见报警原因及处理

无创机械通气过程中，由于患者病情、呼吸回路、气源、参数设置等原因，可出现机器报警情况，具体报警信息、原因、处理参考有创机械通气。

三、护理措施

（一）常规护理

无创机械通气患者病情相对较轻，部分患者具有一定的活动能力和自理能力，在护理上要为患者提供一个舒适的病室环境；尽可能采取半卧位促进呼吸；根据患者活动能力、自理能力情况提供适宜的基础护理、生活照顾；协助患者进行适当的运动和活动；加强营养；不能自行翻身患者采取必要措施预防压力性损伤发生；做好各种管道护理，保证安全；做好治疗、护理相关健康教育，提高患者理解、配合能力，避免紧张、焦虑和恐惧等异常心理反应。

素质提升

换位思考，促护患和谐

使用机械通气的患者大多病情较重，需要单独住在监护室或 ICU，身边没有亲人陪伴。由于疾病带来的痛苦、呼吸机的不适、环境的陌生、担心疾病的预后等原因，患者很容易感到痛苦、焦虑、绝望，有些患者甚至会有些过激行为或者消极厌世的心理。这时我们作为护理人员，应该站在患者的角度，想患者所想，急患者所急，对待患者要有真诚心、爱护心、同情心、关怀心、忍耐心。工作中要做到“四轻”，说话轻、操作轻、关门轻、走路轻。用医务人员精湛的技术，和蔼的态度，微笑的服务，安抚患者的情绪，加强患者对医护人员的信任，树立战胜疾病的信心。

（二）病情观察

1. 生命体征 包括体温、脉搏、呼吸、血压、SpO_2 等指标，评估通气效果。

2. 呼吸状况 包括呼吸频率、节律、呼吸活动度，评估有无呼吸困难、呼吸辅助肌参与呼吸等异常。

3. 呼吸机监测 观察呼吸机工作状况，监测患者气道压力、潮气量、通气量等。

4. 人机配合 人机配合程度直接影响通气效果。人机配合不良表现为烦躁、呼吸状态差、生命体征无改善或恶化、呼吸机显示漏气明显等。引起人机配合不良的因素包括病情过重、人机连接不适、漏气过多、呼吸机选择不当、模式或参数设置不当、患者理解或配合能力低下等。

5. 漏气情况　通常呼吸机有漏气补偿，允许60L/min以下的气体漏出。若气体漏出过多，应通过调整鼻罩或口鼻罩的位置、增加固定带拉力或更换合适的鼻罩/口鼻罩等措施，改善漏气情况。

6. 血气分析　是判断通气效果的重要参考指标。

7. 气道分泌物　评估患者咳嗽、咳痰情况，观察痰液的颜色、量、性状等。

8. 其他　评估患者有无气压伤、胃肠胀气、反流误吸等异常情况。

（三）常见并发症的护理

1. 面罩漏气　与留置鼻胃管、面罩性能、面型、固定方式、固定程度和气道峰压直接相关。选择密闭性和舒适性好的面罩，必要时可适当增加固定带的拉力，选择定压型或自主性通气模式，降低通气压力，减少漏气。

2. 面部压力性损伤　与面罩对面部的压力、面部结构特点、面罩性能、固定方式和面部潮湿等有关。为减少面部压力性损伤的发生，应选择舒适性较好的面罩，面罩气垫充气以充满且张力不高为原则，保持面部清洁干燥，必要时预防性使用减压贴（或敷料）。若病情允许可间断停用呼吸机。

3. 胃肠胀气　主要与通气压力过高和患者依从性差有关。应选择合适的通气压力，改善人机配合，气道压力过高和昏迷患者常规留置胃管，一旦出现胃肠胀气，立即进行胃肠减压。

4. 吸入性肺炎　与胃内容物反流误吸有关。预防重点包括：①半卧位，抬高床头30°～45°；②少食多餐；③减少胃肠胀气；④昏迷患者取侧卧位，可减少反流物误吸。

5. 呼吸机相关性肺损伤　主要与通气压力过高有关，设置合适的通气压力可降低其发生率。

6. 刺激性结膜炎　与面罩漏气有关，减少面罩漏气可降低其发生率。

7. 口、咽部干燥　选择合适的鼻罩/口鼻罩、定时饮水保持机体水平衡、对吸入气体进行合理的温化湿化等可改善口、咽干燥。

8. 排痰障碍　与患者咳痰能力差有关。应保证患者水平衡，鼓励患者主动咳嗽、咳痰，必要时使用吸痰管或纤维支气管镜进行吸痰。

目标检测

答案解析

一、选择题

单选题

1. 下列情况不宜行机械通气治疗的是（　）
   A. 严重肺水肿　B. $PaCO_2$进行性升高　C. 气胸及纵隔气胸未行引流者
   D. 自主呼吸微弱或消失　E. ARDS
2. 机械通气并发症不包括（　）
   A. 肺水肿　B. 肺容积伤　C. 通气过度
   D. 通气不足　E. 气道堵塞
3. 气管切开机械通气患者呼吸机对气体的湿化目标为（　）
   A. 相对湿度95%～100%　B. 相对湿度85%～95%　C. 相对湿度75%～85%
   D. 相对湿度65%～75%　E. 相对湿度60%～65%

4. 关于气管内吸痰错误的是（ ）

A. 应尽量鼓励患者咳痰

B. 吸痰前后提高给氧浓度

C. 吸痰管直径不超过气管导管内径的 2/3

D. 一次持续吸引时间不超 15s

E. 有临床指征时吸痰

二、简答题

1. 列举有创机械通气模式。

2. 有创机械通气时病情观察包括哪些方面？

（周平平）

书网融合……

本章小结　　微课　　题库

第十七章　连续性血液净化治疗

PPT

学习目标

1. 通过本章学习，重点把握连续性血液净化治疗的监测与护理。

2. 学会血液净化治疗的要素准备以及治疗过程中对患者和体外循环的监测及处理，具有认真负责的慎独精神以及关心尊重患者的爱伤观念。

连续性血液净化（continuous blood purification，CBP）是指用净化装置通过体外循环方式，连续、缓慢清除水分和溶质，对脏器功能起支持作用的各种血液净化技术的总称。目前，这一技术在ICU普遍得到应用，临床疗效评价日益肯定，已经成为当今危重症患者的主要治疗措施之一。

情境导入

情境描述　患者，男，30岁。因马蜂蜇伤3天，全身水肿、无尿2天入院ICU治疗。查体：体温38.5℃，脉搏110次/分，呼吸30次/分，血压120/90mmHg。生化检验：白细胞计数30.97×10^9/L，总胆红素325.8μmol/L，谷丙转氨酶2490U/L，谷草转氨酶252U/L，尿素氮50.5mmol/L，血肌酐576.8μmol/L，乳酸脱氢酶7988U/L，肌酸激酶60854U/L。入院诊断：马蜂蜇伤，多器官功能衰竭，溶血性尿毒综合征。

讨论　1. 该患儿应该选用何种治疗方式，该治疗方式的原理是什么？

2. 该治疗过程中有哪些护理措施？

第一节　概　述

1995年，第一届国际连续性肾脏替代治疗（continuous renal replacement therapy，CRRT）学术会议在美国圣地亚哥召开，会上将CRRT定义为每天连续24h或接近24h的一种连续性血液净化技术，以替代肾脏功能。我国从20世纪80年代开展CRRT，由于该技术和生物膜的不断发展成熟，其临床应用范围已经从肾脏替代领域扩展到各种临床危重病例的救治，广泛应用于全身炎症反应综合征、急性呼吸窘迫综合征、多器官功能障碍综合征、急性重症胰腺炎等危重症患者的救治，并取得明显疗效。因此，将CRRT重新命名为连续性血液净化（continuous blood purification，CBP）更符合临床实际内容。

一、连续性血液净化的基本原理

CBP的主要目的是清除血液中的有害物质，其清除溶质的主要方式有三种：弥散、对流及吸附。

（一）弥散

弥散（diffusion）是溶质透过半透膜，依靠浓度差由高浓度的一侧向低浓度一侧转运。这种方式的清除率与分子大小、膜孔通透性及通透膜两侧的物质浓度差有关。弥散对血液中小分子溶质如肌酐、尿素氮、尿酸等清除效果好，对大分子溶质如细胞因子的清除效果差。

（二）对流

对流（convection）是溶质通过半透膜的另外一种方式。在跨膜压（TMP）的作用下，液体从压力高的一侧通过半透膜向压力低的一侧移动，同时液体中的溶质也随之通过半透膜，其中溶质清除的过程称为对流，溶液清除的过程为超滤。对流对中分子物质清除效果较好，如部分炎症因子。体内的溶质多种多样，但溶剂均为血浆。人的肾小球以对流方式清除溶质和水分，因此，清除水分是肾脏替代治疗的一个重要目标，主要通过超滤进行。

（三）吸附

吸附（adsorption）指溶质被滤器膜的表面吸附，从而达到清除的效果。吸附效果与溶质与膜的化学亲和力及膜吸附面积有关，对中、大分子清除效果较好。吸附过程主要在透析膜的小孔中进行，合成膜吸附能力强，特别是对多肽、毒素和细胞因子。

不同治疗模式，清除的机制不同，血液透析以弥散清除为主，血液滤过是以对流及部分吸附清除为主，免疫吸附及血液灌流则以吸附为主要清除方式。

二、常见的连续性血液净化技术

连续性血液净化自 1977 年首次应用临床以来，已派生出一系列治疗模式，包括：连续性动静脉血液滤过（CAVH）、连续性静脉－静脉血液滤过（CVVH）、连续性动静脉血液透析（CAVHD）和连续性静脉－静脉血液透析（CVVHD）、连续性动静脉血液透析滤过（CAVHDF）和连续性静脉－静脉血液透析滤过（CVVHDF）、缓慢连续性超滤（SCUF）、脉冲式血液滤过（PHVHF）、连续性高通量透析（CHFD）、高容量血液滤过（HVHF），连续性血浆滤过吸附（CPFA）、血浆滤过吸附透析（PFAD）、内毒素吸附。临床普遍应用 CVVH 或 CVVHDF。

（一）连续性动脉－静脉血液滤过

CAVH 是利用人体动静脉之间压力差作为体外循环的驱动力，使血液经过一个高效能、低阻力的滤器，通过超滤清除水分，以对流的原理清除中、小分子溶质。但 CAVH 对溶质的清除效率较低，在低血压、血流动力学不稳定者中应用受到限制。另外，CAVH 必须进行股动脉、股静脉置管，股动脉置管并发症发生率高，因此目前临床上很少应用。

（二）连续性静脉－静脉血液滤过

CVVH 清除溶质原理与 CAVH 相同，区别在于采用深静脉留置单针双腔导管建立血管通路，应用泵驱动进行体外循环。因此，有人称之为血泵辅助的连续性静脉－静脉血液滤过（PA－CVVH）。由于采用静脉通路，对血流动力学影响较小，避免了动脉置管的并发症，克服了 CAVH 的一些缺点，目前 CVVH 已逐渐取代 CAVH，成为主要的治疗模式之一。

（三）连续性动（静）静脉血液透析

CAVHD 也是利用人体动静脉之间压力差驱动血液循环，CVVHD 采用静脉－静脉血管通路，用血泵驱动体外循环，二者的溶质清除原理主要是弥散。CAVHD、CVVHD 与 CAVH、CVVH 有相同的地方，前者较后者的优点：能更多清除小分子物质，维持血尿素氮在 25mmol/L 以下；每小时平衡液量减少；不需要补充置换液。

（四）连续性动（静）静脉血液透析滤过

CAVHDF 也是在 CAVH 基础上发展而来的，加做透析以弥补 CAVH 对氮质清除不足的缺点。CAVHDF 溶质清除原理对流和弥散同时进行，不仅增加了小分子物质清除率，还可有效清除中、大分子物质，溶质清除率提高40%。CVVHDF的不同之处是采用静脉-静脉建立血管通路，应用血泵驱动血液循环。

（五）缓慢连续性超滤

SCUF的主要原理是以对流的方式清除溶质，它是CAVH的一种类型，但不需要补充置换液和透析液，对溶质的清除不理想，也不能将尿素氮及肌酐控制在理想水平，有时需要加用透析治疗。现临床上主要用于水肿、难治性心力衰竭，特别是心脏直视手术、创伤或大手术复苏后伴有细胞外液容量负荷过重者。

三、连续性血液净化的特点

1. 优点　CBP是在间歇性血液透析（intermittent hemodialysis，IHD）的基础上发展而来的，与传统的IHD相比，具有血流动力学稳定，溶质清除率高，可以清除炎性介质，能更好地纠正酸碱平衡紊乱，为患者提供营养支持等优势。

2. 缺点　连续的治疗使体外循环凝血的风险增加，连续抗凝的同时出血的风险亦增加；滤过可能丢失有益物质，如抗炎性介质、微量元素等；乳酸盐对肝衰竭患者不利；能清除分子量小或蛋白结合率低的药物，故其剂量需要调整，难以建立每种药物的应用指南。

素质提升

CBP团队建设与管理

CBP作为一种新技术，是治疗学的一项突破性进展，是近30年来血液净化领域最新成就之一，现已广泛应用于整个危重症领域，具有良好的应用前景。所以，加强CBP团队建设和管理是提高CBP治疗质量、保障治疗安全的重要手段。CBP的治疗团队主要包括经相关行政部门认定的有资质的医师、护士及治疗设备维护人员组成的专业团队。精湛的技术、先进的理念、规范的操作是提高疗效、保证治疗安全的关键因素，因此，要求CBP治疗团队的成员具有持续学习和开拓精神，以提高CBP的理论知识和临床操作技能。此外，还要保持治疗团队人员的相对稳定，提高团队凝聚力以及合作意识。

第二节　应用指征和要素准备

一、连续性血液净化治疗的应用指征

随着科学的发展，CBP的临床应用指征已经从单纯的肾脏替代治疗，扩展到多器官功能支持治疗，可以清除炎性介质，控制体温、调节免疫功能、稳定内环境等。

（一）肾脏替代指征

复杂性急性肾衰竭，如急性肾衰竭合并心力衰竭；急性肾衰竭合并高钾血症、酸中毒、肺水肿；急性肾衰竭合并高分解代谢；急性肾衰竭合并脑水肿；肾移植术后。CBP治疗复杂性急性肾衰竭的目的是维持水、电解质、酸碱平衡和内环境稳定，防止肾脏进一步损伤，促进肾脏功能恢复，为其他支持疗法创造条件。

（二）器官支持指征

1. 全身炎症反应综合征（SIRS） 是指机体炎性细胞被某种损害因子过度激活产生的大量炎性介质，最终导致机体对炎性反应失控而引起的一种综合征。CBP 通过对流和吸附方式清除炎性介质，可迅速降低高热，纠正水、电解质和酸碱平衡紊乱，保护心、肺、脑、肾功能。

2. 急性重症胰腺炎（ASP） ASP 是胰酶消化自身胰腺组织所导致水肿、出血甚至坏死的全身严重炎症反应性疾病。CBP 可以清除炎症介质和各种胰酶，减轻全身炎症反应，重建机体免疫系统内环境稳态，清除代谢产物，纠正水、电解质、酸碱失衡，降低患者体温，控制高分解代谢，阻断 ASP 引起的心血管应激反应。能有效改善预后，目前已成为治疗 ASP 的重要手段。

3. 急性呼吸窘迫综合征（ARDS） CBP 可以清除炎性介质，改善免疫功能，恢复内环境稳定；清除过多水分，减轻肺水肿，改善组织供氧；降低体温，可以降低基础代谢率，减少氧耗。

4. 多器官功能障碍综合征（MODS） MODS 病死的主要原因是 MODS 发病过程中对炎性失控的认识及处理不足所致，CBP 可以有效地清除循环中的炎性介质，阻断炎症的级联反应，改善全身炎症反应的过程及患者的预后；通过血浆滤过吸附，可清除血中的内毒素；通过清除间质的水分，改善微循环和细胞摄氧力，从而改善组织的氧利用率。

5. 其他 在酸碱平衡紊乱、急性中毒、肝功能衰竭、脑水肿、心脏手术中、充血性心力衰竭、重度急性低钠血症、挤压综合征、热射病、自身免疫病、乳酸酸中毒等疾病治疗中也广泛应用。

CBP 虽无绝对禁忌证，但出现以下情况时要慎用：无法建立合适的血管通路；严重的凝血功能障碍；严重的活动性出血，特别是颅内出血。

二、连续性血液净化治疗的要素准备

（一）患者准备

1. 向患者及家属介绍和解释血液净化的必要性、方法及注意事项，血液净化前应尽量消除患者的恐惧和紧张心理。

2. 评估患者的一般情况，包括生命体征、有无水肿、体重增长情况、全身健康状况、有无出血倾向。评估患者的干体重（患者没有水钠潴留也没有脱水时的体重）。

3. 了解患者的血液净化方法、次数、血液净化时间及抗凝剂应用情况。检查患者的血管通路是否通畅，局部有无感染、渗血、渗液等，以及中心静脉留置导管是否固定完好。

4. 透析前取血标本送检。

（二）血管通路的建立

血管通路是指将血液从体内引出，进入体外循环装置，再回到体内的通路，是血液净化的必要条件。CBP 的血管通路有两种：静脉－静脉血管通路和动脉－静脉血管通路。临床通常行床旁超声引导或解剖定位的方法置管。

1. 静脉－静脉血管通路 是目前临床最常用的血管通路。多采用单针双腔静脉导管作为 CBP 的血管通路，标准导管静脉孔在前，动脉口在后，相距 2～3cm，置管方向须与静脉回流方向一致，以免增加再循环。置管部位包括股静脉、颈内静脉、锁骨下静脉。在危重症患者应用中，首选股静脉，可为患者血流动力学监测和治疗需要的血管通路让出颈内静脉、锁骨下静脉。

2. 动脉－静脉血管通路 将血液滤过器置入动静脉环路，依靠动脉－静脉压差，使血流经过滤器进行滤过。临床应用较少。

（三）操作要素准备

1. 血泵 在使用静脉－静脉血液滤过时，需要血泵提供体外循环的驱动力。

2. 血液滤过器　目前多采用空心纤维型血滤器，滤过膜的滤过功能接近肾小球基底膜。滤器膜材质均为合成膜，应用较多的为聚丙烯腈和聚砜材料，特点：具有较好的生物相容性、无毒；截流分子量明确，即中、小分子量物质能顺利通过，而蛋白质等大分子量的物质不能通过；高通量、高滤过率及抗高压性的物理性能；滤器内容积较小，为40～60ml，但面积大。

3. 置换液　滤过液中的溶质浓度几乎与血浆相等，超滤率增加后（10～20ml/min），为保证液体平衡，需补充置换液。原则上置换液内的电解质成分应接近人体细胞外液成分，根据需要调节碱基和钠的成分。多器官功能衰竭及脓毒症伴乳酸酸中毒或合并肝功能障碍的患者，不宜用乳酸盐，临床常用碳酸氢盐作缓冲碱。目前国内使用的CBP置换液主要包括商品化置换液、血液透析滤过机在线生产的online置换液及手工配制置换液。置换液的输入途径可分为前稀释（从滤器前动脉管输入）和后稀释（从滤器后静脉管输入）两种方法。

4. 抗凝剂　合理的抗凝对CBP的顺利进行起着关键的作用，抗凝不足、频繁更换管路和滤器会导致血液丢失与治疗成本增加，抗凝过度则会导致出血，甚至危及患者生命。因此，适宜的抗凝剂是保证治疗顺利进行的先决条件。CBP抗凝有两个主要目标：一是减轻血滤器的膜和血管通路对凝血系统的激活作用，长时间维持血滤器和血管通路的有效性；二是减少全身出血的发生率，即抗凝作用局限在体外循环的血滤器和血管通路内。临床常用的抗凝方法有普通肝素抗凝、低分子肝素抗凝、局部枸橼酸盐抗凝、无抗凝剂方案及前列腺素抗凝。

5. 液体平衡管理　CBP需要大量置换液和透析液，如果液体配制不严格、容量平衡失控，则可导致严重的不良反应。CBP治疗期间应准确记录每小时患者液体的平衡，液体平衡量=同期入量（置换液量+静脉输液量+口服量）-同期出量（同期超滤液量+尿量+引流量+其他液体丢失量）。平衡量由医生根据治疗目的和患者的循环情况调整。

第三节　监测与护理

一、连续性血液净化治疗的监测

在连续性血液净化治疗过程中，应严密监测，保证体外循环的安全和正常运转。

（一）压力监测

现代化CBP仪器均有压力监测系统，通过监测这些压力的动态变化，反映体外循环的运行状况。直接监测的压力包括动脉压、滤器前压、静脉压、超滤液侧压、跨膜压等。通过直接测量的压力值计算的压力参数包括跨膜压、滤器压力降。

1. 动脉压（access pressure，PA）　又称输入压力，为血泵前的压力，由血泵转动后抽吸产生，通常为负压。主要反映血管通路所能提供的血流量与血泵转速的关系，血流量不足时负压值增大，正常情况下大于-200mmHg，低于此值需要干预。

2. 滤器前压（pre-filter pressure，PBF）　是体外循环压力最高处。与血泵流量、滤器阻力及血管通路静脉端阻力相关，血流量过大，滤器凝血及空心纤维堵塞、回路静脉端阻塞均可导致压力大。该值不仅是压力指标，还是安全性监测指标。各种原因导致的PBF极度升高，均可造成循环管路接头处崩裂、失血及导致滤器破膜。

3. 静脉压（venous pressure，PV）　是血液回输体内的压力，是反映静脉入口通畅与否的良好指标，通常为正值。

4. 超滤液侧压（filtrate pressure，PF）　又称废液压。此压力由两部分组成：一是滤器中血流的小部分压力通过超滤液传导而产生，为正压；另一部分为超滤液泵产生，为负压。

5. 跨膜压（trans－membrane pressure，TMP） 为计算值，反映滤器要完成目前设定超滤率所需的压力，为血泵对血流的挤压作用及超滤液泵的抽吸作用之和。该值过大，不但可反映滤器凝血过大，也可反映设定的超滤率过大。

6. 滤器压力降（filter pressure drop，PFD） 是 PBF 与 PV 之差，压力高低与滤器阻力及血流量有关。在血流量不变的情况下，PFD 的变化反映了滤器的凝血情况。

（二）安全性监测

压力监测是保证体外循环安全的重要方面，一方面可避免体外循环压力过高导致的管路连接处崩开及脱落；另一方面当管路破裂、连接处崩开时体外循环压力过低，报警可使血泵停止从而避免进一步失血。除了压力监测外，CBP 机器还有三个安全性监测，即空气监测、漏血监测及容量平衡监测。

1. 空气监测 常采用超声方法探测血液中的气泡。由于置换液在加热过程中可产生气体，且体外循环并非完全封闭。因此，体外循环中存在较多空气，血液在回到体内时必须经空气捕获器以及空气探测器，保证血液中不含空气才可回输到体内。

2. 漏血监测 滤器是由多个空心纤维组成，只要有一根纤维破裂，血细胞就可持续进入超滤液中，导致机体失血。CBP 机器在超滤液回路上设有探测器，可监测超滤液中的血细胞含量，探测器通过测定超滤液的透明度或颜色而实现漏血监测。

3. 容量平衡监测 自动容量平衡系统采用两级控制，即泵和精确的电子秤系统来控制容量的平衡。

4. 其他监测 温度监测和漏电保护装置。

二、连续性血液净化治疗的护理

（一）严密监测生命体征

持续监测患者血压、脉搏、呼吸、血氧饱和度，观察患者的意识状态，尤其注意体温的监测。CBP 在用于非肾脏疾病治疗时，主要是为了清除炎性介质，降低体温。但有些体温不升或正常体温的患者由于大量置换液的输入以及体外循环丢失热量会出现寒战或畏寒，所以要做好保暖措施。

（二）血电解质和血气的监测

大多数患者均有肾功能异常及内环境紊乱，所以应严密监测患者生化、血气等指标，对于病情稍平稳的患者在开始后 2h 内必须监测一次，如果无明显异常，可适当延长监测时间。

（三）液体管理

保证液体出入的动态平衡在 CBP 治疗中至关重要。液体负荷过多会导致外周组织及重要脏器水肿，反之，严重的液体负平衡会延缓或妨碍肾功能的恢复。所以在治疗护理过程中要准确记录出入量，并要根据患者心、肺、肾的功能状态制订相应的计划，正确地设置血流量、每小时脱水量、置换液速率等。每小时计算出入总量，根据病情、血流动力学监测指标的变化及时调节各流速，达到良好的治疗效果。

（四）血管通路的护理

妥善固定血管通路，避免打折、受压及脱管。遵循无菌操作原则，严格消毒接口处，上机前保证血管通路通畅，治疗结束后，用管腔容量的 100% ~120% 的封管液对动、静脉管封管。封管后用无菌敷料覆盖并妥善固定。对凝血机制障碍、穿刺部位有渗血的患者，及时调节抗凝方式及补充凝血因子等，延长压迫止血的时间。

（五）并发症的护理 微课

CBP 作为一种有创性治疗，不可避免地会出现一些并发症，包括技术并发症及临床并发症，这两种并发症在临床实践中常同时存在。

1. 技术并发症

（1）滤器凝血　应用CBP时抗凝持续时间长，治疗过程中可能会出现血小板滞留，同时行CBP治疗的患者大多数血流动力学不稳定，常合并低血压和（或）出血倾向，通常需要低血流量、无肝素或小剂量肝素抗凝，因此凝血发生率比较高。此外血管通路内径减少或扭曲，也会使血流停止，导致体外循环凝血。应用血泵、避免血流速过缓、前稀释方式、调整抗凝剂剂量等措施可预防管路凝血。

（2）空气栓塞　当静脉通路连接不良时，吸气相负压可将气体吸入静脉系统形成空气栓塞。现代化血泵辅助的CBP，有特殊的监测和报警系统，可以预防空气栓塞的发生。

（3）过敏反应　血液长期与人工膜及塑料导管接触、塑料颗粒碎裂、残存消毒液及血液、膜反应可激活多种细胞因子和补体引起过敏反应。使用生物相容性好的生物膜可最大限度地避免这种并发症的发生。

2. 临床并发症

（1）出血　CBP的治疗时间长，抗凝剂的应用总量大，且患者往往有凝血功能障碍，所以容易出现出血的并发症。应严密监测患者生命体征和伤口出血、引流液的量和颜色等情况，监测凝血状态，根据凝血功能指标调整抗凝剂的用量或改用其他抗凝方法，避免引起严重的出血并发症。

（2）血栓　不仅导致导管功能障碍或失去功能，而且血栓脱落甚至可以导致肺栓塞危及生命。因此，要常规应用多普勒超声监测血管灌注情况，持续监测体外循环中静脉压力，有助于早期发现血栓。

（3）感染　局部感染（血肿感染）是严重的并发症。ICU患者由于免疫抑制，更易于感染。体外循环管道连接、取样处和管道外露部分成为细菌入侵的途径，置换液的不断更换也容易引起感染。因此，要严格无菌技术，避免打开管道留取血标本，避免出血和血肿。一旦发生感染，行细菌培养并合理应用抗生素治疗，必要时可拔管或换管。

（4）心律失常　电解质紊乱、酸碱失衡、器质性心脏病是常见病因，因此在治疗中应定期监测电解质及酸碱平衡，根据结果调整置换液配方，可有效防治心律失常；对于有心脏基础疾病的患者，建议治疗前应积极纠正，血液净化过程中超滤速度适当。

（5）低血压　多由于治疗超滤过多、过快引起有效循环血容量不足所致，也见于透析膜破裂或其他原因引起的出血、严重心律失常、肺栓塞等。因此应严密监测患者血压变化，一旦发现血压持续下降，应及时采取措施，如减慢超滤或停止超滤，补充生理盐水或胶体溶液，调整升压药物的剂量和用法等。

（6）低体温　超滤时由于大量液体交换可导致体温下降，置换液加温装置可避免体温下降。

（7）水、电解质紊乱　容量负荷突然增多、电解质紊乱是CBP的一个危险因素。目前血液净化机器的液体平衡系统可精确调控容量负荷，从而降低这一并发症的发生率。在使用人工配制置换液时要避免出现差错而导致的容量和电解质失衡。

（8）其他　液体管理不良、营养物质丢失、血液净化不充分等并发症。

目标检测

答案解析

一、选择题

单选题

1. 血液透析主要清除血液中的（　）

A. 小分子物质　　B. 中分子物质　　C. 大分子物质
D. 中、小分子物质　　E. 中、大分子物质

2. 弥散是（　）
   A. 溶质依靠浓度梯度差由高向低进行转运
   B. 溶质依靠浓度梯度差由低向高进行转运
   C. 溶质随溶液移动方向转运
   D. 溶质随膜两侧的压力差进行转运
   E. 溶质吸附到滤器膜表面

3. 连续性血液净化治疗中出现空气栓塞时患者应取（　）
   A. 左侧头高足低位　B. 右侧头高足低位　C. 左侧头低足高位
   D. 右侧头低足高位　E. 半卧位

二、简答题

连续性血液净化治疗患者有哪些并发症？

（周平平）

书网融合……

本章小结　微课　题库

参考文献

[1] 张波，桂莉．急危重症护理学［M］.4 版．北京：人民卫生出版社，2017.

[2] 邓辉，李镇麟．危重症护理学［M］．北京：中国医药科技出版社，2018.

[3] 李文涛，崔巧玲．急危重症护理学［M］．北京：科学出版社，2018.

[4] 刘雪松．急危重症护理学［M］.3 版．北京：人民卫生出版社，2018.

[5] 任小芳．急危重症护理学［M］．西安：西安交通大学出版社，2015.

[6] 胡雪慧．重症监护护理培训教程［M］．北京：科学出版社，2017.

[7] 沈洪，刘中民．急诊与灾难医学［M］.3 版．北京：人民卫生出版社，2018.

[8] 邓辉，李镇麟．灾难医学——护理篇［M］．北京：人民卫生出版社，2017.

[9] 王一镗，刘中民．灾难医学理论与实践［M］．北京：人民卫生出版社，2013.

[10] S. William A. Gunn. 灾难医学与人道救援词典［M］．孙海晨，周荣斌，译 .2 版．北京：人民卫生出版社，2015.

[11] 王惠珍．危重症护理学［M］.3 版．北京：人民卫生出版社，2014.

[12] 郭梦安．急诊护理学［M］．北京：中国医药科技出版社，2018.

[13] 熊彦，魏志明．急危重症护理［M］.2 版．北京：人民卫生出版社，2020.

[14] 敖新．急救护理学［M］.3 版．北京：高等教育出版社，2015.

[15] 张荣，李钟峰．急危重症护理［M］.2 版．北京：中国医药科技出版社，2019.

[16] 美国心脏协会．基础生命支持实施人员手册［M］．杭州：浙江大学出版社，2021.

[17] 胡爱招，王明弘．急危重症护理学［M］.4 版．北京：人民卫生出版社，2020.

[18] 葛均波，徐永健．内科学［M］.9 版．北京：人民卫生出版社，2017.

[19] 尤黎明，吴瑛．内科护理学［M］.6 版．北京：人民卫生出版社，2019.

[20] 刘大为．实用重症医学［M］.2 版．北京：人民卫生出版社，2017.

[21] 廉莹，钟正伟．急救护理学［M］．北京：中国协和医科大学出版社，2018.